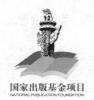

U0297605

「十三五」国家重点图书出版规划项目

中医古籍名家**点评**丛书

总主编◎吴少祯

明医指掌

明·皇甫中◎撰

明·邵从皋◎订补

明·邵达◎参补

黄斌◎点评

黄斯博　黄汉华◎整理

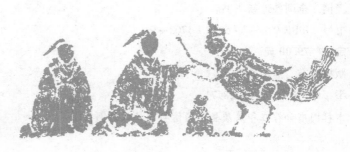

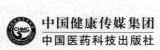
中国健康传媒集团
中国医药科技出版社

图书在版编目（CIP）数据

明医指掌／（明）皇甫中撰；（明）邵从皋订补；（明）邵达参补；黄斌点评.
—北京：中国医药科技出版社，2020.6

（中医古籍名家点评丛书）

ISBN 978 - 7 - 5214 - 1702 - 9

Ⅰ.①明… Ⅱ.①皇… ②邵… ③邵… ④黄… Ⅲ.①中医临床 - 中国 - 明代
Ⅳ.①R24

中国版本图书馆 CIP 数据核字（2020）第 059422 号

美术编辑　陈君杞
版式设计　南博文化

出版　**中国健康传媒集团** | 中国医药科技出版社
地址　北京市海淀区文慧园北路甲 22 号
邮编　100082
电话　发行：010 - 62227427　邮购：010 - 62236938
网址　www. cmstp. com
规格　710 × 1000mm $^1/_{16}$
印张　26 $^1/_2$
字数　316 千字
版次　2020 年 6 月第 1 版
印次　2020 年 6 月第 1 次印刷
印刷　三河市万龙印装有限公司
经销　全国各地新华书店
书号　ISBN 978 - 7 - 5214 - 1702 - 9
定价　**79. 00 元**

获取新书信息、投稿、为图书纠错，请扫码联系我们。

《中医古籍名家点评丛书》
编委会

出版者的话

    中医药是中国优秀传统文化的重要组成部分之一。中医药古籍中蕴藏着历代名家的思维智慧与实践经验。温故而知新，熟读精研中医古籍是当代中医继承、创新的基石。新中国成立以来，中医界对古籍整理工作十分重视，因此在经典、重点中医古籍的校勘注释，常用、实用中医古籍的遴选、整理等方面，成果斐然。这些工作在帮助读者精选版本、校准文字、读懂原文方面发挥了良好的作用。

    习总书记指示，要"切实把中医药这一祖先留给我们的宝贵财富继承好、发展好、利用好"，从而对弘扬中医药学、更进一步继承利用好中医药古籍提出了更高的要求。为此我们策划组织了《中医古籍名家点评丛书》，试图在前人整理工作的基础上，通过名家点评的方式，更进一步凸显中医古代要籍的学术精华，为现代中医药的发展提供借鉴。

    本丛书遴选历代名医名著百余种，分批出版。所收医药书多为传世、实用，且在校勘整理方面已比较成熟的中医古籍。其中包括常用经典著作、历代各科名著，以及古今临证、案头常备的中医读物。本丛书致力于将现有相关的最新研究成果集于一体，使之具备版本精良、校勘细致、内容实用、点评精深的特点。

参与点评的学者，多为对所点评古籍研究有素的专家。他们学验俱丰，或精于临床，或文献功底深厚，均熟谙该古籍所涉学术领域的整体状况，又对其书内容精要揣摩日久，多有心得。本丛书的"点评"，并非单一的内容提要、词语注释、串讲阐发，而是抓住书中的主旨精论、蕴含深义、疑惑谬误之处，予以点拨评议，或考证比勘，溯源寻流。由于点评学者各有专擅，因此点评的形式风格也或有不同。但其共同之点是有益于读者掌握、鉴识所论医籍或名家的学术精华，领会临床运用关键点，解疑破惑，举一反三，启迪后人，不断创新。

我们对中医药古籍点评工作还在不断探索之中，本丛书可能会有诸多不足之处，亟盼中医各科专家及广大读者给予批评指正。

中国医药科技出版社

2017年8月

余序

作为毕生研读整理、编纂古今中医临床文献的一员，前不久，我有幸看到张同君编审和全国诸多相关教授专家们合作编撰《中医古籍名家点评丛书》的部分样稿。感到他们在总体设计、精选医籍、订正校注，特别是名家点评等方面卓有建树，并能将这些名著和近现代相关研究成果予以提示说明，使古籍的整理探索深研，呈现了崭新的面貌。我认为这部丛书不但能让读者系统、全面地传承优秀文化，而且有利于加强对丛书所选名著学验主旨的认识。

在我国优秀、靓丽的文化中，岐黄医学的软实力十分强劲。特别是名著中的学术经验，是体现"医道"最关键的文字表述。

《礼记·中庸》说："道也者，不可须臾离也。"清代徽州名儒程瑶田说："文存则道存，道存则教存。"这部丛书在很大程度上，使医道和医教获得较为集中的"文存"。丛书的多位编集者在精选名著的基础上，着重"点评"，让读者认识到中医药学是我国优秀传统文化中的瑰宝，有利于读者在系统、全面的传承中，予以创新、发展。

清代名医程芝田在《医约》中曾说："百艺之中，惟医最难。"特别是在一万多种古籍中选取精品，有一定难度。但清代造诣精深的名医尤在泾在《医学读书记》中告诫读者说："盖未有不师古而有济于今者，亦未有言之无文而能行之远者。"这套丛书的"师古济今"十分昭著。中国医药科技出版社重视此编的刊行，使读者如获宝璐，今将上述感言以为序。

中国中医科学院

余瀛鳌

2017年8月

目录 | Contents

《明医指掌》是明代医家皇甫中在临证之余所编写的一部综合性医著。该书不仅内容丰富，博而不杂，而且有歌有论，方药兼收，徐春甫称赞本书"可为医学之指南"，对当今临床仍具有一定的指导意义和实用价值。

一、成书背景

《明医指掌》为明代中期医家皇甫中所撰，后经邵达父子订补、参补而成。皇甫中，字云洲，仁和（今浙江杭州）人。生卒年月不详。家世三代业医，享誉一方。皇甫中幼承家业，潜心攻读，终有所成。他在每日繁忙的临证之余，仍然坚持著书立说，启迪后学。鉴于历代医学书籍浩如烟海，初学者往往茫然无措，于是，效仿吴蒙斋《伤寒指掌图》的编写体例，参照《黄帝内经》等古典医籍，博采古今经方、时方，引述宋元迄明代各家之说，并融入个人的心得体会，又有所变通，最终编撰成《明医指掌》《伤寒指掌》（已佚）等书。

明代中期，社会不再动荡，经济逐渐繁荣。受当时政治文化、经济因素的影响，医药学的发展进入了一个相对比较平稳和务实的阶段。金元时期的医学争鸣达到了顶峰，各种医学流派对整个明代产生了深远的影响，有明一代，许多杰出的医家身上都不免会带有刘、张、朱、李的烙印，他们一方面继承前人之大统，一方面将前人的学说世俗化、实用化。也就是说，既要扛得起学术流派的旗帜，又要能不断满足老百姓日益增长的治病需要，理论上自成体系，临床疗效也好。由于独特的地理环境和气候优势，明代中期江浙区域经济迅速发展，百姓生活日益富庶，客观上为医学发展创造了比较有利的条件。皇甫中祖居仁和（今浙江杭州），出身于三代世医之家，祖上的荫庇对他的成才无疑起到了很好的孵化作用，当然，个人的勤奋刻苦才是至关重要的因素。皇甫中天资聪颖，嗜读典籍，所以他能走上以医济世之路也是水到渠成的。自古就有"医不三世，不服其药"之说，我们从皇甫中身上也可以看到历代中医的这种传承脉络。

二、主要学术思想

作为一部综合性的临床医著，《明医指掌》不但论述了中医基础理论的有关内容，而且涉及内外妇儿及五官诸科的证治，是对中医学诊疗理论与临床实践的一部整合之作。该书在疾病分类上采用以科类病的分类方式，以歌、论、脉、证治四部分相贯的写作体例论述了具体疾病的诊疗理论和治疗方法，在继承前人成就的基础上有更多发挥。既参以《内经》等经典医籍，博采古方，又有所变通，注意吸纳时方，并且对一些病证也有自己的理解和体会。从内容特点来看，本书"展卷便于呻吟，辨证按其标本"，充分体现了"指掌"二字的蕴意，真正将"约而精"三字落到实处，故而深受有一定基础的初学者喜爱。证治部分每按病因病机不同分成若干类型，再按具体的病证分列诸方，凸显了论病析机、以证统方的特点，成为临床诊疗理论发展过程中的又一集大成者。引经据典，言简意赅。全书没有华丽的辞藻，但随处可见质朴的语言。作者尤其擅以歌赋括百病，这种形式既便于初学记诵，又容易翻检查寻。

1. 私淑朱李之说，滋阴补土并重

金元时期的学术空气比较活跃，各种不同的学术思想都有其生存的空间与土壤，逐渐形成了以刘河间、张从正、李东垣、朱丹溪为代

表的金元四大家，从此也就有了医学流派之说："儒之门户分之宋，医之门户分之金元。"其影响之深远，时至今日一直被后世所津津乐道。皇甫中生活在明代中期的浙江杭州，由于受到金元医家学术思想影响，所以在《明医指掌》中也处处都能体现出他对朱丹溪、李东垣等诸家学说的尊奉与认可。从书中反复引用李东垣、朱丹溪的原文来分析，作者似乎更加推崇补土派和滋阴派，但不能简单地认为他就是补土派或滋阴派，因为那样的推定可能会抹杀皇甫中个人的学术贡献。纵观历代中医的发展过程，有这样的规律在不断延续着：医学流派无论怎样弘扬和发挥，每个时代的中医都尊奉中医经典理论，这个根本始终不会动摇。皇甫中就是一个典型代表，在他的著作中汇集了经典理论和各家学说，尽管引用朱、李之说比较多，但是他的持论还是比较公允、平正的，能做到这一点是非常难能可贵的。

宋代史嵩说得好："夫为医者在读书耳，读而不能为者有矣，然未有不读而能为医者。"受儒家文化影响，古时候读书人往往都有强烈的家国情怀，他们的人文素养比较好，人生境界都很高，所以，很多仕途失意之士纷纷降志于医，怀着一腔热血去悬壶济世，终于也成就了一番事业。皇甫中和邵氏父子都是典型的读书人，从《明医指掌》序、自记和凡例可以看出，他们所涉猎的医书十分广博，不仅有经典的岐黄诸书，而且有两晋、唐宋及金元明等各家著作，尤其金元医家对他们的影响非常大。在卷八杂科"目证"中，除了实热、虚眼、障翳之外，还有"养阳"与其并列，也彰显了重视扶助阳气的治疗思想。此外，皇甫中还有一些自己的学术主张和理论创新，譬如"肺为五脏华盖"论就是由他率先提出来的："夫肺为五脏华盖，主持诸气，所以通荣卫，统脉络，合阴阳，升降出入，营运不息，循环无端。"这些观点进一步充实和完善了中医的基础理论，为中医药发展做出了应有的贡献。

2. 突出脾胃病证，治中辨析详备

脾胃是后天之本，气血生化之源。自金元时期"补土派"兴起

之后，历代中医临证都非常重视顾护脾胃，皇甫中自然也不例外，他在《明医指掌》中对脾胃病证辨析甚是详备："劳形过食中州损，怠惰贪眠面色焦。水不营运生痞胀，食难克化肉潜消。脾胃既病如何疗，要适寒温饮食调。"其中将脾胃病证分为脾胃不和、脾胃虚损、脾胃停食、脾胃虚寒、脾胃伏火、脾胃中湿六种类型，既有充分的理论依据，又有很实用的指导意义。随着时代的发展和科学的进步，人类疾病谱也在悄然发生着改变，但是，中医脾胃病的辨证分型似乎很难超越前人，不过在灵活辨治用药方面皇甫中还是有独到见解的。譬如脾胃不和的第一方"治中汤"就很有特点，它原本出自唐朝孙思邈《备急千金要方》同名方（人参、炙甘草、干姜、白术），后被北宋《太平惠民和剂局方》收录，方名未改，仅增加了陈皮、青皮。该方在明清时期广为流传，受到临床医生追捧，包括《景岳全书》在内的很多医书均引录了此方。另外，半夏能降逆止呕几乎人人皆知，但是治脾胃病必用半夏未必都会认可。而皇甫中在治疗脾胃证时则恰恰应用了含有半夏的二陈汤、枳缩二陈汤、枳桔二陈汤等，此与黄元御喜用半夏调理脾胃气机高度一致。

3. 强调抓住病本，阴阳辨证入微

《素问·阴阳应象大论》曰："夫治病必求于本。"此指治疗疾病时必须追究疾病的根本原因，也就是探求其阴阳的偏盛偏衰。皇甫氏非常赞同朱丹溪的"六郁"说："故人之诸病，多生于六郁。盖郁者，结聚而不发越之谓。当升不升，当降不降，当变化不得变化，所以传化失常而六郁之病生焉。"认为六郁之病，其本质就是传化失常所致，治疗则"以开导之可也"。同时，他还进一步总结出郁证脉象沉的特点："盖诸郁之脉皆沉，沉则为郁故也，但其兼芤、涩、数、紧、滑、缓之不同耳。"强调临证必须抓住疾病的本质，阴阳辨证入微。

火证是中医经常会遇到的病症，如何处置这个"火"也最能考验一个中医的辨证论治水平。皇甫氏堪称医林高手，认为"治火之法非一端，补虚泻实发郁滞。"他认为君相二火出于天成，五志之火出

于人为，一水不能胜七火，所以火之为病甚多，"当审其虚实之候，究其受病之由，随其阴阳之性，委曲调治，则火易伏。否则，激薄其性，反致燔灼，莫能御也。"在治君火炽甚时，用苦寒直折其火是正治之法，但如果其火转甚该怎么办？皇甫氏提出"须用姜汁或酒制炒，则火自伏，此寒因热用之法也"。郁火可发，当看在何经之郁火，如四肢发热、肌痹热，骨髓中发热如燎，扪之烙手，此血虚而得之，可用升阳散火汤；手心热，属热郁，用火郁汤；若因醇酒厚味，膏粱积热者，清胃散主之。由此可见，皇甫氏诊治疾病的关键是强调抓住病本，阴阳辨证入微，为后世读者提供切合实用的范本。

4. 倡导论病析机，善于以证统方

大凡中医在辨证论治时总会强调对病因病机的讨论，所谓"先议病后议药"就是这个道理。当然这里所说的病是中医概念的病，而非西医学所谓的病。在《明医指掌》每个病证的"歌"下紧接着就是"论"病，对该病证的原委进行详细的分析，引经据典，透彻明晰，使读者从医理上有一个完整的脉络，为后面相应的证治提供有力的理论依据。所谓的病证相关、方证相应，都是需要反复地论病析机，然后再以证统方。如卷六"头眩证"论病曰："眩者，目花黑暗旋倒也。其状头旋目闭，身转耳聋，如立舟车之上，起则欲倒。虚极乘寒得之，故风则有汗；寒则掣痛；暑则懊闷；湿则重滞，此四气乘虚而眩晕也。或七情郁而生痰、动火，随气上厥，此七情致虚而眩晕也。酒色过度，肾虚不能纳气归元，使气逆奔而上，气虚而眩晕也。吐衄、崩漏或产后失血，脾虚不能收摄营气，使诸血失道妄行，此血虚眩晕也。"这样的论证可谓丝丝入扣，真正是以理服人。

又如"丹溪云：头眩多挟痰，气虚并火及湿痰、火痰，盖无痰不能作眩，痰因火动也。凡此之证，要参以脉症治之，随机应变，不可以一途而取轨也。"借助丹溪的论述来佐证自己的观点，也反映了作者严谨的治学态度。为什么治虚眩和痰火眩晕都要用半夏白术天麻汤？而且古今临床医家治眩晕往往都会首先想到此方？读罢皇甫氏上述论证之后，或许也就明白了其中的道理，由此也进一步体悟到中医传承过程中，读书与临证是相辅相成、缺一不可的。再如卷六"腰痛证"论病曰："血气不行，风、寒、暑、湿之气相干，则沉痛不能转侧。然老人肾虚多腰痛，亦有寒湿者，挫闪者，气滞者，血瘀者，肾着者，冲风蓄热者，水积者，劳伤者之不同也。"其中所述肾虚腰痛是最为常见的病症，列举的六个处方也各具特点，既有赫赫有名的青娥丸、独活寄生汤，又有名不见经传的安肾丸、立安丸。这些处方从药物组成到主治功效都有深厚的理论基础和实践依据，既体现方证相应，又印证药症相关，所以对今天仍不无参考和借鉴作用。

三、学习要点

客观地讲，《明医指掌》在中医学史上并未占据显要的位置，却往往被视作丹溪学派之余绪，并没有得到应有的评价。历代医书由博返约者多，而真正能由约返精者较少，而本书恰恰属于后者。邵达之父念山先生独具慧眼，他在邵达学完经典及东垣、河间、丹溪之后，特嘱其研读《明医指掌》："抉秘钩玄，远绍诸家之说；分治标本，阐明运气之宜。"正是由于邵氏父子先后的订补和参补，《明医指掌》才逐渐受到重视，得以流传下来。若从这个角度来看，本书实际上凝聚了皇甫中和邵氏父子两代人的共同心血和智慧。此外，对于本书扉页上标有的"王肯堂订补"字样，笔者根据邵达自记其父念山先生"出云洲所著《明医指掌》示不肖""余敬受命，朝研细考，始喻其旨"，再结合查考王肯堂生平，最后得出如下结论：并无任何证据表明王肯堂参与了本书的订补，添加"王肯堂订补"疑为书商的逐利行为。因此，读者在学习本书的过程中，还需要注意以下几个方面。

1. 由于作者皇甫中在学术上比较推崇金元医家朱丹溪、李东垣，所以在学习本书之前对朱、李之说应该有一个全面的了解，这样才能对本书涉及的一些学术观点有一个基本的判断和理解。

2. 本书系皇甫中仿吴蒙斋《伤寒指掌图》编写体例而作，虽有别出心裁之体例，但内容上总有不完备的地方，幸而有邵氏父子慧眼识珠，共同订补，使其内容更加完善，切合实用。文中凡标注"按"者，系出自邵念山；其余标注"达按"者，系出自邵达。因此，在学习时读者不仅要明白原文与按语的界限，还必须先搞清楚哪些按语出自邵念山，哪些按语又是邵达写的。

3. 本书不仅内容丰富，博而不杂，而且有歌有论，方药兼收，对于当今临床仍具有一定的指导意义和实用价值。所以，对于某些朗朗上口的歌诀要多花工夫去读几遍，甚至背诵下来，并参照其论加以领会，如果能结合临床实际去读就更容易理解。

4. 尽信书不如无书，诚然，本书难免存在个别观点偏激、选方欠妥之处，甚至会有前后抵牾的地方。读者还应该有一定的批判精神，吸取精华，摈弃糟粕，在继承创新的基础上，进一步提高临床疗效。

黄　斌

2019 年 2 月

序 | ◉

昔祖龙氏焚弃诗书，首存医籍，而史迁又为卢、扁立传，汉、魏、唐、宋，医之一途綦重矣！我国家取医学群书与六经、诸史并镌，内府尊之、信之，先民是征，后贤式从。体圣祖远意，若谓生生之原寄于掌，故郡县并设医师，符同胶序，秩视广文，俾其徒日繁，以跻斯世于寿域，此帝王之仁覆天下也。

薄海内外，雅不乏人，而千里之间，博综淹贯者，仅得一二，何能济八方之老幼？即曰医籍在也，卷帙浩淼，贫者弗遑市；意理渊微，愚者未及察；庸夫竖贾，手录成方，漫夸里肆，以为吾医矣！而医之义何居？往者，云洲皇甫翁，以三世良医，具普利心，发大愿力，著为《明医指掌》。若歌、若赋、若笺，而系以诊脉，赘以形方，展卷便于吟呻，辨证按其标本。指掌云者，即吾夫子示斯之说，所谓道在目前，凝眸即是，转盼则非，难言之矣！虽然隐而显，至理赅焉！

善哉，行甫邵君之订补是书也。酌异同之辞，明详略之故。人生五行，运为六气，六气还归六脉。阴阳刚柔，高下燥湿，行甫悉定于手腕之际，而无念不灵，无境不彻。即此盈尺之书，凡人道之生机，天道之化机，毕在是矣！大人识想，赤子知能，内难外攻，病情药性，丝丝绾合，种种圆通，纤指欲飞，金针得度。行甫年未逾壮，故遂爽然于撰述？尝闻其尊人念山翁，少承家学，负志青云，数奇不售，而隐于医，筑室蓊溪之上，扶杖临门，沉疴立起，全活以百万计。而雅情澹莫，不厚责人以金钱，瓢笠萧然，琴书自适。行甫之专精艺术，其渊源固有自夫！

余少多病，颇习越人氏之言。今旅居京毂，不暇尽携故箧，行甫独以新编见寄，快题数语，付之厥氏。因慨世之共号医王者必曰：家藏秘籍，千金享之，不以示人。生死大故，岂以家秘私夭寿乎？指其掌遇之也，行甫之业高，行甫之志广矣！

龙飞天启壬戌菊月朔旦赐同进士出身翰林院

庶吉士苏郡许士柔书于硕宽堂

【点评】此序乃赐同进士出身、翰林院庶吉士许士柔所作。许氏是苏州颇负盛名的文人，平素留意医药轶事，对邵氏父子的医学成就也有一定的了解，所以才能写出这样一篇气势宏伟、力透千钧的佳序。皇甫中著《明医指掌》在先，邵从皋订补、邵达校阅是书在后。三个处于不同年代的人共同完成一件事，相辅相成，相得益彰。许氏评价："酌异同之辞，明详略之故。人生五行，运为六气，六气还归六脉。阴阳刚柔，高下燥湿，行甫悉定于手腕之际，而无念不灵，无境不彻。"许氏见多识广，十分清楚自古医界流传的一种陋习："家藏秘籍，千金享之，不以示人。"邵达能如此"独以新编见寄"，公开示人，俾指其掌而遇之。这是一种多么博大的胸怀！凡人道之生机，天道之化机，毕在是矣！最后许氏忍不住连声称赞："行甫之业高，行甫之志广矣！"无论从行文的格调还是具体内容来看，这都是难得的一篇医文佳序。

凡例 |

　　——是编乃云洲先生效吴蒙斋《伤寒指掌图》而作。其为赋、为歌、为论，俱因病寻源，辞明义显，兼剔去俚俗之语，高出蒙斋之上，故一遵其式。

　　——学医必先明天地阴阳之理，人身造化之机，脉病证治有要诀，经络运气有时宜。故于"病机赋"后摘取岐黄秘旨，先哲格言，汇为一篇，名曰"经论总抄"，使入门者咸知所本。

　　——临病参方，先记药性，故首卷后即附龚云林之"药性歌"，似为易简。

　　——旧刻如论有所未发，则参平日所自得而曲尽其根源。或方有所未载，则补先哲所经验，以默襄其诊治，庶几不虚"指掌"之名。

　　——旧刻每篇细证各画一图，方则另成一集，却不便于检翻。今每篇首列歌、论，次附脉法，脉法后直开各款，各款后随注成方，例用加减，按以发明，俾学人因脉辨证，缘证施治，无俟旁搜博采之浩繁。

　　——按旧刻云赋者，便初学记诵，略举其概，未详其义。此乃逐一证述一歌，务尽其旨焉。

　　——歌括少白四句，多至数十句，欲赅病情，无拘长短。

　　——凡论中引《素问》，则曰经云，引朱、张、刘、李及诸贤之说，则直标姓氏，并足为歌之显证。

　　——旧本尚阙伤寒一科，盖谓蒙斋有书，便于记诵，然亦间有挂漏。愚僭以陶节庵家秘为主，而以蒙斋歌赋参焉。窃常苦心于此，名曰《续明医指掌》，嗣刻问世。

蔚溪邵达识

【点评】此凡例为邵达校阅完《明医指掌》后的亲识，从中可以窥见其对《明医指掌》一书的基本看法。如，其认为皇甫中著书系效仿吴蒙斋《伤寒指掌图》而作，"其为赋、为歌、为论，俱因病寻源，辞明义显，兼剔去俚俗之语，高出蒙斋之上，故一遵其式。"邵达首先肯定了皇甫中著《明医指掌》的行文基调，然后对卷一"病机赋"及新增"经论总抄"和"药性歌"进行了必要的说明，使后人知晓他的父亲和他在订补过程中究竟作了哪些工作。为了让原书不虚"指掌"之名，邵达还有针对性地进行了发微、补阙，并且做了随注成方、证述歌赋等具体的修订工作，从而进一步充实和完善了《明医指掌》的内容。

余大父釜山先生笃志艺林，驰誉江左，及门问业者多所显贵，而再入棘闱弗利，竟以逢掖老。吾父幼敏慧，大父奇爱之，希其早就。不虞大父忽遘一疾，治不能瘳，遗命吾父曰："汝不为良相，且为良医！"无何，吾父兼失所恃，阻试有司，遂改业医，自号念山。五十载以来，颇以是术名于世，吴城内外，老幼男女病伤寒、痘疹者，得吾父即全活，难以数计。生不肖，体弱而多疢，力不能终举子业，吾父即命弃去，训读岐黄诸书。如是者几易寒暑，稍有所得，则出云洲翁所著《明医指掌》示不肖曰："向尔所习仲景伤寒、东垣内伤、河间热病、丹溪杂证，此学之博者也。约而精则有是书，尔其宗之。"余敬受命，朝研夕考，始喻其旨，真所谓抉秘钩玄，远绍诸家之说，分标治本，阐明运气之宜，善哉！所微憾者，拘于图而局于论，显于证而晦于脉，详于方而略于法，翻检尚有迂回。乃不惴，原其所载，目则分之以门，方则聚之以类，而附列歌、注，各以己意参入。俾学人因脉辨证，缘证施法，弹指顷顷，便度津梁，而余亦借是多所解悟。盖余不幸，不生先生之世，犹幸去先生之世未远，可以私淑门墙也。当世巨公，愿共鉴之。

天启二年九月吉旦长洲后学邵达行甫谨述

【点评】此邵达自记详细讲述了校阅、订补《明医指掌》的缘起。邵达出身名门，其祖父釜山先生笃志艺林，驰誉江左，但因患病久治不愈，遗命其父"遂改业医"。邵达之父自号念山，从医五十载，颇以医术享誉吴城内外。由于受家学熏陶，邵达自幼训读岐黄诸书，待稍有长进，其父念山拿出《明医指掌》命其研习："约而精则有是书，尔其宗之"。鉴于该书拘于图而局于论，显于证而晦于脉，详于方而略于法，翻检尚有迂回之处，邵氏沿袭原文形制，分门聚类，附列歌注，各参己意。他的目的是为了使学者能因脉辨证，缘证施法，弹指顷顷，便度津梁。邵氏一贯处世低调，为人谦逊，所以他还特别提及"余亦借是多所解悟""犹幸去先生之世未远，可以私淑门墙"。学医之道贵在如何解悟，在没有明师直接指导的情况下，如能反复研读先生著作，并能有所解悟的话，也可以成为先生的私淑弟子。

病机赋

病机玄蕴，脉理幽深。虽圣经之备载，匪师授而罔明。病之枢机，脉之奥理，虽《素问》《脉经》之所备载，初学人若非师口传心授，曷能穷其底蕴哉！处百病而决死生，须探阴阳脉候；脉有阴阳之理，所以处百病而决死生也。订七方而施药石，当推苦乐志形。七方者，大、小、缓、急、奇、偶、复也。方所以因病而订，人有形、志俱乐者；有形、志俱苦者；有形乐志苦者；有形苦志乐者；有形数惊恐者之不同，用药订方当知此理。邪之所客，标本莫逃乎六气；客者，外邪之所客也。病始受曰标，病原根曰本。然客邪标本，不外乎风、寒、暑、湿、燥、火六气而成。病之所起，枢机不越乎四因。经云：有始因气动而内有所成者，如：积聚癥瘕、瘿瘤结核、癫痫之类。有始因气动而外有所成者，如：痈疽、疮疥痤痔、瘰疬、掉眩、浮肿、赤目、瘾疹、痛痒之类。不因气动而病生于内者，如：留饮、癖食、饥饱、劳损、宿食、霍乱、悲恐喜怒、想慕忧结之类。不因气动而病生于外者，如：瘴气、邪魅、虫蛇、蛊毒、蜚尸鬼击、风寒暑湿、堕坠斫射、刺割捶扑之类。四者，百病所起之因也。一辨色、二辨音，乃医家圣神妙用；经云：望而知之谓之神，闻而知之谓之圣。察五色、辨五音，能知病之所主者，非神圣而何？三折肱、九折臂，原病者感受舆情。《左传》定公子三年，齐高固曰：三折肱，知为良医。楚辞云：九折臂而成医今，吾今知其信然！医能如此，受病之情得矣。能穷浮、沉、迟、数、滑、涩、大、缓八脉之奥，八者，脉之奥也。便知表、里、虚、实、寒、热、邪、正八要之名。表者，病不在内也。里者，病不在外也。虚者，五虚是也。实者，五实是也。寒者，脏腑积冷也。热者，脏腑积热也。邪者，非脏腑正病也。正者，非外邪所中也。经云：病有八要，八要不审，病不能去。非病之不去，无可去之术也。若能精究八脉之理，则八要自可知也。八脉为诸脉纲领，纲，网纲也；领，衣领也。精此八脉，则诸脉可以类推，正犹提纲挈领，而条目自有所归也。八要是众病权衡。权者，铢、两、斤称石也；衡，平也。称物平施，随时取中，所以权其轻重，故量度诸病由此八要也。**涩为血少精伤，责责然往来涩滞，如刀刮竹之状；滑为痰多气盛，替替然应指圆滑，似珠流动之形。**涩脉之状，如刀刮竹，责责然，往来不通快，此伤精失血之候也。滑脉之状，如珠圆滑，替替然，往来流利，此气盛痰多之候也。二脉者，可以探其气血虚实之情也。**迟寒数热，纪至数多少；**平人脉以四至为率，不及曰迟，一息三至也。太过曰数，一息六至也。经云：数则为热，迟则为寒。二脉所以别其寒热也。**浮表沉里，在举按重轻。**轻手举之，于皮肤上得，重按乃无，如水浮泛曰浮。重手按至筋骨而得者曰沉。经云：浮为在表，沉为在里。二脉所以别其表里也。**缓则正复，和若春风柳舞；大则病进，势如秋水潮生。**缓者，胃脉也，往来和缓而不急疾。脉诀云：阿阿缓若春杨柳。缓则胃气复，故邪退而正复也。大者，脉来洪大。经云：脉来浑浑革革如涌泉者，病进而危。故如秋潮之汹涌者，状其大也。仲景所谓，大则病进而缓则病退。**六脉同等者，喜其勿药；**仲景云：诊得六脉大、小、浮、沉、迟、数同等者，不治自愈。正犹易之尤妄之疾，勿药有喜。**六脉偏盛者，忧其采薪。**《脉经》云：六脉浮、沉、滑、涩、迟、数偏盛者，名曰"残贼脉"，能为诸经主病，故将有采薪之忧。**表宜汗解，里即下平。**邪在表，汗之。邪在里，下之。此表实、里实之治也。**救表则桂枝、芪、芍，救里则姜、附、参、苓。**桂枝、黄芪、芍药，救表之虚也。肉桂、附子、干姜、人参、茯苓，救里之虚也。**病有虚、实之殊，虚者补而实者泻；**有病之虚实，有禀之虚实，故虚则补之，实则泻之，补泻之间，当以明辨。**邪有寒、热之异，寒者温而热者清。**寒淫所胜，以辛温之。热淫所胜，以寒清之。**外邪是风、寒、暑、湿、燥、火之所客；**此六淫之邪从外而入者，故曰"外邪"也。**内邪则虚、实、贼、微、正之相乘。**《难经》云：从前来者，为虚邪。从后来者，为实邪。从所胜来者，为微邪。从所不胜来者，为贼邪。本经自病为正邪。此五脏互相乘克之邪，故曰"内邪"。**正乃胃之真气，良犹国之耿臣。**人之有胃气，良犹国之有耿直之臣，则邪佞不得肆其志而为害，正胜邪也。**驱邪如逐寇盗，必亟攻而尽剿；**人身之有邪所侵者，犹邦家之有寇盗也，不亟攻尽剿除之，为害匪轻，故曰邪不可不攻。**养正如待小人，在修己而正心。**人之保身躯，如待小人，苟能正心修己者，则邪不能干，若正气不足，则邪凑之，故曰正不可不养。**地土厚薄，究有余、不足之禀赋；**西北地厚，则所禀亦厚。东南土薄，则所禀亦薄。有余、不足，自可见矣。**运气胜复，推太过、不及之**

流行。五运六气者，主一岁之令故阳年为太过，阴年为不及。其太过、不及之流行胜复，郁发之灾变存焉。善治者，推其岁令灾变，调之可也。故曰：心先岁气，毋伐天和。**脉病既得乎心法，用药奚患乎弗灵！**脉理明，然后治法审。如此，则处方用药安有不灵乎！

原夫中风当分真伪。由外中者，真中风。不由外中者，伪中风也。**真者现六经形证，有中脏、腑、血脉之分；**风邪中人，有深有浅。风中表者，现六经形证。太阳，头疼脊强。少阳，胸满寒热。阳明，身热目痛而烦。少阴，口渴时厥。太阴，自利腹疼或便难。厥阴，囊缩遗溺，手足厥冷。中腑者浅，中脏者深，中经脉者，半表半里，血脉之分，所以分其浅深也。**伪者遵三子发挥，有属湿、火、气虚之谓。**河间举五志过极，动火而卒中，皆因热甚，故主乎火。东垣以原气不足则邪凑之，令人卒倒僵仆，如风状，故主乎气虚。丹溪以东南气温多湿，有病风者，非风也，由湿生痰，痰生热，热生风，故主乎湿。三子之发挥，皆非外中之风，故曰伪也。**中脏命危，**中脏者，多滞九窍，有唇缓失音，耳聋目瞀，鼻塞便难之证，其口开眼合，撒手遗尿，鼾睡者，不治。此中脏受深，故曰命危。**中腑肢废，**中腑者，多着四肢，此中风受邪浅，故肢废。**在经络则口眼㖞斜，中血脉则半身不遂。**邪中经络、血脉者，非表非里，邪无定居，或偏于左，或偏于右，无内、外证，故口眼㖞斜，半身不遂，而有汗下之戒。**僵仆卒倒，必用补汤；**卒倒者，气虚也，以参、芪补之。**痰气壅塞，可行吐剂。**痰气壅塞胸膈，须吐而解之。**手足瘛疭曰搐，**瘛者，筋惕跳也。疭者，筋纵缓也。手足惕跳而抽掣，搐搦之候也。**背项反张曰痉。**背项强直，角弓反张，痉证也。无汗曰刚痉，汗多曰柔痉。先因中风，或感寒湿所致也。**或为风痱、偏枯，或变风痹、风懿。**风痱者，身无痛处，四肢不收也。偏枯者，半身不遂也。风痹者，麻木不仁也。风懿者，奄忽不知人也。四者皆风之变。**瘫、痪、痿易，四肢缓而不仁；**左不遂曰瘫，右不遂曰痪。痿者，胫弱不任身，骨弱不能起。丹溪云：肺热叶焦，五脏因而受之，发为痿躄。易者，变易也。三者膏粱之疾，皆属于土，故四肢缓纵而不仁者，似风而实非风也。**风、湿、寒并，三气合而为痹。**经云：风、湿、寒三气杂至，合而为痹。风气胜为行痹，湿气胜为着痹，寒气胜为痛痹。**虽善行数变之莫测，皆木胜风淫之所致。**风者，善行数变，不可预测。以上诸疾皆肝木风淫之变也。《左传》云：风淫末疾，此之谓也。**雪霜凛冽，总是寒邪；**雪者，寒凝结也。霜者，肃杀气也。凛冽，寒威也。三者皆为寒变，故曰寒邪。仲景云：冬令严寒，最成杀厉之气。**酷日炎蒸，皆为暑类。**酷，烈也。炎，火势也。蒸，热气熏蒸也。故在天为日，在地为暑，在人以心应之。凡此之类，皆为暑也。**伤寒则脉紧身寒，中暑则脉虚热炽。**仲景云：脉盛身寒，得之伤寒，脉虚身热。得之伤暑。**暑当敛补而清，寒可温散而去。**暑伤气，故多汗，宜敛汗而补虚，如清暑益气汤是也。寒伤荣，故无汗，须发表以散邪，如麻黄汤是也。**诸痉强直，体重胕肿，由山泽风雨湿蒸；**经云：诸痉强直，积饮痞膈中满，霍乱体重肿，皆属于湿。湿者，风雨袭虚，山泽蒸气是也。**诸涩枯涸，干劲皴揭，皆天地整肃燥气。**经云：诸涩枯涸，干劲皴揭，皆属于燥。燥者，阳气已降，阴气复升，天地整肃凄怆，风劲气也。**湿则害其皮肉，燥则涸其肠胃。**经云：地之湿气，感则害人皮肉筋骨。燥者，阳明燥金之化，胃与大肠皆属阳明，故因其类而感之。肠胃受邪，故有枯涩燥结之病生焉。**西北风高土燥，常苦渴、闭、痈疡；**西北高寒，多生燥病，故渴、闭、痈疡之病多。**东南地卑水湿，多染疸、肿、泄痢。**东南地卑多湿，故黄疸、浮肿、泄痢之湿病多。**其邪有伤、有中，盖伤之浅而中之深；**凡风、寒、暑、湿之邪，有伤、有中。伤者，伤于气血之分，肤腠之间，由浅而渐深，传之入里，故缓而浅。中者，其邪直入于中，故急而深。**在人有壮、有怯，故壮者行而怯者剧。**壮者，元气充，肤腠密，邪不能侵，虽中邪，气行而散，弗能为害。怯者，气虚里疏，邪易得而伤之，且气弱不行，则病也。仲景云：邪毒入于腠理，相传于荣卫之间，壮者气行，不能为害，怯者则着而成病。此之谓也。**天、人七火，君、相、五志。**君相二火，天成也。五志之火，人为也。故曰天人七火。**为工者，能知直折、顺性之理而术可通神；**君火，阳火也，可以冰水寒凉直折治之。相火，阴火也，不可正治，当顺其性而伏之。此治火之妙法，识此理之玄，其术神矣。**善医者，解行反治、求属之道而病无不治。**善治者，以热治热，以寒治寒，如寒因热用，热因寒用，则其邪易从。经云：病服冷而反热，服热而反寒，当求其属以衰之。热之不已，责其无水；寒之不除，责其无火。壮水济火之法，故曰"求属"。所谓壮水之源，以镇阳光，壮火之主，以消阴翳是也。知此者，则无不可治之病也。**虚火、实火，补、泻各合乎宜；**丹溪云：虚火可补，实火可泻。**湿热、郁热，攻、发必异乎剂。**湿热甚，攻之。郁热甚，发之。各异其剂也。**既通六气之机，可垂千古之誉。**识此风、寒、暑、湿、燥、火六气之病机，可垂名。

尝闻血属阴，不足则生热，斯河间之确论；气属阳，有余便是火，佩丹溪之格言。阴虚则火盛，气旺则生火，此二贤发前人所未发也。俱有详论，此不赘及。**气盛者，为喘急，为胀满，为痞塞，兼降火必自已；**喘急者，气上升也。胀满者，气不舒也。痞塞者，气不通也。虽乃气之有余，是皆火之使然，不治气而降火者，治其本也，盖气是标，火是本。**血虚者，为吐衄、为烦蒸，为劳瘵，匪清热而难痊**。吐衄者，火载血上行也。烦蒸者，火气熏蒸也。劳瘵者，阴虚火动也。虽皆血虚之候，人不息则煎熬真阴而血益亏也。**理中汤治脾胃虚冷**，理中汤补脾胃，逐寒邪。**润下丸化胸膈痰涎**。痰涎盛者，由火炎于上，水液上腾以救火，不能润下，故肾益虚而火益炽。丹溪制此药使火下降，则水归源而下润，故以名之。**暴呕吐逆，为寒所致**；胃有暴寒则吐逆。河间云：食已暴吐，是无火也。**久嗽咯血，是火之愆**。久嗽咯血者，火炎而克肺金也。**平胃散疗湿胜濡泄不止**，濡泄者，所下多水，湿自甚也，故用平胃散以渗其湿。**益荣汤治怔忡恍惚无眠**。怔忡，心悸动也。恍惚，如人将捕之，惕惕然之状也。皆荣血不足，致心神不宁，故无眠，益荣汤主之。**枳壳散、达生散令孕妇束胎而易产**，膏粱之人，奉养太过，则脂肥，安逸太过，则气不运，每有难产之患。二药特以削其气而束其胎，故令易产。达者，小羊也。羊生子而无留难，毛诗所谓：先生如达是也，盖取意如此，故曰达生散。**麻仁丸、润肠丸治老人少血而难便**。老人血少不得荣润大肠，故多闭结，不可峻攻。二药所以养血润燥而便自通。**定惊悸须索牛黄、珠、珀**，镇坠之剂，故能定惊。**化虫积必仗鹤虱、雷丸**。人有虫积，用此化之。**通闭以葵菜、菠薐，取其滑能养窍**；戴人用此以润老弱人之燥结，取其滑利也。**消瘿以昆布、海藻，因其咸能软坚**。丹溪取咸寒之剂消坚结之瘿气。**斯先贤之秘妙，矧后进之无传**。

所谓夏伤于暑，秋必作疟。**近而暴者，实时可瘳；远而瘥者，三日一发**。经云：夏暑汗不出者，秋成风疟。发于夏至后、处暑前者，近而暴也，受病浅，可截而已。发于霜降后者，远而也，受病深，三日一发，名曰疟。老疟也，久而不已，成疟母。**若瘅疟，但用清肌**；瘅疟者，但热不寒，清肌解表热自已。

在阴分，勿行截药。老疟者，多发于下午阴分，脏病也，不可截之，宜用血药，引入阳分，方可截之，斯无害于元气也。**人参养胃治寒多热少而虚；柴胡清脾理热多寒少而渴**。邪盛气虚，故寒多热少，名曰寒疟，人参养胃汤。热多寒少而渴者，暑疟也，大、小柴胡汤及清脾饮。**自汗阳亏，盗汗阴弱**。阳虚则腠理不密，故自汗。阴虚则相火动，故盗汗出于夜，寐出寤敛，有似于盗，故名"盗汗"。**嗽而无声有痰兮，脾受湿侵；咳而有声无痰兮，肺由火烁**。无声有痰曰"嗽"，有声无痰曰"咳"。脾受湿而不运，故多痰。肺受克而不清，故上逆，火郁其痰也。**霍乱有寒有暑**，何局方泥乎辛温？寒、暑皆令霍乱，寒者温之，暑者清之。局方独以寒立论，不及之暑，误人多矣！当阅戴人之论，则思过半矣。**积聚有虚有实，岂世俗偏于峻削！**五积者，五脏之所生；六聚者，六腑之所成。世俗不辨虚实，一概巴、硇破耗之药攻削，盖不知洁古有养正积自除论。**当知木郁可令吐达，**木郁达之，是吐之令其条达也。**金郁泄而土郁夺，水郁折而火郁发。**泄发即汗利之称；折夺是攻抑之别。金郁泄之，谓利窍兼分导，令其渗利也。火郁发之，谓汗之，令其疏泄也。土郁夺之，谓攻下，使无壅滞也。木郁折之，谓抑之制其冲逆也。**倒仓廪、去陈莝、中洲荡涤良方；**二法皆所以荡涤肠胃之宿垢积滞，推陈而致新也。**开鬼门、洁净府，上下分消妙法。**开鬼门者，谓开腠理，使汗，泄其上部之湿；洁净府者，谓清水道，以利下部之湿。**如斯瞑眩，反掌生杀。**《尚书》云：若药不瞑眩，厥疾弗瘳。凡施瞑眩之剂者，死生反掌耳。**辄有一失，悔噬脐之莫追；因而再逆，耻方成之弗约。**经云：一逆尚引日，再逆促命期。可不慎之！稍有差失，悔之勿追矣！罗谦甫云：粗工绝气危生，不能约方故也。盖约方犹约囊，囊弗约则倾溢，方弗约则戕人生，初学人当玩"方成弗约"之论。

  大抵暴病匪热，久病匪寒。盖寒中人不能藏蓄，实时而发，若积久则变而为热。故暴病者多寒，久病者多热。**臀背生疽，良由热积所致；心腹卒痛，却乃暴寒所干。**举斯二证，盖所以明暴病匪热，久病匪寒之意。**五泄、五疸因湿热，惟利水为尚；**五泄者，胃、大肠、小肠、肾、大瘕泄也；五疸者，谷、酒、湿、女劳、黄汗是也。皆湿热而成，惟利水以泄其湿，故治湿不利小便，非其治也。**三消、三衄为燥火，滋阴自安。**三消者，消渴、消中、肾消是也；三衄者，鼻、舌、茎衄也。消本燥热，衄本血热，若滋阴养血，则燥热自除。**呕吐、咳逆，咎归于胃；**有声无物曰呕，声物俱出曰吐，咳逆，吃式也。三者皆足阳明胃经之病也。**阴癫、疝、瘕，统属于肝。**癫者，气、水、肠、卵四癫也；疝者，寒、水、筋、血、气、狐、㿗七疝也；瘕者，青、黄、燥、血、脂、狐、蛇、鳖八瘕也。《难经》云：男子为七疝，女子为瘕聚，皆足厥阴肝之所主。盖厥阴肝经之脉循阴器，故统属于肝。**液归心而作汗，敛之者黄芪六一，**汗为心液，汗多者黄芪六一汤。**热内炽而发疹，消之者人参化斑。**阳明、少阳火热炽甚者，必发空疹，人参化斑汤。**身不安兮为躁，心不宁兮为烦。**烦躁者，内外烦热。亦有阴极而反发烦躁者，宜审之。**忽然寒僵起栗，昏冒者名为尸厥；**卒然僵仆不知人，肌肤寒栗者，名曰尸厥，此由入庙登冢、问病吊丧所得。**卒而跌仆流涎，时醒者号曰癫痫。**卒然跌仆，昏不知人，痰涎有声，流于口角，须臾苏醒者，名曰癫痫。不醒，角弓反张者曰痉。**腹满吞酸，此是胃中留饮，**留饮者，故腹满吞酸。**胸膨嗳气，盖缘膈上停痰。**丹溪云：胃中有火，膈上有痰，故成嗳气。**欲挽回春之力，当修起死之丹。**

窃惟阴、阳二证，疗各不同，阴证则身寒，阳证则身热。二者主治若霄壤之不侔。**内、外两伤，治须审别。**内伤、外伤辨口鼻呼吸之情；内伤，饮食劳役所致；外伤，风、寒、暑、湿所致。故内伤则口为之不利，鼻息调匀。外伤则口中和，鼻息不利。盖鼻受无形，口受有形故也。阴证、阳证察尺寸往来之脉。阴证则寸弱而尺浮，来往无力。阳证则尺微而寸大，来往有力。盖寸阳尺阴，故脉应之也。**既明内外阴阳，便知虚实冷热。**内伤为不足，外伤为有余，阳证为热，阴证为寒。能究内外之伤，阴阳之证，则补虚、泻实、温寒、清热之法无差忒也。**曰浊、曰带，有赤、有白，**男子赤、白二浊，女子赤、白二带。**或属痰而或属火。白干气而赤干血，本无寒热之分，但有虚实之说。**浊、带者，属痰与火，干于气分则白，干于血分则赤。世俗多以白为寒，非也。但有气虚、血虚之不同，更有挟痰、挟火之病状。**痢亦同然，瘀积湿热，勿行淡渗、兜涩汤丸，可用汗、下、寒、温、涌、泄。**痢因瘀积湿热，而肠中所滞之积下，故曰"滞下"。有赤、有白，有赤、白杂下，有如豆汁、鱼脑、尘腐屋漏水，其色不一，皆有形物。不可以淡渗独利小便，亦不可用兜涩之剂及巴、硇毒药下之，当用仲景法。表挟风寒者汗之，身有热者疏之，在里者承气下之，内寒者姜、附温之，虚者参、术补之，在上者涌之，小便不通者分导之。此为活法。**导赤散通小便癃闭；**癃者，罢也。闭，急痛不通也。导赤散者，分利之圣药。**温白丸解大肠痛结。**寒与食积痞结不开，腹满痛而便结者，温白丸主之，量虚实而用。**地骨皮散退劳热偏宜；**劳热者，骨蒸烦热也，地骨皮散主之。**青礞石丸化结痰甚捷。**结痰非礞石不能开。丹溪曰：此药重在风化硝，盖取其咸寒软坚镇坠也。**火郁者，必扪其肌；**郁热与寻常发热不同，其热在于筋骨及四肢，肌肤不觉热甚，或一时火热如燎，以手扪之烙手是也。由胃虚过食冷物，抑遏阳气于内故也。**胎死者，可验其舌。**妇人胎死于腹中，若不早行，多致不救。若伏而不动，舌黑者，胎死也，舌红者不死，以此验之，无疑也。**玄胡苦楝医寒疝控引于二丸；**寒疝控引睾丸痛者，玄胡苦楝汤。**当归龙荟泻湿热痛攻于两胁。**湿热攻注两胁作痛，及肝木旺盛者，此药泻之。谙晓阴阳虚实之情，便是医家玄妙之诀。

当以诸痛为实，诸痒为虚。痛者，邪乘之，故实；痒者，血虚气不充，故虚。河间以痛、痒分火热微甚，亦虚、实之意。**虚者，精气不足；实者，邪气有余**。经云：邪气盛则实，精气夺则虚。**泄泻有肠垢、鹜溏，若滑脱则兜涩为当**；肠垢者，所下黏垢稠秽，挟热也。溏者，所下澄澈清冷，如鸭粪，挟寒也。滑脱者，所下不禁，大孔如筒，虚甚也。故热者清之，寒者温之。若脱者，须用诃子散急兜之。**腹痛有食积、郁热，倘阴寒则姜附可施**。郁热痛者，时痛时止也。食积者，食已即痛，大便通后痛减是也。热者清之，食者消之。若阴寒腹痛者，绵绵痛而无增减，手足逆冷者，急以姜、附温之。**厥心痛者，客寒犯胃，手足和者，温散而已**；胃脘当心而痛，非心痛，故曰"厥"。若客寒犯胃，手足和温，寒不太甚也，草豆蔻丸发散即已。若真心痛者，其痛甚，手足寒至节，则死矣。真头痛者，入连于脑，爪甲黑者，危笃难医。真头痛者，旦发夕死，夕发旦死。**结阳则肢肿有准，结阴则便血无疑**。诸阳不行，阴府留结成热，则四肢肿满。阴气内结不得通行，气血无宗，渗入肠胃，则下血。**足膝屈弱曰脚气，肿痛者，湿多热盛**；脚气由湿热而成，故足胫屈弱。湿盛则肿，热甚则痛。**腰痛不已曰肾虚，挫闪者，气滞血瘀**。肾虚腰痛者，绵绵痛之不已，转侧不能，青娥丸。挫闪而痛，必气滞血瘀。气滞者行气，血瘀者行血即已。**巅顶苦疼，药尊藁本**；东垣云：巅顶苦疼，寒气客于巨阳经，须用藁本。**鼻渊不止，方选辛夷**。鼻渊者，鼻流臭浊涕，如彼渊泉。《内经》云：胆移热于脑，令人辛頞鼻渊，传为衄蔑瞑目，辛夷丸。**手麻有湿痰、死血，手木缘风湿、气虚**。丹溪云：十指麻，是死血、湿痰阻滞隧道，气不流通故也，手木者，风湿与气虚，盖气不充于手故也。**淋沥似欲通不通，气虚者，清心莲子**；淋沥者，小便滴沥涩痛，欲通而不通故也。有砂淋、膏淋、血淋、肉淋、劳淋五种，大抵总属于热。若气虚而协热者，清心莲子饮。**便血审先粪后粪，阴结者，平胃地榆**。便血者，湿热乘于大肠也。先粪者，其血来也近；后粪者，其血来也远。《内经》云：结阴者，便血一升，再结二升，三结三升，罗谦甫制平胃地榆汤主之。**盖闻溲便不利谓之关，饮食不下谓之格，乃阴阳有所偏乘，故脉息因而覆、溢**。经云：阳气太盛，阴气不得相营也，故曰关，关则不得大、小便。阴气太盛，阳气不得相营也，故曰格，格则不得下食。《难经》云：关之前者，阳之动也，脉当现九分而浮，过曰太过，减曰不及，遂上鱼为溢，此阴乘之脉也。关以后者，阴之动也，脉当现一寸而沉，过曰太过，减曰不及，遂入尺为覆，此阳乘之脉也。故曰：覆、溢是真脏之脉，人不病而死也。**咳血与呕血不同，咳血嗽起，呕血逆来**；咳血者，嗽动有血，出于肺也。呕血，呕全血也，逆出上窍，属于胃也。**吞酸与吐酸不同，吞酸刺心，吐酸涌出。**吞酸由湿热积于肺胃，咯不上，咽不下，酸味刺心也。吐酸是平时津液随上升之气郁积湿热，遂成酸味，吐出酸水如醋是也。**水停心下曰饮，水积胁下曰癖。行水以泽泻、茯苓，攻癖以芫花、大戟。**胃寒强饮冷水，无热不能消化，停滞心下，名曰停饮。蓄积留滞于胁，结成痞积，久而硬痛曰癖饮。轻者茯苓、泽泻淡渗行之，甚者芫花、大戟之剂逐之。**控涎丹虽云峻利，可逐伏痰；**伏痰、留饮、结癖，非此不除。**保和丸性味温平，能消食积。**保和丸治一切食积。**溺血则血去无痛，有痛者自是赤淋；**溺血者，小便血也，去血不痛是也，四物汤对五苓散。赤淋，血淋也，又滴沥涩痛，小蓟汤。**短气乃气难布息，粗息者却为喘急。**短气者，气不续也，故曰难布息。喘急者，息粗气逆，出多入少也。**胃脘当心而痛，要分客热、客寒；**胃脘痛客寒，呕水恶寒，绵绵而痛，手足厥逆。客热者，心烦躁渴，时作时止也。**遍身历节而疼，须辨属风、属湿。**遍身肢节痛，名曰"白虎历节风"，在上痛属风，在下痛属湿。**通圣散专疗诸风，**通圣散，一名双解散祛风热之圣药。**越鞠丸能开六郁。**六郁者，气、血、食、湿、痰、热郁也，越鞠丸通治之。**虚弱者，目眩头晕，亦本痰火而成；**目眩头晕，虚候也，亦由痰火而致。丹溪云：痰在上，火在下，多作眩晕。**湿热者，精滑梦遗，或为思想而得。**梦中交感泄精曰梦遗，不因梦交自泄曰精滑，皆湿热相火也。珍珠粉丸。若思想而得者，其病在心，当宁其心。

缘杂病绪繁无据，机要难明；非伤寒经络有凭，形证可识。临证若能三思，用药终无一失；略举众疾之端，俾为后学之式。

【点评】此篇以《病机赋》为篇名，立意明确，词义精深，对仗工整，便于诵读。众所周知，学医最难之处就在于"病机玄蕴，脉理幽深"，虽然经典医籍皆有明确的记载，但是没有老师的口传心授是很难领会的。从《病机赋》可以看出，作者皇甫中是一位有丰富临床经验的高明医生，字里行间无不彰显其扎实的医学功底。作为订补者，邵达也不甘人后，不厌其烦地对《病机赋》详加阐释，既引经据典，又别出新裁，其酣畅淋漓的发挥，令初学者大呼过瘾的同时，也让后学肃然起敬。作者最后的总结可谓一针见血："缘杂病绪繁无据，机要难明；非伤寒经络有凭，形证可识。临证若能三思，用药终无一失；略举众疾之端，俾为后学之式。"无论伤寒杂病，都需要辨明形证、机要，才有可能找到解除病痛的"钥匙"。这其实就是中医思维的最好体现，也是辨证论治的真实过程。

经论总抄 <small>新增凡二百四十首</small>

此篇总揭天地阴阳，人身造化，脉病治法，昭然可考，为初学之一鉴云。

三才，天、地、人也。天者，轻清而上浮也。地者，重浊而下凝也。阳之精为日，东升而西坠也。阴之精为月，夜见而昼隐也。天不足西北，故西北方阴也，而人右耳目不如左明也。地不满东南，故东南方阳也，而人左手足不如右强也。天气下降，地气上升也。阴中有阳，阳中有阴也。平旦至日中，天之阳，阳中之阳也。日中至黄昏，天之阳，阳中之阴也。合夜至鸡鸣，天之阴，阴中之阴也。鸡鸣至平旦，天之阴，阴中之阳也。故人亦应之。

天地者，万物之上下也。阴阳者，血气之男女也。左右者，阴阳之道路也。水火者，阴阳之征兆也。金木者，生成之始终也。玄气凝空，水始生也。赤气炫空，火始生也。苍气浮空，木始生也。素气横空，金始生也。黄气际空，土始生也。

天地氤氲，万物化醇。男女媾精，万物化生。人者，得天地之正气，灵于万物者也。命者，天之赋也。精者，身之本也。形者，生之舍也。气者，生之元也。神者，生之制也。

心者，君主之官，神明出焉。肺者，相傅之官，治节出焉。胆者，中正之官，决断出焉。膻中者，臣使之官，喜乐出焉。肝者，将军之官，谋虑出焉。脾胃者，仓廪之官，五味出焉。大肠者，传导之官，变化出焉。小肠者，受盛之官，化物出焉。肾者，作强之官，伎巧出焉。三焦者，决渎之官，水道出焉。膀胱者，州都之官，津液藏焉，气化则能出矣。命门者，精神之所舍也，男子以藏精，女子以系胞。

三阳者，太阳、阳明、少阳也。三阴者，太阴、少阴、厥阴也。阳明者，两阳合明也。厥阴者，两阴交尽也。手太阳，小肠经也。手阳明，大肠经也。手少阳，三焦经也。手太阴，肺经也。手少阴，心经也。手厥阴，心包络也。足太阳，膀胱经也。足阳明，胃经也。足少阳，胆经也。足太阴，脾经也。足少阴，肾经也。足厥阴，肝经也。

头者，诸阳之所会。面者，五脏六腑之荣。鼻属肺，肺和则鼻知香臭矣。目属肝，肝和则目辨黑白矣。口属脾，脾和则口知五谷矣。舌属心，心和则舌知五味矣。耳属肾，肾和则耳闻五音矣。

头者，精神之府，头倾视深，精神将脱矣。背者，胸中心府，背曲肩垂，府将坏矣。腰者，肾之府，转摇不能，肾将惫矣。骨者，髓之府，不能久立，立则振掉，骨将惫矣。膝者，筋之府，屈伸不能，行则偻俯，筋将惫矣。

九窍者，肝补之于目，心开窍于耳，肺开窍于鼻，脾开窍于口，肾开窍于二阴也。

发者，属心，禀火气也。眉者，属肝，禀木气也。须者，属肾，禀水气也。咽者，咽物，纳水谷，接三脘，以通胃也。喉者，喉气，有九节，通五脏，以系肺也。发者，血之余也。神者，气之余也。爪者，筋之余也。齿者，骨之余也。魂者，神明之辅弼也。魄者，精气之匡佐也。血为荣，荣者，水谷之精气也。气为卫，卫者，水谷之悍气也。直行者，谓之经。旁行者，谓之络也。

脉者，天真委和之气也。三部，寸、关、尺也。九候，浮、中、沉也。五脏，心、肝、脾、肺、肾也。六腑，胆、胃、大肠、小肠、膀胱、三焦也。

左手寸口，心与小肠之脉所出，君火也。左手关部，肝与胆之脉所出，风木也。左手尺部，肾与膀胱之脉所出，寒水也。右手寸口，肺与大肠之脉所出，燥金也。右手关部，脾与胃之脉所出，湿土也。右手尺部，命门与三焦之脉所出，相火也。

每部中客有浮、中、沉三候，三而三之，为九候也。浮者，主皮肤，候表及腑也。中者，主肌肉，以候胃气也。沉者，主筋骨，候里及脏也。寸为阳，为上部，法天，主心胸以上至头之有疾也。关为阴阳之中，为中部，法人，主膈以下至脐之有疾也。尺为阴，为下部，法地，主脐以下至足之有疾也。

四时之脉者，弦、钩、毛、石也。春脉弦，肝，东方木也。夏脉钩，心，南方火也。秋脉毛，肺，西方金也。冬脉石，肾，北方水也。四季脉迟缓，脾，中央土也。四时平脉，六脉俱带和缓也，谓有胃气，有胃气曰生，无胃气曰死。

五行者，金、木、水、火、土也。相生者，谓金生水，水生木，木生火，火生土，土生金也。相克者，谓金克木，木克土，土克水，水克火，火克金也。相生者吉，相克者凶。如心见沉细，肝见短涩，肾见迟缓，肺见洪大，脾见弦长，皆遇克也。心见缓，肝见洪，肺见沉，脾见涩，肾见弦，皆遇我之所生也。

左手属阳，右手属阴也。关前为阳，关后为阴也。男子左手脉常大于右手者，为顺也。女子右手脉常大于左手者，为顺也。男子尺脉常弱，寸脉常盛，是其常也。女子尺脉常盛，寸脉常弱，是其常也。反者，女得男脉，男得女脉。男得女脉为不及，女得男脉为太过。不及固病，太过亦病，所谓过犹不及也。

人迎者，左手关前一分是也。气口者，右手关前一分是也。人迎以候天之六气：风、寒、暑、湿、燥、火之外感也。气口以候人之七情：喜、怒、忧、思、悲、恐、惊之内伤也。人迎脉紧盛，大于气口一倍，属表，为阳，为腑也。气口脉紧盛，大于人迎一倍，属里，为阴，为脏也。属表为外感风寒，属里为内伤饮食。人迎、气口俱紧盛，为挟食伤寒，为内伤挟外感也。男子久病，气口充于人迎者，有胃气也。女子久病，人迎充于气口者，有胃气也。病虽重，可治，反此者逆也。

外因者，六淫之邪也。内因者，七情之气也。不内外因者，饮食劳倦跌扑也。

六脉者，浮、沉、迟、数、滑、涩也。浮者为阳，在表，为风、为虚也；沉者为阴，在里，为湿、为实也。迟者，为阴寒在脏也；数者，为阳热在腑也。滑者，血多气少也；涩者，气滞血枯也。

八要者，表、里、虚、实、寒、热、邪、正也。表者，病不在里也；里者，病不在表也。虚者，五虚也；实者，五实也。寒者，脏腑积冷也；热者，脏腑积热也。邪者，外邪相干也；正者，脏腑自病也。

七表者，浮、芤、滑、实、弦、紧、洪也。

八里者，微、沉、缓、涩、迟、伏、濡、弱也。

九道者，长、短、虚、促、结、代、牢、动、细也。

七死者，雀啄、屋漏、弹石、解索、鱼翔、虾游、釜沸也。

奇经八脉者，阳维、阴维、阳跷、阴跷、冲脉、任脉、督脉、带脉也。

人病脉不病，名曰内虚；脉病患不病，名曰行尸也。

五运主病者，谓：诸风掉眩，皆属于肝木；诸痛痒疮，皆属于心火；诸湿肿满，皆属于脾土；诸气膹郁，皆属于肺金；诸寒收引，皆属于肾水也。

六气为病者，谓：诸暴强直，支痛㽱戾，里急筋缩，皆属于风。厥阴风木，乃肝、胆之气也。诸病喘呕吐酸，暴注下迫，转筋，小便混浊，腹胀大，鼓之如鼓，痈疽疡疹，瘤气结核，吐下霍乱，瞀郁肿胀，鼻塞鼽衄，血溢血泄，淋闭，身热，恶寒，战栗，惊惑，悲笑，谵妄，衄蔑血污，皆属于热。少阴君火之热，乃真心、小肠之气也。诸痉强直，积饮痞膈中满，霍乱吐下，体重胕肿，肉如泥，按之不起，皆属于湿。太阴湿土，乃脾、胃之气也。诸热瞀瘛，暴喑冒昧，躁扰狂越，骂詈惊骇，胕肿酸疼，气逆冲上，禁栗如丧神守，嚏呕疮疡喉痹，耳鸣及聋，呕涌溢，食不下，目昧不明，暴注瞤瘛，暴病暴死，皆属于火。少阳相火之热，乃心包络、三焦之气也。诸涩枯涸，干劲皴揭，皆属于燥。阳明燥金，乃肺与大肠之气也。诸病上下所出水液，澄澈清冷，癥瘕癫疝，坚痞，腹满急痛，下痢清白，食已不饥，吐利腥秽，屈伸不便，厥逆禁固，皆属于寒。乃肾与膀胱之气也。

亢则害，承乃制者，寒极则生热，热极则生寒，木极而似金，火极而似水，土极而似木，金极而似火，水极而似土也。

五虚者，脉细，皮寒，气少，泄利前后，饮食不入也。粥浆入胃，泻止则生。

五实者，脉盛，皮热，腹胀，前后不通，瞀闷也。大、小便通利而得汗者生。

五胜者，风胜则动，热胜则肿，燥胜则干，寒胜则浮，湿胜则濡泄。

五恶者，心恶热，肺恶寒，肝恶风，脾恶湿，肾恶燥。

六脱者，脱气，脱血，脱津，脱液，脱精，脱神也。

五劳者，久视伤血，劳于心也。久卧伤气，劳于肺也。久坐伤肉，劳于脾也。久立伤骨，劳于肾也。久行伤筋，劳于肝也。心劳神损，肺劳气损，脾劳食损，肝劳血损，肾劳精损。

六极者，尽力谋虑，劳伤乎肝，应乎筋极。曲运神机，劳伤乎心，应乎脉极。意外过思，劳伤乎脾，应乎肉极。预事而忧，劳伤乎肺，应乎气极。矜持志节，劳伤乎肾，应乎骨极。此五劳应乎五极者也。然精极者，五脏六腑之气衰，形体皆极，眼视无明，齿焦发落，体重耳聋，行履不正，邪气逆于六腑，厥于五脏，故成精极。

五脏受病者，忧愁思虑则伤心，形寒饮冷则伤肺，恚怒气逆则伤肝，饮食劳倦则伤脾，坐湿入水则伤肾也。

五损者，一损损于皮毛，皮聚而毛落。二损损于血脉，血脉虚少，不能荣于五脏六腑。三损损于肌肉，肌肉消瘦，饮食不能为肌肤。四损损于筋，筋缓不能自收持。五损损于骨，骨痿不能起于床。从上下者，骨痿不能起于床者死。从下上者，皮聚而毛落者死。然损其肺者，益其气。损其心者，调其荣卫。损其脾者，调其饮食，适其寒温。损其肝者，缓其中。损其肾者，益其精也。

四时发病者，春伤于风，夏必飧泄。夏伤于暑，秋必痎疟。秋伤于湿，冬必咳嗽。冬伤于寒，春必温病。凡病之始起也，可刺而已。其盛，可待衰而已。故因其轻而扬之，因其重而减之。形不足者，温之以气。精不足者，补之以味。在表者，汗而发之。在里者，下而夺之。高者，因而越之。剽悍者，按而收之。脏寒虚脱者，治以灸熨。脉病，挛痹者，治以针刺。血实，蓄结肿热者，治以砭石。气滞，痿厥寒热者，治以导引。经络不通，病生于不仁者，治以醪醴。血气凝涩，病生于筋脉者，治以熨药。然又必先岁气，无伐天和，能合色脉，可以万全。化而裁之存乎变，神而明之存乎人。此先圣作之于前，诸贤述之于后，诚入门之阶梯，乃医家之总领也。

【点评】此篇《经论总抄》乃"总揭天地阴阳，人身造化，脉病治法，昭然可考，为初学之一鉴云"。从篇名即可看出，作者并未贪功，将先圣诸贤之论说据为己有，而是明确标榜为"总抄"。化而裁之存乎变，神而明之存乎人。所以读此篇《经论总抄》就有一种重温经典的感觉，不仅《素问》《灵枢》等重点篇章尽数展现，而且还能看到一些诸贤的述解，循循善诱，理清义明。医学经典理论的传承与发展一直就是依赖这样一种方式，通过一代又一代人的辛勤付出而保存下来。诚如作者最后所总结的那样："此先圣作之于前，诸贤述之于后，诚入门之阶梯，乃医家之总领也。"

药性歌 凡二百四十首新增

人参味甘，大补元气，止渴生津，调荣养胃。肺热并阴虚火动者禁用。

黄芪性温，敛汗固表，托里生肌，气虚莫少。得防风其功愈大。

白术甘温，健脾强胃，止泻除湿，消痰化痞。凡用，须土炒之。

茯苓味淡，渗湿利窍，白补脾元，赤通水道。阴虚者勿用。

甘草味甘，调和诸药，炙则温中，生则泻火。解百药毒，中满者勿用。

当归性温，使血归经，扶虚益损，逐瘀生新。头，止血，上行；身，养血，中守；尾，破血，下流；全，活血，不走。

川芎味辛，诸风可逐，逐瘀调经，清利头目。不宜单服、久服，令人暴亡。

白芍酸寒，养阴益肝，收敛耗散，虚痢可安。初痢、积痢勿用。

赤芍酸寒，能泻能散，破血通经，赤睛功擅。

生地黄寒，能清湿热，骨蒸可痊，滋阴补血。

熟地黄温，滋肾补血，益髓填精，乌髭黑发。上二味，俱勿犯铁。

麦门冬温，祛烦解渴，润肺清心，消除肺热。

天门冬寒，止嗽消痰，肺痈肺痿，解渴除烦。

黄连味苦，泻心除痞，清热明目，厚肠止痢。生用泻心清热；酒炒厚肠胃；姜制止呕吐。

黄芩苦寒，枯泻肺火，子清大肠，湿热皆可。中枯而飘者，泻上焦之火；条实而坚者，退下部之热。

黄柏味苦，滋阴抑火，湿热烦蒸，用之俱妥。

栀子苦寒，解郁除烦，吐红鼻衄，肺火能蠲。丹溪云：栀子解热郁，行结气，其性屈曲下行，从小便泄去。

连翘苦寒，解诸经毒，上至顶颠，下行腿足。

石膏大寒，能清胃火，发渴头疼，解肌立妥。

滑石沉寒，解渴除烦，清暑利窍，转危就安。

知母味苦，泻火滋肾，有汗骨蒸，虚劳可定。

贝母微寒，宁嗽消痰，肺痈肺痿，开郁除烦。

大黄苦寒，消瘀破血，快膈通肠，开行结热。酒炒上达；生用下行。

芒硝苦寒，实热积聚，蠲痰润燥，疏通便闭。即朴硝，因再煎炼，倾入盆内，结成芒硝也。

柴胡味苦，泻肝治疟，寒热往来，解肌要药。

前胡微寒，止嗽消痰，寒热头痛，痞闷能安。

升麻微寒，清胃止衄，升提下陷，齿痛可逐。

桔梗性平，宽舒胸胁，载药上浮，诸药舟辑。其功又能止咽喉肿痛。

紫苏味辛，风寒发表，梗利周身，气滞最好。

麻黄味辛，解表出汗，身热头疼，风寒发散。止汗用其根节。

葛根味甘，发表解肌，身热目痛，口渴可医。善能解酒毒。

薄荷味辛，清利头目，祛风化痰，骨蒸可服。

防风甘温，诸风头晕，骨节痹疼，筋挛口噤。

荆芥味辛，头目可清，诸风在表，服此通灵。

细辛辛温，少阴头痛，利窍通关，风湿皆用。

羌活微温，祛风除湿，身痛头疼，舒筋活骨。

独活甘平，头项难舒，两足湿痹，诸风能除。

白芷辛温，阳明头痛，女子崩中，百发百中。

藁本气温，除痛颠顶，寒湿可祛，风邪可屏。

香附味苦，快气开郁，止痛调经，更消宿食。为妇人之仙药，勿犯铁。

乌药辛温，心腹胀痛，气滞不舒，方中议用。

枳实味苦，除痞消食，破积化痰，冲墙倒壁。

枳壳微温，宽肠快气，胸膈不舒，方中可议。

青皮苦寒，安脾下食，气滞能攻，平肝削积。

陈皮甘温，顺气宽膈，和胃全施，消痰去白。陈皮治高，愈高愈效；青皮治低，愈低愈良。

苍术甘温，健脾燥湿，发汗宽中，更祛瘴疫。

厚朴苦温，消胀泄满，宿食痰积，其功不缓。

南星性热，大治风痰，破伤自强，风搐皆安。

半夏味辛，健脾燥湿，痰厥头疼，吐呕堪入。

藿香辛温，霍乱暑湿，发散风寒，仍除呕逆。

槟榔味苦，杀虫破积，后重里急，性如铁石。

腹皮微温，下气宽膨，安和脾胃，浮肿为君。上二味，稍虚者禁用。

香薷味辛，大清暑热，下水消烦，功效甚捷。

扁豆微凉，转筋吐泻，补脾和中，酒毒可借。

猪苓味淡，利水通淋，消肿除湿，用之如神。

泽泻寒苦，消肿利水，除湿通淋，泻阴中火。肾虚之人，不宜多服。

木通性寒，最能导滞，利窍通经，小肠热闭。

车前气寒，溺涩眼赤，小便能通，大便能实。

地骨皮寒，解肌退热，有汗骨蒸，强阴凉血。

木瓜味酸，脚肿风湿，霍乱转筋，足膝无力。

威灵苦温，腰膝冷痛，肢节顽麻，风湿通用。

牡丹皮苦，破血通经，血分有热，无汗骨蒸。

玄参苦寒，泻无根火，消肿清咽，骨蒸亦可。

沙参味苦，大清肺热，咳血吐脓，用之效捷。

丹参味苦，破积调经，生新祛瘀，补骨续筋。

苦参味苦，痈肿疮疥，下血肠风，眉脱赤癞。

龙胆苦寒，退热平肝，目疾暴发，用之顿安。

五加皮寒，祛除风湿，肢节烦疼，壮筋强骨。

防己气寒，风湿脚痛，热积膀胱，汤中可用。

地榆性平，治女人崩，下血诸证，赖以安宁。血痢有积者勿用。

茯神补心，善镇惊悸，恍惚健忘，兼除怒恚。

远志气温，能宁心志，久服聪明，令人多记。

酸枣味酸，敛汗祛烦，不眠用炒，生用多眠。

菖蒲性温，开心通窍，去痹除风，出声至妙。

柏子仁甘，补心益气，敛汗扶阳，润肠通闭。

益智辛温，安神益气，遗溺遗精，呕逆皆治。

甘松气香，善除恶气，浴体香肌，心腹痛已。

小茴性温，能除疝气，腹痛腰疼，调中暖胃。

大茴味辛，疝气脚气，肿痛膀胱，止呕开胃。

干姜味苦，表解风寒，炮之逐冷，虚热尤堪。

附子辛热，走而不守，阴毒寒邪，回阳功有。

川乌大热，搜风入骨，湿痹寒疼，破积之物。

木香微温，散滞和胃，诸气能调，行肝泻肺。

沉香降气，能补命门，祛邪暖胃，保守元真。

丁香辛热，能除寒呕，心腹冷疼，温胃功有。

砂仁性温，通经破滞，止痛安胎，健脾养胃。

莲肉味甘，健脾理胃，止泻涩精，清心养气。

肉桂辛热，善通血脉，腹痛虚寒，温补可得。

桂枝小梗，横行手臂，和胃舒筋，治手足痹。

吴茱萸热，能调疝气，脐腹寒疼，厥阴之剂。

延胡索温，心腹卒疼，通经活血，消瘀之君。

薏苡仁甘，专除湿痹，筋脉拘挛，调脾助胃。

白豆蔻温，脾胃虚冷，泻痢不休，功可立等。

草豆蔻温，寒邪犯胃，呕吐恶心，用之即愈。

诃子味苦，涩肠止痢，痰嗽喘急，降火敛肺。

草果味辛，消食除胀，截疟逐痰，解瘟辟胀。

常山苦寒，截疟蠲痰，解伤寒热，水胀能宽。

良姜性热，下气温中，转筋霍乱，酒食能攻。

山楂味甘，磨消肉食，结气能行，削除坚积。

神曲味甘，消食开胃，破结逐痰，调中下气。

麦芽甘温，能消宿食，心腹膨胀，散滞消积。

苏子味辛，呕痰降气，止咳定喘，更润心肺。

白芥子辛，专化胁痰，皮里膜外，痞块能安。

甘遂苦寒，破积消痰，面浮臌胀，利水能安。

大戟甘寒，逐水利便，肿胀癥坚，其功瞑眩。

芫花寒苦，能消胀蛊，利水泻湿，止咳痰吐。

商陆辛甘，赤白各异，赤者消肿，白利水气。

海藻咸寒，消瘿散疬，咸以软坚，肿块痰核。

牵牛苦寒，积水能攻，诸虫疬癖，可奏神功。

葶苈苦辛，利水消肿，痰咳癥瘕，肺家喘壅。

瞿麦辛寒，专除淋病，且能堕胎，通经立应。

三棱味苦，破血消癖，气滞作疼，用之始的。

蓬术温苦，止痛消瘀，癥瘕痃癖，通经最宜。

五灵脂苦，血瘀心疼，通经活血，用之极灵。

干漆辛温，通经破瘕，追积杀虫，验如奔马。

蒲黄味甘，逐瘀调崩，止血用炒，破血用生。

苏木甘咸，能行积血，产后月经，兼医扑跌。

桃仁甘寒，能润大肠，通经破瘀，血瘕堪尝。

红花辛温，能消瘀结，多则通经，少则养血。

姜黄味辛，消瘀破血，心腹疼痛，通经最捷。

郁金味苦，破血生肌，血淋溺血，郁结皆舒。

金银花甘，疗痈无对，未成则散，已成则溃。

漏芦性寒，祛恶疮毒，补血排脓，生肌长肉。

蒺藜味苦，疗疮瘙痒，白癜头疮，翳除目朗。

白及味苦，功专收敛，肿毒疮疡，外科最善。

蛇床辛苦，下气温中，恶疮疥癞，逐瘀祛风。

天麻味辛，能医头眩，小儿惊痫，拘挛瘫痪。

白附辛温，治面百病，一切痰涎，中风诸证。

全蝎味辛，却风痰毒，口眼㖞斜，惊痫抽搐。

蝉蜕味甘，消风定惊，杀疳除热，退翳侵睛。

僵蚕味咸，诸风惊痫，湿痰喉痹，灭疮瘢痕。

木鳖苦寒，能追疮毒，乳痈腰疼，消肿明目。

蜂房咸苦，惊痫瘛疭，牙疼肿毒，瘰疬肠痈。

白花蛇毒，瘫痪㖞斜，大风疥癞，诸毒尤佳。

槐花味苦，痔漏肠风，大肠热痢，更杀蛔虫。

鼠粘味辛，能消疮毒，瘾疹风热，咽疼可逐。

茵陈味苦，退疸除黄，渗湿利水，清热为凉。

蔓荆子苦，头痛能医，拘挛湿痹，泪眼堪除。

马兜铃苦，能熏痔漏，定喘消痰，肺热久嗽。

百合味甘，功专补肺，喘嗽虚劳，其效立致。

秦艽性平，除湿荣筋，肢节风痛，下血骨蒸。

紫菀苦辛，痰嗽喘气，肺痿吐脓，寒热并济。

款冬花甘，理肺消痰，肺痈喘嗽，补劣除烦。

金沸草寒，消痰止嗽，明目祛风，奇功立奏。

桑白皮甘，止嗽定喘，泻肺火邪，其功不浅。

杏仁温苦，风痰喘嗽，大肠气闭，用之可救。

乌梅酸温，收敛肺气，止渴生津，和脾开胃。

天花粉寒，清肺清痰，排脓消肿，止渴祛烦。

密蒙花寒，功可明目，障翳青盲，服之效速。

菊花甘寒，除热祛风，头眩眼赤，收泪殊功。

木贼草甘，明目退翳，开瞖复明，必用之剂。

决明子甘，能除肝热，目疼收泪，仍止鼻血。

犀角酸寒，化毒辟邪，清心止血，消肿毒蛇。

羚羊角寒，明目清肝，却惊解毒，神智能安。

龟甲味甘，滋阴补肾，逐瘀续筋，更医颅囟。

鳖甲酸平，劳嗽骨蒸，散瘀祛痞，补肾滋阴。

海螵蛸咸，破血除癥，生肌长肉，溃烂疮疼。

麻仁味甘，下乳催生，润肠通闭，小水能行。

山豆根苦，疗咽肿痛，敷蛇虫毒，可救急用。

益母草甘，女科之主，产后胎前，生新祛瘀。

紫草苦寒，能通九窍，利水消膨，痘疹最要。

地肤子寒，去膀胱热，皮肤瘙痒，除热甚捷。

苦楝根寒，能杀诸虫，疼痛即止，积聚立通。

樗根味苦，泻痢带崩，肠风痔漏，燥湿涩精。

泽兰味苦，产后血晕，肢体虚浮，打扑伤损。

牙皂味辛，通关利窍，敷肿痛消，吐风痰妙。

瓜蒂苦寒，善能吐痰，消身浮肿，并治黄疸。

巴豆大毒，破痕通肠，逐冷祛寒，斩关夺将。

斑蝥有毒，破血通经，诸疮瘰疬，水道能行。

胡黄连苦，治劳骨蒸，小儿疳痢，盗汗虚惊。

使君子温，消疳清浊，泻痢诸虫，总能除却。

赤石脂温，保固肠胃，溃疡生肌，涩止泻痢。

青黛酸寒，能平肝木，惊痫疳痢，兼除热毒。

阿胶甘温，止咳脓血，保肺除崩，虚羸可啜。

白矾味酸，善解诸毒，一切痰壅，鼻中息肉。

五倍苦酸，疗齿疳䘌，痔漏脱肛，兼除风湿。

玄明粉辛，能蠲宿垢，化积豁痰，其功立奏。

通草味甘，善利膀胱，消痈散肿，能通乳房。

枸杞甘温，添精固髓，明目祛风，阴同阳起。

黄精味甘，安和脏腑，五劳七伤，此药大补。

何首乌甘，添精种子，黑发悦颜，长生不死。

五味酸温，生津止渴，久嗽虚劳，金水枯竭。

山茱萸温，涩精益髓，肾虚耳鸣，腰膝痛止。去核用，其核反能泄精。

石斛味甘，却惊定志。壮骨补虚，筋力衰替。

破故纸温，腰膝酸痛，同阳固精，相火禁用。

薯蓣甘温，理脾止泻，益肾补中，诸虚可借。

苁蓉味甘，峻补精血，若骤用之，反动便滑。

菟丝甘平，梦遗滑精，腰疼膝冷，添髓强筋。

杜仲辛甘，小便淋沥，益肾固精，止痛腰膝。

牛膝味苦，除湿痿痹，壮骨强筋，破胎下瘀。

巴戟辛甘，大补虚损，精滑梦遗，扶元固本。

龙骨味甘，遗精梦泄，崩漏带下，惊痫风热。

胡巴温暖，补肾脏虚，膀胱诸疝，胀痛皆除。

鹿茸甘温，益气滋阴，泄精尿血，崩带堪任。

牡蛎微寒，涩精止汗，崩带胁疼，老痰祛散。

川楝子苦，专治疝气，中湿伤寒，利水之剂。

虎骨味辛，能医脚膝，定痛追风，强筋壮骨。

萆薢味苦，风寒湿痹，腰背冷疼，添精益气。

桑寄生苦，腰痛顽麻，续筋壮骨，风湿尤佳。

续断味辛，接骨续筋，跌打伤损，且固遗精。

麝香辛热，善通关窍，伐鬼堕胎，镇惊甚妙。

乳香辛温，疗诸恶疮，生肌止痛，心腹犹良。

没药温平，治疮止痛，跌打损伤，破血通用。

阿魏性温，除癥破结，消癖杀虫，传尸可灭。

水银性寒，治疥杀虫，断绝胎孕，催生立通。

灵砂性温，能通血脉，杀鬼辟邪，安魂定魄。

砒霜有毒，风痰可吐，截疟除哮，能消沉痼。

雄黄甘辛，辟邪解毒，更治蛇虺，喉风息肉。

珍珠气寒，镇惊除痫，开聋磨翳，止渴消痰。

牛黄味苦，大治风痰，安魂定魄，惊悸灵丹。

琥珀味甘，安魂定魄，破瘀消癥，利水通涩。

血竭味咸，跌扑伤损，恶毒疮痈，破血有准。

硫黄性热，扫除疥疮，壮阳逐冷，寒邪敢当。

冰片味辛，目痛喉痹，狂躁妄语，真为良剂。

芦荟气寒，杀虫消疳，癫痫惊搐，服之立安。

硇砂有毒，溃痈烂肉，除翳消癥，不堪入腹。

硼砂味辛，疗喉肿痛，膈上热痰，噙化立中。

丹砂味甘，镇心养神，祛邪杀鬼，定魄安魂。

竹茹止呕，能除寒热，不寐自安，胃热呕哕。

竹叶味甘，退热安眠，化痰定喘，止渴消烦。

竹沥味甘，大豁虚痰，失音不语，右瘫左痪。

灯草味甘，通利小水，癃闭成淋，内热即退。

艾叶温平，祛邪逐秽，漏血安胎，心疼即愈。

川椒辛热，祛邪逐冷，明目杀虫，温而不猛。

胡椒味辛，心腹冷痛，下气温中，跌扑堪用。

石蜜甘平，入药炼熟，益气补中，润燥解毒。

葱白辛温，发表出汗，伤寒头疼，肿痛皆散。

韭味辛温，祛除胃热，汁清血瘀，子医梦泄。

大蒜辛温，化痞消谷，解毒散痈，多食伤目。

生姜性温，能通神明，痰嗽呕吐，开胃极灵。

食盐味咸，能吐中痰，心腹卒痛，过食损颜。

茶茗味苦，热渴能济，上清头目，下消食气。

酒通血脉，能助药势，辟散风寒，诸恶鬼气。

醋消肿毒，积瘕可去，产后金疮，血晕皆治。

淡豆豉寒，能除懊憹，伤寒头痛，心下烦焦。

紫河车甘，疗诸虚损，劳瘵骨蒸，培植根本。

天灵盖咸，传尸劳瘵，温疟血崩，投之立瘥。

人乳味甘，补阴益阳，悦颜明目，羸瘦仙方。

童便气凉，扑损瘀血，虚劳骨蒸，热嗽尤捷。

【点评】以歌赋的形式论述药性在中医界沿袭已久，前有金元《药性赋》大行其道，明清以后则逐渐简化，每多四言歌括蜚声海内，尤以龚廷贤《药性歌》流传最广，时至今日仍是中医入门必备之书。此篇《药性歌》取材出自龚廷贤《药性歌》，系邵达新增补进去的内容，但个别字句有些许不同之处，这正是邵达不人云亦云，对某些药性有他自己的独特见解。正所谓"诸药之性，各有奇功，温凉寒热，补泻宣通。君臣佐使，运用于衷，相反畏恶，宜忌不同"。尽管龚廷贤药性歌内容已经很完备，被奉为圭臬，又经邵达加上一两句自己的按语，譬如：人参"肺热并阴虚火动者禁用"，黄芪"得防风其功愈大"，香附"为妇人之仙药，勿犯铁"等。不仅没有突兀之感，这些画龙点睛的按语夹在歌括之中，还启发后学，恰到好处。

真中风一

[歌] 腑中风邪显六经，面加五色表之形。若还中脏多便阻，绝证临之命必倾。半身不遂喎斜口，此是风邪中在经。有表汗之须续命，六经加减认教真。须知在里溲便秘，实者尤当三化行。原无表里秦艽治，大要清心静养神。

[论] 经云：风为百病之长也，善行而数变。或为寒中，或为热中，或为寒热，或为偏枯，或为疠风，皆为风也，其变莫测。然八方之风邪中人，则有中腑、中脏、中经脉之分，所以别其邪之浅深也。中腑者，有表证，面加五色，脉浮弦而恶风寒，拘急不仁，现六经形证，治宜汗之，亦不可过汗，损其卫气。中脏者，内闭九窍，故唇缓失音，鼻塞，耳聋，眼瞀，大小便秘，故可下之，亦不可过下，损其荣血。中经脉者，外无六经形证，内无便溺阻隔，故治之在经，无表里证，不可汗下，宜静胜其燥，是养血也，大秦艽汤。其有痿痹、瘫痪偏枯、痛痒、顽麻、中痰、中气，似风而非风也，故另立类中风条以别之。

[脉] 中风浮吉，滑兼痰气。其或沉滑，勿以风治。或浮或沉，而微而虚，扶元治痰，风未可疏。浮迟者吉，急疾者殂。

中腑

中腑者，废肢节，审其六经形证，用加减续命汤。初中先须理气，乌药顺气散、对星香散。若兼中脏，大便秘，三化汤。失音舌强，大秦艽汤。痰涎盛者，稀涎散、竹沥汤、荆沥汤。

加减续命汤

麻黄去节　人参去芦　黄芩去腐　川芎　芍药酒炒　甘草炙　杏仁去皮尖，麸炒　防己去皮　桂枝净炒　防风去芦，各一钱　附子炮，去皮脐，五分

上㕮咀，生姜三片，水二盏，煎至一盏，通口服。

达按：古人以此方混治中风，未详其证。盖麻黄、杏仁，麻黄汤也，仲景以之治太阳证之伤寒。桂枝、芍药，桂枝汤也，仲景以之治太阳证之中风。如此言之，则中风而有头痛、身热、脊强者，皆在所必用也。人参、甘草，四君子之二也，局方用之以补气。芍药、川芎，四物汤之二也，局方用之以养血。如此言之，则中风而有气虚、血虚者，皆在所必用也。风淫末疾，故佐以防风。湿淫腹疾，故佐以防己。阴淫寒疾，故佐以附子。阳淫热疾，故佐以黄芩。盖疾不单来，杂揉而致，故其用药亦兼赅也。如治中风不审六经形证加减，虽治，与不治无异也。宜以此汤随证加减，治之如下。

如中风无汗恶寒，麻黄续命汤主之。依本方，麻黄、杏仁、防风各加一倍。

宜针至阴出血，穴在足小指外侧爪甲角，针二分。昆仑、举跷。穴在足外踝后跟骨，针透太溪。

如中风有汗恶风，桂枝续命汤主之。依本方，桂枝、芍药、杏仁各加一倍。宜针风府。穴在项后入发一寸，针入三分，禁灸。

以上二证，皆太阳经中风也。

如中风有汗，身热不恶寒，白虎续命汤主之。依本方，加石膏、知母各二钱，甘草再加一倍。

如中风有汗，身热不恶风，葛根续命汤主之。依本方，加葛根，桂枝、黄芩再加一倍。宜针陷谷。穴在足大指次指本节后陷中，针入五分。去阳明之贼，兼刺厉兑，穴在足。泻阳明之实。以上二证，皆阳明经中风也。

如中风无汗身凉，附子续命汤主之。依本方，附子加一倍，干姜加二倍，甘草加二倍。宜针隐白。穴在足大指内爪甲角。去太阴之贼。此太阴经中风也。

如中风有汗无热，桂附续命汤主之。依本方，桂枝、附子、甘草各加一倍。宜针太溪。穴在足内踝后，跟骨上陷中，针透昆仑。此少阴经中风也。

如中风六经混淆，系之于少阳、厥阴。或肢节挛痛，或麻木不仁，羌活连翘续命汤主之。依本方，加羌活、连翘也。少阳之经绝骨，穴在外踝上三寸，灸五壮。灸以引其热；厥阴之井大敦，穴在足大指甲聚毛间。刺以通其经。

乌药顺气散

乌药 陈皮各二钱 麻黄去节 川芎 枳壳去穰，麸炒 白芷 桔梗各一钱 僵蚕炒去丝 干姜炮，五分 甘草炙，二分

上剉一剂，生姜三片，枣一枚，水煎温服。

达按： 本方以"顺气"名者，盖遍身麻痹，表气不顺也，故治以麻黄、川芎。语言謇涩，里气不顺也，故治以乌药、陈皮、枳壳。口眼歪斜，面部之气不顺也，故治以白芷、僵蚕。喉中气急，甘草可缓。肺气上逆，桔梗可下。痰之为物，寒则凝滞，热则流通，佐以干姜，行其滞也。此治标之剂也，然必邪实初病之人方可用。

中风，一身俱麻，加人参、白术、当归、川芎、麦门冬。久患左瘫右痪，去麻黄，加天麻、防风、羌活、半夏、南星、木香、当归。口眼歪斜加生姜。虚汗去麻黄，加黄芪。中风，面目、十指俱麻，乃气虚也，补中益气汤加木香、香附、羌活、防风、乌药。

对星香散 治中风体肥痰盛，口不渴者，此方主之。

牛胆南星八钱 木香一钱

上哎咀，每服四钱，生姜十片，水一大盏，煎七分，温服。

达按： 本方用南星，燥痰之品也。曰体肥，曰痰甚，曰不渴，则

宜燥也可知矣，故以南星主之。而必入牛胆者，制其燥也。佐以木香，利痰气也。

中脏

中脏无别病，大便秘者，用三化汤。老弱之人，以滋润汤代之。若口开眼合，撒手遗尿，汗出如油，摇头直视，面赤如妆，声如鼾睡，脉急大实者，皆不可治。不省人事，用通顶散，或半夏末吹鼻中取嚏，如无嚏者死。痰涎盛，用稀涎散，或虾汁吐之。痰多有热，荆沥汤。

三化汤　治中脏者，以此通其滞，调以十全、四物。

大黄　枳实　厚朴　羌活

上咬咀，等分，每服一两，水煎服。

滋润汤　治风中在脏，大便秘结。

当归　生地黄　枳壳去穰　厚朴去皮　槟榔　大黄　火麻仁　杏仁去皮，各一钱　羌活七分　红花一钱三分

上剉，水煎，空腹温服。

通顶散　治病患初中风，昏愦不省人事，口噤不能开者，急用之。

藜芦　甘草生　川芎　细辛　人参各一钱　石膏五分

上为末，吹鼻中一字，就提起头顶心发，立苏。有嚏者可治，无嚏者不可治。

稀涎散　治中风忽然如醉，形体昏闷，四肢不收，涎潮搐搦，用以吐出痰涎便醒。

明矾一两，半生半枯　皂角四条，去黑皮，炙

每服三钱，温水调灌，风痰自出。

达按：本方治中风暴仆，痰涎壅塞者，盖浊邪在上，风盛气壅而然也。经曰：病发而不足，标而本之。先治其标，后治其本。故不与

疏风、补虚，而先吐其涎。白矾之味咸苦，咸能软坚，苦能去湿。皂角之味辛咸，辛能利窍，咸能去污。名之曰"稀涎"，固夺门之兵也。师曰：凡吐中风之痰，使咽喉疏通，能进汤液便止。若攻尽其痰，则无液以养筋，反令人挛急、偏枯，此大戒也。

荆沥汤方见类中风内。

中经脉

无表里证，口眼㖞斜，半身不遂，宜静胜其燥，是养血也，大秦艽汤。汗、吐、下后，初证既定，宜静药养之，牛黄清心丸。痰涎盛，竹沥汤。口眼斜，瓜蒂散或虾汁吐之。血虚，四物汤吞活络丹。

大秦艽汤　治中风手足不能运动，舌强不能言，风邪散见，不拘一经者，此方主之。

秦艽去芦　石膏各三两，生用　甘草　川芎　当归酒炒　羌活去芦　独活　防风　黄芩酒炒　白芍药酒炒　吴白芷　白术　生地黄酒洗　熟地黄　白茯苓去皮，各二两　细辛五钱

每服一两，水煎。阴雨湿胜时加生姜七片。春、夏加知母七分，心下痞加枳实一钱，煎服。

按：中风，虚邪也。许学士云：留而不去，其病则实。故用驱风养血之剂。以秦艽为君者，攻一身之风也。以石膏为臣者，去胸中之火也。羌活散太阳百节之风疼，防风为诸风药中之军卒。三阳数变之风邪，责之细辛；三阴内淫之风湿，责之苓、术。去厥阴经之风，则有川芎；去阳明经之风，则有白芷。风热干乎气，清以黄芩；风热干乎血，凉以生地。独活疗风湿在足少阴，甘草缓风邪上逆于肺。用归、芍、熟地者，所以养血于疏风之后，一以济风药之燥；一使手得血而能握，足得血而能步也。

牛黄清心丸方见痫证。

竹沥汤 方见类中风条下。

瓜蒂散 方见痰证。

四物汤 方见血证。

活络丹 治中风口眼㖞斜，半身不遂及诸风痹手足拳挛，筋脉不舒，皆风邪湿毒流滞经络，浑身走注疼痛，脚心钓痛，腿、臂间忽一两点痛，并宜服之。

南星炮　川乌炮　草乌炮　地龙各六两　乳香　没药另研，各三两三钱

上为末，酒糊丸，如梧子大，每服二十丸，空心酒下，荆芥汤亦可。

增补省风汤 治中风口眼㖞僻，痰涎壅盛者主之。

半夏一钱，姜制　防风一钱　全蝎二钱，去翅、足　胆星　甘草炙　生白附　生川乌　木香各五分，不见火

以"省风"名者，省减其风之谓也。盖风壅其痰，干于面部，则口眼㖞僻。塞于胸中，则痰涎壅盛。是方也，防风、白附、全蝎、川乌可以活经络之风痰而正口眼。胆星、半夏、甘草、木香可以疗胸次之风痰而开壅塞者焉。

总按补：《医学指迷》云：夫木必先枯也，而后风摧之；人必先虚也，而后风入之。气虚之人，腠理不密，故外风易袭；血虚之人，肝木不平，故内风易作。盖虚之所在，邪必凑之，腑虚则中腑，脏虚则中脏，血脉虚则中血脉。中脏多滞九窍，故口噤不开，目瞑无视，失音不语，大小便不通。中腑多着四肢，故半身不遂，手足不随，痰涎壅盛，喘声如雷，然目犹能视，口犹能言，大小便不闭，以此为别耳。若口眼㖞斜，沉沉欲睡者，中血脉也，此为最轻。中腑者易治，中脏者难治。中腑者宜汗，从乎阳也；中脏者宜下，从乎阴也。中腑后幸而得愈，若不戒酒色，不避风寒，必复中。中必在脏，虽神仙亦莫能治，盖由浅以及深也。

【点评】真中风相当于西医学所谓的脑出血、脑梗死，是近年来发病率逐渐上升、危害最为严重的一种病症。因为"风善行而数变"的特点，所以有许多症状过去都被归类在中风之下，但最主要的有两个意义，一是指因脑血管阻塞、出血而造成的病变，古代分成真中风(或卒中)与类中风。另一个意义是指，在《伤寒论》中，因为皮肤肌表受到外来风邪，侵入足太阳膀胱经所形成的病证，也称为太阳病中风。这与西医学的感冒近似，以桂枝汤为代表方剂。如《伤寒论·辨太阳病脉证并治上篇》："太阳为病，发热、汗出、恶风，脉缓者，名为中风。"本篇从中医学角度，将真中风分成中腑、中脏、中经脉，而且各自都有不同的主症表现和对应方药。所涉处方达14首之多，其中加减续命汤、三化汤、大秦艽汤分别是在中腑、中脏、中经脉时的首选处方。在当时的历史条件和社会背景下，皇甫中对真中风能有如此详尽的认识，实属难能可贵！增补省风汤主治中风口眼喎僻，痰涎壅盛者，皇甫中的增补是超越前人的："以'省风'名者，省减其风之谓也。盖风壅其痰，干于面部，则口眼喎僻。塞于胸中，则痰涎壅盛。是方也，防风、白附、全蝎、川乌可以活经络之风痰而正口眼。胆星、半夏、甘草、木香可以疗胸次之风痰而开壅塞者焉。"此外，邵达的按语也是精彩纷呈，既切中要害，又便于理解。譬如："如治中风不审六经形证加减，虽治，与不治无异也。""中腑后幸而得愈，若不戒酒色，不避风寒，必复中。中必在脏，虽神仙亦莫能治，盖由浅以及深也。"如果邵达没有扎实的理论知识和丰富的临床经验，就不可能写出如此有真知灼见的按语。一部《明医指掌》，凝聚了明代三位医家的心血与智慧。这也是我们今天很难看到的一种编书形式。

类中风二

[歌] 卒倒原从气分虚，湿痰能中右边肢。左边死血并无血，不语涩多吐最宜。口噤筋挛风热甚，四肢不举属于脾。更兼痿躄与麻痹，休作风邪真中医。

[论] 河间云：风病多因热盛。俗云风者，言末而忘其本也。有风者，亦非外中之风，良由将息失宜而心火暴甚，肾虚不能制，则阴虚阳实，热气怫郁，心神昏冒，故卒倒无知。亦由喜、怒、悲、忧、恐五者过极而卒中，皆为热。微则僵仆，气血流通，筋脉不挛，发过如故。甚则热气太盛，郁滞不通，阴气暴绝，阳气后竭而死。故痰涎者，偏枯者，口噤者，筋急者，筋反纵者，皆为燥热之证，故主乎火也。西北气寒，为风所中诚有之。东南气温多湿，有病风者，非风也，皆由湿生痰，痰生热，热生风。《经》所谓：亢则害，承乃制也。古方以风、痿混同论治，故多以治风药通治痿疾。殊不知痿因肺热叶焦，传入五脏，散为诸痿，如四肢不举，舌本强，足痿不收，痰涎有声，悉属于土，为湿热，以风治之非也，故主乎湿。东垣云：言中风者，皆由元气不足，则邪凑之，益气则风自除。故卒倒僵仆皆由气虚，故主乎气。许学士云：暴怒伤阴，暴喜伤阳，忧愁不已，气多厥逆，往往得此疾，便觉涎潮昏塞，牙关紧急，脉伏身寒，此名中气。若中风，则身温为异耳。然诸家之说，皆非外中之风，故曰类中风。

气虚 附血虚

僵仆卒倒，气虚也，六君子汤加黄、竹沥、姜汁，或厚煎人参汤，加竹沥、姜汁。血虚，八珍汤，地黄须用姜汁炒则不泥膈。

六君子汤

八珍汤二方并见气虚证。

四君子加竹沥姜汁方

人参三钱 白术一钱 茯苓二钱 甘草五分 竹沥半盏 姜汁五匙

按：丹溪曰：半身不遂，在右者，属气虚，以此方主之。气虚者，宜补之以甘，故用参、术、茯、甘四件。称其为君子者，谓其甘平有冲和之德，而无克伐之性也。其加竹沥，为能行痰。其加姜汁，所以行竹沥之滞，而共成伐痰之功耳。

四物加桃仁红花竹沥姜汁方

当归酒洗 川芎酒洗，去芦 白芍酒炒 熟地酒蒸 桃仁去皮尖 红花各等分 竹沥半盏 姜汁五

按：丹溪曰：半身不遂，在左者，属瘀血，以此方主之。用芎、归、芍、地，生血药也。新血生，则瘀血滑而易去。用桃仁、红花，消瘀药也，瘀血消，则新血清而易生。然亦加夫竹沥、姜汁者，以痰之物靡所不之，无分左、右而为患也。

中气

痰气，若厥逆身冷，脉沉伏，勿作中风。治以苏合香丸灌醒，然后调治，续用乌药顺气散、八味顺气散。

苏合香丸 治男、妇中风、中气，牙关紧闭，口眼㖞斜，不省人事，并传尸骨蒸劳瘵，卒暴心疼，鬼魅瘴疟，小儿急、慢惊搐，妇人产后中风，赤白痢疾，一切气暴之证，最能顺气化痰。

沉香 木香 丁香 白檀香 麝香另研 香附 白术 安息香酒熬膏 诃子肉 荜茇 朱砂水飞 乌犀角镑，各一两 乳香 片脑 苏合香油入安息香内酒熬，各五钱

上为末，研匀，用安息香膏并炼白蜜和剂。每服旋丸如桐子大，

取井花水，温冷任意，下四丸，老人、小儿服一丸，温酒化下。

按：病人初中风，喉中痰塞，水壅难通，非香窜不能开窍，故集诸香以利窍。非辛热不能通塞，故用诸辛为佐使。犀角虽凉，凉而不滞。诃黎虽涩，涩而生津。世人用此方于初中之时，每每取效。丹溪谓辛香走散真气，又谓麝、脑能引风入骨，如油入面，莫可解也。医者但当用之以救急，慎勿令人多服也。

乌药顺气散方见前真中条。

八味顺气散　治中风正气虚，痰壅盛者，此方主之。

白术土炒　茯苓　青皮炒　陈皮去白　乌药　白芷　人参各一钱　甘草五分

按：经曰：邪之所凑，其气必虚。故用四君子以补气。治痰之法，利气为先，故用青皮、陈皮、台乌、白芷以顺气，气顺则痰行，而无壅塞之患矣。此标本兼施之法也。

痰火

痰涎盛，偏枯口噤，筋急拘挛，筋反纵，脉数，燥火为病，牛黄清心丸主之。在表，防风通圣散。在上，凉膈散。昏冒发热，不恶寒，不安卧，此风热烦躁，泻青丸。痰火炽盛，烦渴便秘，脉数大，三黄枳实汤、滚痰丸。

牛黄清心丸方见痫证。

防风通圣散　治中风，一切风热，大便秘结，小便赤涩，头面生疮，眼目赤痛；或热生风，舌强口噤；或鼻生紫赤风刺、瘾疹，而为肺风；或成风疠，而世俗呼为大风；或肠风而为痔漏；或肠郁而为诸热谵妄惊狂，并皆治之。

防风　川芎　当归　赤芍药酒炒　连翘　薄荷　麻黄各四分　石膏煅　桔梗　黄芩各八分　白术　山栀子酒炒黑　荆芥各三分　滑石二钱四分

大黄　芒硝各四分　甘草一钱

上，姜、葱、豆豉同煎。自汗去麻黄，自利去大黄、芒硝。

按： 本方有防风、麻黄，解表药也，风热之在皮肤者，得之由汗而泄。荆芥、薄荷，清上药也，风热之在巅顶者，得之由鼻而泄。大黄、芒硝，通利药也，风热之在肠胃者，得之由后而泄。滑石、栀子，水道药也。风热之在决渎者，得之由溺而泄。风淫于膈，肺肤受邪，石膏、桔梗，清肺肤也。而连翘、黄芩，又所以祛诸经之游火。风之为患，肝木主之，芎、归、芍药，和肝血也。而甘草、白术，又所以和胃气而健脾焉。

凉膈散

泻青丸 二方并见火证条下。

三黄枳实汤

黄芩　黄连　大黄煨，各一钱　厚朴　甘草各五分　枳实二钱

上，水煎热服，不拘时。

礞石滚痰丸 方见痰饮条下。

湿痰

口眼㖞斜，半身不遂，涎多不语。中于右，属痰，稀涎散吐之。痰盛胸满，导痰汤。肥人痰厥，口眼㖞斜，手麻木，化痰丸。四肢不收，心神恍惚，不知人事，六君子汤加竹沥、姜汁。热多，荆沥汤，或加二陈汤，或青州白丸子。痰火甚，滚痰丸。

稀涎散 方见前真中风条。

导痰汤

即二陈加南星、枳壳。

六君子汤 方见脾胃。

二陈汤方见痰饮。

竹沥汤　治中风四肢不收，心神恍惚，不知人，不能言。

竹沥二升　生葛汁一升　生姜汁三合

相合，作三服。

荆沥汤　治中风有痰多热，宜常服此。

荆沥二升　竹沥二升　生姜汁二合

相合，温服。

青州白丸子　治小儿惊风，大人诸风，牙关紧急，或痰喘体麻。

生半夏七两　生白附二两　生川乌去皮，五钱　生南星二两

上为细末，盛绢袋中，以井水中摆出末，更将手时揉之令出。如有渣，再为末，再入绢袋中，再摆揉，以尽为度。放瓷盆中，日晒夜露，每朝晨要换新鲜水，春五日，夏三日，秋七日，冬十日，去水晒干如玉片，研细，以大米粉熬粥饮，丸如绿豆大，每服三、五丸，薄荷汤下，风瘫温酒下，服不拘时。

达按：前证若少壮之人，气血未虚，真水未竭，适因怒动肝火，火畏水，不能上升，所以身凉无痰涎然。须臾便醒者，水旺足以制火也，此名中气。老衰之人，气血俱虚，真水已竭，适因怒动肝火，火寡于畏，得以上升，所以身温有痰涎然。多不能治者，水竭无以降火也，此名中痰。虽然少壮之人亦有不治者，男子乃色欲过多，下元水亏，不能治火；女人乃经后产后，去血过多，不能配气。适因忿怒动火，而阳气无所根附，则随火而发越矣。阴也，血也，岂不为阳气之根本乎！

【点评】类中风与真中风实不可同日而语，两者有着天壤之别。类中风，指风从内生而非外中风邪的中风病症，简称类中。因非外中风邪，故亦称非风。皇甫中初步总结为气虚、中气、痰火、湿痰四种情况，并分别附以不同的方药。最末尾的邵达按语虽然

字句不多，却是提纲挈领之经验之谈。关于类中风，清代程国彭《医学心悟》所述详备，现摘要如下："类中风者，谓火中、虚中、湿中、寒中、暑中、气中、食中、恶中也，共有八种。与真中相类而实不同也。然类中有与真中相兼者，须细察其形证而辨之。凡真中之证，必连经络多见歪斜偏废之候，与类中之专气致病者，自是不同。然而风乘火势，邪乘虚入。寒风相搏，暑风相炫，饮食招风，种种变证，所在多有，务在详辨精细。果其为真中也，则用前驱风法，果其为类中也，则照本门施治，果其为真中、类中相兼也，则以两门医法合治之，斯无弊耳。"程氏逐一详列类中诸证及其对证方药，临证可资借鉴。

中寒三

[歌] 胃虚肤豁中寒深，厥逆身凉脉细沉。要辨内伤并外感，理中姜附倍加参。

[论] 有卒中天地之寒气者，属外因；有口食寒物而得者，属内因。然胃气太虚，肤腠疏豁，故寒邪直入于中。其病即发，手足厥冷，脉息细微，身蜷不热，或有微热而不渴，倦言懒动者是也。当急温之，迟则不救，非若伤寒之邪，循经传里之缓也。东垣云：内伤极多，外伤间有之。西北极寒，多外感；东南温和，多内伤。外感者，五积、理中，姜、附、麻黄、细辛之类；内伤者，从补中益气汤，加温散之剂。

[脉] 中寒紧涩，阴阳俱盛。法当无汗，有汗伤命。

外因

若平素怯弱之人，外中寒邪而得者，盖虚人腠理疏豁，气血内损，故寒邪直中于中。不作热，手足厥冷，用麻黄附子细辛汤、五积散。房劳而中寒，厥逆者，四逆汤、三建汤主之，外用温脐法。

麻黄附子细辛汤 治少阴始得之病，反发热脉沉者，此方主之。

麻黄 细辛各四钱 附子炮，二钱半

按：病发于阴者，当无热。今少阴病，始得之，何以反发热也？盖其病本由太阳传来者，肾虚则真寒直入而脉沉，表有余邪，因发热。故用麻黄以发太阳之汗，用辛、附以温少阴之经。

五积散

桔梗十二两 苍术米泔浸，去粗皮，二十四两 陈皮去白 麻黄去节 枳壳去穰，麸炒，各六两 厚朴姜制 干姜各四两 白芷 川芎 甘草炙 茯苓 肉桂 芍药 当归 半夏汤泡七次，各三两

按：本方治寒客经络，内伤生冷，头身俱痛，呕吐腹疼，恶寒拘急者主之。

每服四钱，水一盏半，生姜三片，葱白二根，煎七分，热服。挟气，加吴茱萸。

四逆汤

甘草炙，二两 干姜两半 附子去皮、脐，半两

按：上方治寒中太阴，受病即发，脉微不渴，四肢厥冷者主之。以生附配干姜，补中有发之意也。

每服五钱，水一盏，煎七分，温服，不拘时。

三建汤

大川乌 附子 天雄并泡，等分

每服四钱，加生姜十片，煎服。

温脐法

用麝香、半夏、皂荚各一字为末，填脐中，用生姜切薄片贴之，放大艾火于姜片上，蒸灸三七壮。灸关元、气海二十壮。热气通于内，寒气逼于外，阴自退而阳自复矣。

内因

虚弱人，口食生冷寒凉之物，手足厥冷，脐腹绞痛，脉脱或迟，人参理中汤、姜附汤。因房劳内伤元气，重中于寒，脉脱者，三建汤。因劳役内伤元气，复感于寒者，补中益气汤加姜、附主之。

人参理中汤　治太阴自病即发，自利不渴，寒多而呕，腹痛鸭溏，蛔厥，霍乱等证。

人参　干姜炮　甘草炙　白术各二钱半

上剉，作一剂，水煎温服。如吐多，去白术加生姜。下多，倍白术、人参。寒多，加干姜一钱半。有动气，去白术，加肉桂二钱。脉沉微而迟者，加炮附子二钱，名附子理中汤。

姜附汤　治中寒昏不知人，身体强直，口噤不语，四肢厥冷，脐腹冷痛，霍乱转筋，一切虚寒，并皆治之。

干姜一两　附子生，去皮脐，细切，一枚

每服三钱，水一盏半，煎七分，食前温服。挟气不仁，加防风。挟湿，加白术。筋脉拘急，加木瓜。肢节痛，加桂二钱。

补中益气汤方见劳役内伤条。

达按：经云：夫寒，阴气也。寒中阳经，阳犹能抗阴，其病易愈。寒中阴经，两阴相遇，胶固难愈。故病太阴、少阴者，必重且危。病厥阴者多死。有等亡命之徒，既跌扑斗殴，内伤于血，复轻生投水，外着于寒。血得寒而凝结，寒得血而深入，未有能生者也。

【点评】中寒，指寒邪所中。由于阳气不足，脾胃功能衰退，出现腹痛喜按，畏寒肢冷，口淡泛恶，食少便溏等症状，通常辨证属于中焦虚寒。此论中寒"要辨内伤并外感，理中姜附倍加参"，亦从外因、内因立论，逐一列举方药及主治，似乎略显牵强附会。造成中寒的原因虽然复杂，但仔细分析起来不外乎外因、内因所致，二者之间互为因果，不可强行割裂，临证应当结合起来看待。当然，二者孰轻孰重？哪个为主要矛盾？标本缓急如何？中医辨证的难点也就在于此。难怪连李东垣也要专门著《内外伤辨惑论》，就是因为这里面有太多的疑惑需要我们去辨识。中医理论一贯强调"气有余便是火"，但对"气不足便是寒"似乎一直不够鲜明。从本篇"中寒"的歌、论、脉及外因、内因病证分析来看，作者的观点其实就是"气不足便是寒"，只不过他没有明确说出这几个字而已。尤其是在提到内因的"虚弱人"时，寒字已然呼之欲出了。而邵达的按语从经典引申到了骨伤科领域，用发散思维给我们提供了更大的想象空间。

暑证四

[歌] 暑伤气分汗如倾，身热头疼躁不宁。所感必须分动静，阴阳二证自然明。

[论] 东垣云：静而得之曰伤暑，动而得之曰中热。富贵人避暑于凉亭广厦，为房室阴寒所遏，暑火不伸，故曰静而得之。辛苦人负重作劳，勤耕力役，大暑行途者，此动而得之。王安道以静得者即是阴证，非暑也。

然大暑炎热流行，无所不至，虽外以风扇寒凉抑之，终非凛冽之寒邪。但外寒遏，暑火不伸，此寒为标，热为本，故先以辛温治其标寒，继以清凉治其本热，无不愈者。若便作阴证名之，用辛热剂可乎？学人宜临时参究脉证可也。

[脉] 暑伤于气，所以脉虚。弦细芤豁，体状无余。

动而得之

冒暑作劳，身热头疼，自汗烦渴，面垢唇焦，或身如针刺，此热伤分肉也，人参白虎汤主之。素有痰火，复冒暑气而恶心，眩晕吐呕者，黄连香薷饮主之，有痰加胆星、半夏，虚加人参。内外挟火相灼，卒倒不知人事者，名曰暑风。此暑气入而鼓激痰火，塞碍心窍故也，治宜吐之。

人参白虎汤 治伏暑发渴，舌燥生芒刺，身热，脉虚，自汗等证。

人参一钱半 知母二钱 石膏五钱 甘草炙，一钱

上方入粳米一撮，水一盏，煎八分，不拘时服。

若腹痛吐泻饱闷者，石膏切不可用。热极，小便遗尿不止，加炒黄柏。烦躁加辰砂末、酸枣仁。

黄连香薷饮 治伏暑引饮，口燥咽干，或吐或泻。

黄连姜炒，四两 厚朴姜炒，六两 扁豆微炒，半斤 香薷去土，一斤

每服三钱，水一盏，酒少许，煎七分，沉冷，不拘时服。

若卒中昏冒僵仆，角弓反张，不省人事，手足或发搐搦，此为暑风，不可作风治，本方加羌活主之。泻利加白术、茯苓。脉虚弱加人参、五味、麦冬。虚汗不止加黄芪、白术。心烦加栀子、辰砂末。渴加干葛、天花粉。胸满加枳壳、桔梗。小便不利加赤茯苓、滑石。呕吐加藿香、陈皮、姜汁。

十味香薷饮 消暑气，和脾胃。

香薷一两 人参 陈皮炒 白术土炒 黄芪蜜炙 扁豆炒，去壳 甘草炙 厚朴姜炒 木瓜 白茯去皮，各半两

脉虚，加麦冬、五味。上为末，每服二钱，热汤、冷水任调下。

静而得之

避暑于深堂大厦，为阴寒所遏，暑不得越，手足厥逆者，大顺散。霍乱者，六和汤、桂苓甘露饮。

大顺散

干姜_{一钱，炒} 甘草_{八分，蜜炒} 肉桂_{去皮} 杏仁_{去皮尖，各六分}

上为粗末，水煎温服。如烦躁，井花水调下。

按：本方治夏月引饮过多，脾胃受湿，清浊相干，阴阳气逆，霍乱吐泻，腹痛脉迟者主之。用干姜、肉桂，温胃而建中。甘草、杏仁，调脾而利气。非治暑之药，乃治饮冷受伤之剂也。若非饮冷，切勿执方。

六和汤

桂苓甘露饮_{二方并见霍乱。}

达按：暑与热，同义而异名。中暑，即中热也，何分之有？历代医家，乃有中暑、中热之分，吾不知其所谓。假如道中行人，酷日趱程；野中农夫，暄天劳力，津竭汗尽，咽喉如烧，饥未得食，渴未得饮，劳未得息，卒然昏冒，不省人事，身体发热，名为中热，虽谓之中暑，亦可也。至于素享富贵之人，其性不耐寒暄，每至暑月，即池亭水阁以安其身，浮瓜沉李以供其口，环冰挥扇，以祛其热，藤簟竹床以取其凉，炎蒸不来，清风满座，内有伏阴，外受凉气，汗不流而肌理密，阴愈侵而阳不发，卒然昏眩，寒热交作，呕吐腹痛，乃为夏月感寒，非中暑也。法当温以理其中，辛以散其表，不可执中暑之说，而用治暑之剂也。宜以生姜、葱白、木香、陈皮、羌活、紫苏之类。

【**点评**】此论暑证的成因似乎是沿袭东垣之说：静而得之曰伤暑，动而得之曰中热。不过，并未完全采纳伤暑、中热之名，只是特别强调"所感必须分动静，阴阳二证自然明"。动而得之有三方：人参白虎汤、黄连香薷饮、十味香薷饮；静而得之也有三方：大顺散、六和汤、桂苓甘露饮。由于静而得之的暑证也常有霍乱吐泻的症状，故而所用的六和汤和桂苓甘露饮二方并见霍乱，此论未再细述。邵从皋为大顺散所加的按语："本方治夏月引饮过多，脾胃受湿，清浊相干，阴阳气逆，霍乱吐泻，腹痛脉迟者主之。""非治暑之药，乃治饮冷受伤之剂也。若非饮冷，切勿执方。"邵达的订补则为："暑与热，同义而异名。中暑，即中热也，何分之有？历代医家，乃有中暑、中热之分，吾不知其所谓。"可见邵氏父子二人按语，论述精当，颇具启迪。

湿证五

[歌] 东南土薄湿多生，风雨山蒸属外因。西北地高湿疾少，乳醪湿面内因成。腰如石坠头如裹，声壅如同瓮里鸣。肢节痛兮兼痿痹，四肢缓纵不能行。脉来沉缓无疑惑，疽肿虚浮泄利频。上下分消旋汗泄，若然湿郁取风升。

[论] 夫湿有自外入者，有自内出者，必须审其方土。东南地土卑下多阴雨，湿气必从外入，多自下起，故重腿脚气者多，治当汗散，久则渗泄。西北地高无湿，人多食湿面、潼乳、酒醪，以饮多快食为尚，或酒后寒气怫郁，湿不得越，病从内生。故多腹皮胀满，水臌浮肿，按之如泥之病。治须通利二便，甚则逐水驱之，责其根在内也。然南北方土，其内外所因感，亦互有之，但有多少之殊耳，不宜执一见也。

[脉] 湿则濡缓，或兼涩小。入里缓沉，浮缓在表。若缓而弦，风湿相搅。

外因

湿从外受，在上，羌活胜湿汤、升阳除湿汤；在下，四苓散、平胃散；风湿胜，脉浮汗出身重，防己黄汤调之；在下，气实、大小便不通者，导水丸。

羌活胜湿汤 治脊痛项强，腰似折，项似拔，上冲头痛，及足太阳经不行。

羌活 独活各钱 藁本 防风 甘草 川芎各五分 蔓荆子三分

水煎，温服。

如身重，腰沉沉然，乃经中有湿也，加苍术二钱，黄柏一钱，附子五分。

按：经曰：风能胜湿。故用羌、防等诸风药，如卑湿之地，风行其上，不终日而湿去矣。又曰：无窍不入，惟风为能。故凡关节之病，非风药不可。用甘草为佐者，以风药悍燥，用以调之，此之谓有制之兵也。

升阳除湿汤 治脾虚不能运化，湿胜濡泻主之。

升麻中 柴胡中 防风中 苍术上 泽泻中 猪苓中 陈皮下 神曲中 麦芽中 甘草下

水煎，食前服。

按：经曰：清气在下，则生飧泄，故先用升麻、柴胡以提清气。又曰：湿胜则濡泄，故用苍术、防风以发汗，猪苓、泽泻以利水，此上下分消之法也。夫泻虽生于湿，必从饮食而得者，故用曲、麦、陈、甘以消食健脾，脾能健运，则湿自除而泻自止矣。

防己黄芪汤 治风湿相搏，客在皮肤，四肢少力，关节烦疼，脉浮身重，汗出恶风。

防己一两 甘草炙，五钱 白术七钱半 黄芪一两二钱

上㕮咀，每服一两，枣一枚，姜三片，煎服。

内因

饮食入，湿从内生，二陈汤加苍术、白术，平胃散。饮食内伤停湿，胸满肿胀，发黄，茵陈五苓散，实者舟车丸。

若饮酒动湿，升而汗之，解醒汤。

二陈汤_{方见痰饮。}

四苓散　治内伤饮食有湿，小便赤少，大便溏泄。

白术　茯苓　猪苓　泽泻

按：经曰：湿胜则濡泄，故湿生于内者，令人水泄。湿并于膀胱，故小便不利。白术性燥，燥则健脾。茯苓本淡，淡能渗湿。猪苓有渗而无补，泽泻润下而兼渗。丹溪云：治湿不利小便，非其治也，故以此方主之。加桂名五苓散，加茵陈名茵陈五苓散。

平胃散　治脾胃不和，土湿太过，腹胀不食者主之。

苍术_{君，米泔浸}　厚朴_{臣，姜汁炒}　陈皮_臣　甘草_{佐，炒}

按：经曰：谷气通于脾。今山岚瘴气，谷气也，令人不服水土而腹胀，是土湿太过也。故用苍术燥湿为君，厚朴、陈皮宽中泄气为臣，甘草和诸药为佐。湿气去，则胃气平矣。

上为末，每服五钱，姜、枣煎服。

葛花解醒汤_{方见内伤条。}

导水丸　主泻湿热，通利二便。必高燥之地，黑瘦之人，膏粱之家，热燥之病，服之切当。若下湿之地，肥白之人，淡食之家，寒湿之病，犹未当也。

大黄　黄芩_{各一两}　牵牛　滑石_{各四两}

上为细末，水丸，如绿豆大，温水下二十丸，日三服。

舟车丸　治湿胜气实。

大黄_{二两}　甘遂　大戟　芫花　青皮　陈皮_{各一两}　牵牛_{头末，四两}

木香五钱

上为细末，水丸，白汤送下，随病加减。

【点评】我们一谈到湿都会想到那句经典名言："湿胜则濡泄。"至于如何应对这个湿，从当下各大网站、媒体养生节目来看，几乎都在热议这个话题，说明大众早已意识到湿邪为害的迫切性和广泛性。作为六淫之一，古籍中关于湿的论述不胜枚举，如何读懂古人的理论及用药经验，进而为今天的临床提供借鉴，这是摆在我们中医人面前的一个大课题，值得我们竭尽全力不断探寻和研究。

本节仅有邵念山的四处按语，都是针对具体处方而论，有理有据，言简意赅。譬如评羌活胜湿汤："无窍不入，惟风为能。故凡关节之病，非风药不可。"又四苓散："丹溪云：治湿不利小便，非其治也，故以此方主之。"究竟如何治疗水湿病症？作者在论导水丸主泻湿热，通利二便时，其后一段补注堪称点睛之笔："必高燥之地，黑瘦之人，膏粱之家，热燥之病，服之切当。若下湿之地，肥白之人，淡食之家，寒湿之病，犹未当也。"那该怎么理解呢？一句话，治理湿邪是一个复杂的"系统工程"，并非普通百姓所理解的那么简单。必须用五运六气理论作指导，参照天人合一思想去辨证，才有可能真正解决湿证的问题。

燥证六

[歌] 燥甚津衰血不充，大肠干涩故难通。若然皴揭并干劲，盖是阳明燥气钟。

[论] 经云：诸涩枯涸，干劲皴揭，皆属于燥。河间云：风、热、

火，同阳也；燥、湿、寒，同阴也。又燥、湿，小异也。然燥金虽属秋阴，而异于寒、湿，反同其风、热。故火胜金而风生，则风能胜湿，热能耗液而反寒，阳实阴虚，则风热胜于水湿而为燥也。热燥在里，耗其津液，故大便秘结，消渴生焉。夫风劲清肃，燥气在表，钟于皮肤，则皮毛燥涩，皴揭干疥，爪枯之病生焉。东垣云：饥饱劳役，损伤胃气。及食辛辣厚味之物，而助火邪，伏于血中，耗散真阴，津液亏少，故大便结燥。然燥结亦有风燥、热燥、阴结、阳结之类。治法：以辛润之，以苦泻之，则结散燥除也。

风燥

血弱不能养筋，筋燥，手足不能动，指爪枯槁，大秦艽汤。大肠风闭燥结者，搜风顺气丸。

大秦艽汤 方见真中风条。

搜风顺气丸 治腰、脚疼痛，四肢无力，恶疮下注，风气、脚气。常服润三焦，和五脏，润肠，除风湿。

大黄 五两，半生半熟用　麻仁 微炒，去壳另研　山茱萸 去核　山药 各三两　槟榔　郁李仁 另研　菟丝子 酒蒸　牛膝 酒浸，二两　车前子 一两　枳壳 麸炒　川独活 各两　防风 一两半

上为末，蜜丸如梧子大，每服三十丸，茶、酒任下。

火燥

脾胃伏火，大便秘结，润肠丸、脾约麻仁丸。五内火炽盛，烧灼津液，烦渴燥甚，白虎汤。燥热结者，清凉饮子。

润肠丸

桃仁 去皮尖，另研　麻仁 炒去壳，各一两　大黄 煨　羌活　当归梢 各五钱

如风湿，加皂角、秦艽。如脉涩气滞，加郁李仁。

上为末，炼蜜丸如梧子，白汤下。

脾约麻仁丸　治肠胃热燥，大便秘结。

厚朴姜制　枳实麸炒　芍药各八分　大黄一两六钱，酒蒸，焙干　杏仁去皮尖，炒　麻仁炒，去壳另研，各五钱

上为末，蜜丸如梧子大，每服二十丸，临卧温水下。

润麻丸　能润血燥，大便不通。

麻仁　当归　桃仁　生地　枳壳各一两

上为末，蜜丸如梧子大，每服五十丸，空心白汤下。

白虎汤方见火证。

清凉饮子

大黄　当归　赤芍　甘草

上各等分，水煎服。

虚燥

阴虚火盛，下焦燥热，小便涩数者，六味地黄丸、大补阴丸。虚秘者，蜜导法、胆导法。血虚干涸脏结者，元戎四物汤、通幽汤或蜜导法。

六味地黄丸

大补阴丸二方见虚损。

元戎四物汤　治脏结闭涩。

四物加煨大黄、桃仁，等分煎服。

通幽汤　治幽门不通，上冲吸门，吸门不开，则为噎塞。治在幽门，以辛润之。

生地　熟地各五分　甘草炙　红花各三分　升麻五分　当归身　桃仁

泥_{各一钱}

上剉，水煎，调槟榔末五分，稍热服。

蜜导法

以蜜炼如饴，捻成指大，长二寸许，纳谷道中。

【点评】作者首先以歌咏燥曰："燥甚津衰血不充，大肠干涩故难通。若然皴揭并干劲，盖是阳明燥气钟。"不仅给燥定下了一个基调，而且从临床运用的角度进行了推演。他特别指出："然燥结亦有风燥、热燥、阴结、阳结之类。治法：以辛润之，以苦泻之，则结散燥除也。"此话对临床用药的确具有指导意义。篇中的搜风顺气丸并非方贤《奇效良方》的同名方，而是出自《医方类聚》卷一五三引《瑞竹堂方》，功能搜风顺气，润燥通便，主治风热便秘，肠风下血。但其功能主治表述比较抽象，明显不如本书那么具体："治腰、脚疼痛，四肢无力，恶疮下注，风气、脚气。常服润三焦，和五脏，润肠，除风湿。"值得一提的是，百年老店同仁堂已将搜风顺气丸加工生产为中成药，每年创造的产值几千万，说明它是一个经得起临床检验的好品种。脾约麻仁丸其实就是《伤寒论》的麻子仁丸，作者直接改为现在这个名称，不但简约好记，而且蕴意明确，因为它本来就是主治脾约证的一首经方。

火证七

［歌］五行各一火惟二，君相之火心肾是。或因喜怒忧恐悲，扰乱妄动名五志。肾经一水奚能胜，七火奔腾何可制？因而阳盛阴常亏，所以丹溪把阴济。治火之法非一端，补虚泻实发郁滞。更有阳火阴火名，故立正治与从治。河间推展火之机，泄漏轩岐千古秘。

[论] 夫五行各一其性，惟火有二，君、相是也，此二火出于天成。又有五志过极，扰乱妄动，五脏之火随起，名曰五志之火，出于人为。丹溪所谓一水不能胜七火，所以火之为病甚多。《内经》病机十九条，而属火者五。河间又推展其说，火之致病甚悉。如：喘嗽呕吐，暴注下迫，转筋，小便混浊，腹胀大，鼓之如鼓，痈疽疡疹，瘿瘤结核，吐下霍乱，瞀郁肿胀，鼻窒鼽衄，血溢血泄，淋闭，身热，恶寒战栗，惊惑，悲笑谵妄，衄蔑血污之病，皆手少阴君火之为病也。如：瞀瘛暴喑，冒昧，躁扰狂越，骂詈惊骇，胕肿酸疼，气逆冲上，禁栗如丧神守，嚏呕，疮疡喉痹，耳鸣及聋，呕涌溢，食不下，目昧不明，暴注瞤瘛，暴病暴死，此皆属手少阳相火之为病也。然火病既非一端，治法难拘一理，当审其虚实之候，究其受病之由，随其阴阳之性，委曲调治，则火易伏。否则，激薄其性，反致燔灼，莫能御也。

[脉] 虚火浮数，实火沉大，随其所见，细数为害。

君火

君火者，心火也，可以湿伏，可以水灭，可以直折，黄连解毒汤、三黄丸、栀子金花丸。实者可以硝、黄、冰水正治。君火炽甚，用寒药直折其火，其火转甚者，须用姜汁或酒制炒，则火自伏，此寒因热用之法也。又云：心为君主，自焚则死，故多暴死之证。

黄连解毒汤 治三焦实火，内外皆热，烦渴溲赤，口舌生疮，便秘脉数者主之。

黄连炒　黄芩炒　黄柏炒　山栀炒等分

上，水煎，热服。水泛为丸，名栀子金花丸，茶汤吞下。

三黄丸

又名三补丸，即前方减去山栀是也。

按： 经曰：壮火食气，少火生气。盖少火之火，无物不生；壮火之火，无物不耗，故少火宜升，壮火宜降。故以黄芩清上，黄连清中，黄柏清下，则三焦之壮火自伏，而气得其生，血得其养矣，故曰"三补"。虽然火有虚实，是方但可以治实火，若虚者用之，则火反盛，谓降多亡阴也。

相火

相火者，龙火也。不可以直折，惟黄柏可以治之，随其性而伏也。若以冰水寒凉正治，立死，宜大补阴丸、坎离丸。气从下而冲上者，内挟相火，肾水虚不能制之，宜生地、丹皮、玄参、知母之类以壮水。

大补阴丸方见虚损。

坎离丸　一名滋肾丸，治肾火起于涌泉之下。

黄柏十两，酒浸　知母六两，酒浸　肉桂五钱

水丸，空心淡盐汤送下。

按：是方知母、黄柏性味苦寒，水之属也，故能滋益肾水。肉桂辛热，火之属也，故能假之反佐，正所谓坎离交，而为既济也。

郁火

郁火可发，当看何经。四肢发热，肌痹热，骨髓中发热如燎，扪之烙手，此血虚而得之也。或胃虚多食冷物，抑遏阳气于脾土，升阳散火汤。手心热，属热郁，用火郁汤，或用栀子、香附、白芷、半夏、川芎，曲糊丸服。若因醇酒厚味，膏粱积热者，清胃散主之。

升阳散火汤　治过食冷物，抑遏少阳之火，郁于脾部者。

升麻　干葛　独活　羌活各五钱　防风二钱半　柴胡三钱　人参　白芍药五钱　甘草半生半炙，六分

每服五钱，水煎，热服。

按：前方升、柴、羌、独、干葛、防风，皆辛温上行之物也，用之以升少阳之气。清阳既出上窍，浊阴自归下窍，而食物传化，自无抑遏之患。芍药味酸，能泻土中之木。人参味甘，能补中州之气。生甘草能泻郁火于脾，从而炙之，则健胃而和中矣。

火郁汤

即升阳散火汤去独活，加葱白是也。

清胃散　治醇酒厚味，致唇齿作痛，或齿龈溃烂，或连头面、颈项作痛。

升麻二钱　生地　丹皮　当归各一钱　黄连炒，一钱半

上，水煎服。加犀角、连翘、甘草，名加味清胃散。

五志之火

诸气膹郁，属于肺火之升也。又悲哀动中，则火起于肺。经云：肺苦气上逆，急食苦以泻之，黄芩、葶苈、苦酒之类是也，泻白散、清金丸主之。

诸风掉眩，属于肝火之升也。又大怒，火起于肝。柴胡、黄连、龙胆草泻之，或回令丸。

诸湿肿满，属于脾火之动也。醉饱火起于脾，宜芍药、黄芩、石膏泻之。

诸痛痒疮疡，属于心火之动也。又怵惕思虑，则火起于心。泻心汤、导赤散泻之。

诸逆冲上，属于肾火之升也。又房劳则火起于肾。惟黄柏、知母顺其性而伏之。

泻白散　治肺火为患，喘满气急者主之。

桑白皮一两　地骨皮一两　甘草五钱

上为粗末，每服二钱，水一盏，煎六分，食前温服。

清金丸　治肺火。

黄芩不拘多少，炒，为末，水丸如绿豆，每服一钱。

泻青丸　治肝经风热实火。

羌活　防风　山栀_{酒炒}　龙胆草_{酒拌，蒸，晒}　当归　川芎　大黄_{酒拌，蒸，晒}

上等分，为末，蜜丸如弹子大，竹叶汤入砂糖调服。

回令丸　一名左金丸，治肝火。

黄连_{六两}　吴茱萸_{一两，汤煮少时}

上为末，粥丸，白术、陈皮汤下，每服一钱。

泻心汤　治心热。

黄连为末，水调服。

三黄泻心汤

即前方加大黄、黄芩，等分，煎服。

导赤散　治小肠实热。

生地　木通　甘草_{等分}

入竹叶煎，温服。

虚火

虚火可补。若饮食劳倦，内伤元气，火与元气不两立，为阳虚之病，宜补中益气汤甘温之剂除之，经云：甘温能除大热是也。若阴微阳强，相火炽甚，以乘阴位，日渐煎熬，为血虚之病，以甘寒之剂降之，宜四物汤加黄柏、知母，用药须稍加姜汁制之，此从治之法也。若房劳内伤，真阴失守，无根之火泛上，气从足上而起，为阴虚之病。或从足底心起者，又虚之极也，难治。须大补气血，兼温散药，宜丹溪大补阴丸、大补丸。以附子末贴涌泉穴，引火伏下。

补中益气汤方见内伤条。

四物汤方见血虚。

大补丸　治阴火。

黄柏炒褐色，为末，粥丸—法水丸。

实火

实火可泻。若脏腑积热，为阳强之病。如口舌生疮，痰实不利，烦躁多渴，肠胃秘涩，便溺不利等证，凉膈散。人壮气实，火盛癫狂，大便秘结者，黑奴丸。阳明火炽甚，烦渴热燥者，白虎汤。火盛者，寒凉药稍加温剂，或酒炒，则邪易伏。

凉膈散　治火郁上焦，大热面赤者主之。

大黄　朴硝　甘草各二两　连翘四两　栀子　黄芩　薄荷各一两

为末，每服二钱，加竹叶七片，蜜些少，煎服。

按：经曰：热淫于内，治以咸寒，佐以苦甘。故以芒硝为君，大黄为臣，黄芩、栀子、连翘、薄荷、甘草为佐。不作汤液而作散者，取其泥膈而成功于上也。

黑奴丸　治阳毒发斑，烦躁，大渴倍常。时行热病，六七日未得汗，脉洪大或数，面赤目胀，身痛大热，烦躁，狂言欲走，渴甚。又五六日以上不解，热在胸中，口噤不能言，为坏伤寒。医所不治，弃为死人。精魂已竭，心下才暖，拨开其口，灌药下咽即活。

黄芩　釜底煤　芒硝　麻黄　灶突墨　梁上尘　小麦奴各一两
大黄一两二钱

上为细末，炼蜜为丸，如弹子大，新汲水化下。饮水尽，足当发寒，寒已，汗出乃瘥。若时倾不汗，再服一丸，须见微利。若不大渴，不可与此药。

白虎汤

石膏四钱，研　知母一钱半　甘草炙，一钱　粳米一撮

上，水煎，温服，不拘时。

【点评】湿邪不易祛，火证尤难制。有人说临床上最不好治的就是火证，这话听上去只对了一半，只要辨证思路正确，见效最快的也是火证。从某种意义上来讲，其实看一个中医如何治疗火证，是最能检验他的中医理论素养和临床实战水平的。所以，作者在歌赋里这样吟诵道：五行各一火惟二，君相之火心肾是。或因喜怒忧恐悲，扰乱妄动名五志。肾经一水奚能胜，七火奔腾何可制？火证的表现甚多，涉及面也非常广泛，有时辨证不准难免治疗无效，入门不久的中医几乎没有人不被"火"烫过嘴的。虚火可补，实火可泻。作者将古今治疗火证的各种治法几乎尽收囊中，并逐一加以说明使用原则。其中，治相火的坎离丸(一名滋肾丸)最能体现中医制伏"火"的一种境界。总之，作者从君火、相火、郁火、五志之火、虚火、实火六个方面对火证进行了详尽阐述，既有理有据，方证相应，又切合实际，颇有见地，可以为当今临床治疗各种火证提供有益的借鉴。

卷三

诸气证一

[歌] 营运不息真元气, 出自中焦统属肺。外护皮毛内导血, 冲和百脉名为卫。七情六欲有所干, 清者浊而行者滞。扰乱妄动失其常, 痞闷壅塞从此致。局方治气多辛温, 往往流传千古弊。至我丹溪一发挥, 凡气有余从火治。气变火证常八九, 冷生气者无一二。气虚气实细斟量, 勿泥辛香峻削剂。

[论] 夫气者, 氤氲浩大之元气。斯气也, 在外则卫护皮毛, 充实腠理; 在内则导引血脉, 调和阴阳。周流一身, 营运不息, 如环无端, 出入升降, 继而有常, 源出中焦, 总统于肺, 气曷赏病于人也。及其七情之交攻, 五志之间发, 乖戾失常, 则清者遽变而为浊, 行者抑遏而反止, 扰乱妄动, 失其常度, 变而为火。河间云: 五志过极, 则为火也。丹溪云: 气有余, 便是火。又云: 上升之气, 至肝而出, 中挟相火, 冷生气者, 十无一二也。若此者, 则气之属火明矣。而局方以沉香、木香、丁、檀、藿、麝等香, 与香附、砂仁、丁皮、益智、三棱、蓬术、枳壳、枳实、青皮、厚朴、半夏、乌药、紫苏、莱菔子等辛香燥剂之破耗者, 通治诸气, 此千古之弊也。丹溪《局方发挥》痛斥其非, 以开后学之盲聩。若痞闷壅塞, 喘满肿胀之证, 或暂用以开导, 若使常服久服, 宁无助火添病, 耗损真气乎? 然气有虚有实, 安可一概治之乎? 消息而调之可也。

[脉] 下手脉沉, 便知是气。沉极则伏, 濡软难治。其或沉滑, 气兼痰饮。

气虚

劳役伤气，中气不足，四君子汤、补中益气汤。真气虚，脉脱神衰，气短不足息，人参养荣汤、生脉散。气血两虚，自汗喘急，脉细，十全大补汤、八珍汤。

四君子汤方见脾胃条。

人参养荣汤　治积劳虚损，气血俱亏。

人参—钱，去芦　白术—钱，土炒　白茯苓八分　陈皮八分　甘草炙，八分　黄芪蜜炙，八分　当归—钱　白芍药酒炒，—钱　熟地黄—钱　远志去心，八分　五味子八分　肉桂七分

上㕮咀，一剂，姜三片，枣二枚，水二盏，煎一盏，清晨服。

补中益气汤方见内伤条。

生脉散　清暑益气，生脉补元。

人参去芦，—钱　麦门冬去心，—钱　五味子—钱

上用水煎，时时服之。

八珍汤　平补气血，调和阴阳。

白术—钱，炒　人参—钱　当归—钱二分　熟地黄—钱五分　川芎八分　白芍药—钱　白茯苓—钱　甘草八分

上㕮咀，一剂，水二盏，煎一盏，空心服。

十全大补汤　治男子、女人诸虚不足，五劳七伤。

白术炒，—钱半　人参去芦，—钱　白茯苓—钱　甘草炙，—钱　当归—钱二分　白芍药—钱　川芎八分　熟地黄—钱五分　黄芪蜜炙，—钱　肉桂七分

上㕮咀，一剂，水二盏，姜三片，枣二枚，煎一盏，食前服。

气实

气实者，邪气实也，乃为气实，当从火治。气有余，便是火，当归龙荟丸。气实胀满，四七汤加黄芩、黄连、山栀、香附、枳实、陈皮之类。挟痰者，加瓜蒌、贝母、香附、海石之类治之。

当归龙荟丸 方见胁痛条。

四七汤 治气实胀满，胸膈不舒，一切诸气之证。

厚朴一两半　茯苓一两半　半夏二两半　紫苏一两

上剉，每服五钱，姜三片，枣二枚，水二盏，煎一盏服。

气滞

气滞者，郁而不伸也，木香化滞汤主之。破滞气在上，枳壳、桔梗、砂仁、香附。在中，厚朴、枳实。在下，青皮、木香、槟榔。因怒而气滞不行者，二陈汤加山栀、柴胡、香附。气滞而痛，再加木香、乌药。在内挟相火上冲而气滞者，知母、黄柏、黄芩、黄连、香附。阴虚气滞者，四物汤加知母、黄柏。

木香化滞汤 治因忧、气、食、湿，郁结于中脘，腹皮底微痛，心下痞满，不思饮食，食之不散，常常痞气。

枳实二分　柴胡四分　木香三分　陈皮五分　甘草一分　半夏姜制，一钱　草豆蔻五分　当归二分　红花一分

上剉，一剂，姜三片，水二盏，煎一盏，空心服。

气寒

气寒者，明知身受寒气，口食寒物。在表，身热者，麻黄、桂枝

之类。寒气犯脑作痛，羌活黑附汤。寒气犯胃作痛，草豆蔻丸。寒气在腹作痛，作泻，作呕，厥逆者，理中汤。寒气在少腹作痛，脉沉迟，厥冷，四逆汤加吴茱萸，或理中汤加吴茱萸。

羌活黑附汤

羌活五分　黑附炮，三分　苍术五分　麻黄不去根，三分　僵蚕三分　白芷二分　升麻二分　防风二分　黄芪一钱　黄柏三分，酒炒　甘草二分

上剉，一剂，水二盏，煎一盏，不拘时服。

草豆蔻丸　治秋、冬伤寒冷之物，胃脘当心而痛，上支两胁，膈咽不通。

草豆蔻湿面裹，煨，去皮取仁，一两　大麦面炒黄色，半两　神曲炒黄，半两　白术炒，一两　黄芩半两，去皮　枳实麸炒黄色，一两　半夏汤泡七次，晒干，半两　橘皮一钱　青皮二钱　干生姜二钱　炒盐半钱

上为极细末，汤浸蒸饼丸，如绿豆大一倍，每服五十丸，白汤下。量所伤多少加减服之。如冬月用，别作一药，不用黄芩。岁火不及，又伤冷物，加以温剂，是其治也。然有热物伤者，从权以寒药治之，随时之宜，不可不知也。

理中汤方见中寒条。

四逆汤方见中寒条。

达按：经云：诸痛皆因于气，诸病皆生于气。诚哉斯言！是气也，常则为气，导引血液，升降三焦，周流四体。变则为火，有升无降，燔灼中外，以致血液停留，为痰为积。充乎脏腑，溢乎经络，胶乎咽膈，为咳呕、为痞塞、为胀满，为疼痛之所由也。凡遇气动痛作之时，非辛温消散不可。然必详其所起之因，触动何脏之令，于辛温药中，加以苦寒之药尤佳。如喜动心火，加黄连。怒动肝火，加柴胡。悲动肺火，加黄芩。恐动肾火，加黄柏。思动脾火，加芍药之类是也。

【点评】此论诸气证亦不外从气虚、气实、气滞、气寒四个方

面入手，逐条逐句，理法方药娓娓道来，一下就能抓住读者眼球。我觉得此论的体例更适合初学者，也更加符合传统中医的思维方式。皇甫中认为："局方治气多辛温，往往流传千古弊。至我丹溪一发挥，凡气有余从火治。气变火证常八九，冷生气者无一二。气虚气实细斟量，勿泥辛香峻削剂。"当然我非常赞成丹溪"气有余便是火"之说，但对"冷生气者无一二"却不敢苟同，因为我在临床上经常会碰到"冷生气者"，所以"气不足便是寒"的理论也同样成立，这和作者"气寒"说也是不谋而合的。从他所选的羌活黑附汤、草豆蔻丸、理中汤和四逆汤来看，作者还是十分重视"气寒"这个问题的。此外，邵达最后的按语给我们带来耳目一新的感觉。他用生动而精辟的语句诠释了"诸痛皆因于气，诸病皆生于气"，通俗易懂，切合实用。其中"凡遇气动痛作之时，非辛温消散不可"，补充了原文之不足，颇有指导意义，临证当细察之。

诸血证二

[歌] 血是人身水谷精，生于脾胃统于心。动言视听皆资用，脉络形容足壮神。阳火煎熬偏易耗，阴精有质故难成。虚劳咳咯真阴损，吐衄多因火载升。男子便红缘湿火，女人血热病崩淋。脉芤而涩知无血，色夺神枯是损阴。血热血寒虚与实，临时诊候细详情。若缘蓄血生潮热，药剂斟量及早行。血因脱损焦姜补，芍地归芎信有灵。

[论] 夫血者，水谷之精也。和调于五脏，洒陈于六腑，乃能入于脉也。源源而来，生化于脾，总统于心，藏于肝，宣布于肺，灌溉一身。故目得之而能视，耳得之而能听，掌得之而能摄，足得之而能履，脏得之而能液，腑得之而能气。所以，视、听、言、动、脏、腑、脉络，靡不由于血之运用也，故曰：血者，神气也。持之则存，

失之则亡，血盛则形盛，血弱则神衰，神静则阴生，形役则阳亢。注之于脉，少则涩，充则实，故阳生阴长，取汁变化而为血。《内经》所谓：脉者，血之府也。生化旺，则诸经恃此而长养；衰耗竭，则百脉由此而空虚，可不谨养哉？盖血属阴，难成而易亏。由乎人之节欲者少，不能谨养，以致阳火滋甚，日渐煎熬，真阴内损，而吐衄，血妄行于上，便溺，血渗泄于下，而精神内损，百病由此而生焉。

[脉]诸证见血，皆见芤涩。随其上下，以验所出。大凡失血，脉贵沉细。设见洪大，后必难治。

四物汤　补血之要药。

当归二钱，分三，治血中主药也，通肝经，全能活血，各归其经也　熟地黄一钱，血中血药也，通肾经，能生真阴之虚也　川芎一钱半，血中气药也，通肝经，能行血滞于气也　白芍药一钱半，阴分药也，通脾经，能治血虚腹痛也。

上剉，一剂，水煎服。

经脉不行，加红花、苏木。妊妇动胎，加艾叶、香附、苏梗。血痢，加阿胶、艾叶。口干烦渴，加麦冬、乌梅、干葛。便秘，加桃仁、大黄。大渴烦躁，加人参、麦冬、知母、石膏。五心烦热，加黄芩、柴胡、地骨皮、百合。虚烦不睡，加淡竹叶、石膏、人参。怔忡恍惚，加远志、枣仁。

咳血

咳血者，火乘金位，肺络受伤，故血从嗽而出也。丹溪云：先痰嗽而后见红者，多是痰积生热，以降痰火为急，宜煎桔梗、枳壳、黄芩、橘红，送下天门冬丸。先见红而后痰嗽者，多是阴虚火动，痰不下降，宜以四物汤加痰药、火药。

天门冬丸　治咯血、吐血，润肺止嗽。

天门冬一两　阿胶炮，五钱　甘草五钱　贝母去心，五钱　白茯苓五钱

杏仁_{五钱}

上为细末，蜜丸，如弹子大，嚼化。

咯血

咯血者，痰中咯出血疙瘩也。

按：薛立斋云：此证多因心气虚耗，不能主血，血不归经，停留于内，故得咯而出。其证面色萎黄，五心烦热是也。若郁热甚者，生地黄散。咯血及痰中血丝者，四物汤加竹沥、姜汁、牛膝、童便、青黛。虚嗽咯血者，太平丸。劳瘵咯血者，详本条内。

生地黄散　治痰火郁结，衄血、咯血、吐血，阴虚阳亢。

枸杞子_{五分}　软柴胡_{五分}　黄连_{炒，五分}　地骨皮_{五分}　天门冬_{五分}
白芍药_{五分}　甘草_{炒，五分}　黄芩_{炒，五分}　黄芪_{五分}　生地黄_{五分}　熟地黄_{五分}

太平丸_{方见虚劳门。}

吐血

吐血者，呕出全血是也。

达按：经云：心主血，而不能藏，夜则复归于肝。肝藏血，而不能主，昼则听令于心。心为君，肝为相，君火一动，相火从之；相火一动，六经之火从之。火动，则血随以动，火升，则血随以升。善调摄者，寡欲节劳，常使君火不动，相火隐伏。火伏，则血随以伏矣，何病之有？惟不知命者，不自量其血气之强弱、本元之虚实，奔走道路而不惮其劳，纵情女色而强努其力，以有限之精神，而供无穷之作用。六经受伤，血液流进，聚于两胁、胸臆之间，乘火而升。其伤重者，从夹脊而上，如潮涌至，势不可遏，法当从其出，不可强为之御也。盖所出之血，皆败血也，纵能止之，亦不归经，久当复出，故不可御。必服以消血之药，佐以润下之剂，使其败血下行，乃服止血之剂，以杜其根，服补血之剂，以还其元，庶可以收全功也。

花蕊石散方见劳瘵条。

四生丸 治吐血、衄血，阳乘于阴者。

生荷叶 生艾叶 生柏叶 生地黄各等分

上研，为丸，如鸡子大，每服一丸，水煎服。

麦门冬饮子 治气虚吐血，或血虚不能摄血者。

麦冬去心，一钱 黄芪蜜炙，一钱 当归身五分 人参五分 生地黄五分
五味子十粒，杵

上剉，一剂，水煎服。

血不止加阿胶、炒蒲黄、白茅花。兼痰加贝母、桔梗。

丹溪方 治呕血，衄血，一切火载血升，上行之证。

四物加山栀、童便、姜汁，或用韭汁，童便相和饮之。

衄血

衄血，鼻中出血也。夫气血调和，则循环经络。若劳伤元气，阴虚火动，气逆于肺，则血随鼻而衄也，犀角地黄汤主之。经云：诸见血，身热，脉大者难治，是火邪胜也。身凉，脉静者易治，是正气复也。

犀角地黄汤 治热郁不解，泛行经络，或流肠胃，随气涌泄，以致衄血，吐血，或为便血，或为蓄血等证。

犀角上 生地黄中 芍药中 丹皮下

上剉，水煎温服。

若活血，加桃仁、红花。若止血，加黄连、山栀。止衄，加黄芩、茅花。破瘀血，加桃仁、大黄，用此者，恐桃仁承气太峻故也。

如吐、衄血甚，不止者，用茅根、侧柏、藕三味捣汁，磨京墨入本方调服即止。鼻衄不止者，外用劫法：用水纸搭在鼻冲，随用山栀炒黑，牡蛎、龙骨火煅，京墨、百草霜共为细末，加血余烧灰各等分，用茅花水湿蘸药，入鼻中即止。如无茅花，将纸捻水湿蘸前药末入鼻中，甚妙。

便血

便血者，大便血也。多因饮食起居，或六淫七情致伤，令元气亏损，阳络外伤而然也。若膏粱积热者，加味清胃散。大肠风热者，四物加侧柏、荆芥、秦艽、枳壳、丹皮、柴胡。阴结者，平胃地榆汤。

加味清胃散

即本方加犀角、连翘、甘草。方见火证。

加减四物汤　治肠风下血。

侧柏炒，五分　荆芥五分　槐花炒，五分　甘草炙，五分　枳壳麸炒，一钱　生地黄一钱　当归一钱　川芎一钱

上剉，一剂，姜一片，水煎服。

若热炽甚，加山栀、黄芩、黄连。血不止，加升麻、秦艽、阿胶、地榆。

平胃地榆汤　治阴结便血，即《内经》所谓：结阴者，便血一升，再结二升，三结三升是也。

人参八分　白术八分　茯苓七分　甘草七分　陈皮七分　苍术七分　厚朴七分　干姜炮，六分　益智炮，六分　附子炮，六分　升麻六分　葛根七分　地榆八分　神曲六分　白芍药八分　当归八分

上剉，一剂，姜三片，枣二枚，水煎服。

溺血

溺血者，小便血也。盖心主血，通行经络，循环脏腑。若得寒则凝涩，得热则妄行，失其常道，则溢渗于脬，小便出血也。不痛，小蓟饮。不止，蒲黄散。实者，当归承气汤，后以四物汤，加小蓟、山栀、滑石、琥珀。虚者，胶艾汤。

小蓟饮子

小蓟—钱　山栀—钱　当归—钱　生地黄—钱半　滑石—钱　甘草八分　蒲黄—钱　藕节—钱半　淡竹叶八分　通草六分

上剉，一剂，水煎，温服。

当归承气汤

即小承气汤加当归。小承气方见伤食。

胶艾汤

即四物汤加阿胶、艾叶、炙甘草各一钱。

瘀血

达按： 跌扑损伤，或被人打踢，或物相撞，或取闪朒，或奔走努力，或受困屈，或发恼怒，一时不觉，过至半日或一、二、三日而发者有之，十数日或半月、一月而发者有之。一般寒热交作，其心胸、胁下、小腹满痛，按之手不可近者，此有瘀血也。或一时伤重，就发寒热，瘀血上冲，则昏迷不醒，如死之状，良久复苏。轻则复元活血汤，重则桃仁承气汤主之，量其元气，下其瘀血则愈。在上者，宜饮韭汁，切不可饮冷水，血见寒则凝，但一丝血入心即死。若医家不识，见其寒热胀满，罔察其痛处，若有痛肿，手难近，按其脉芤涩或数以明之。盖肝为血海，凡有瘀血，必蓄积于心胸、胁下，或小腹之分，乃肝部也。心主血，肝藏血，脾为之流，但小便如常者，蓄血证也。内伤瘀血证，必自汗。

复元活血汤　治瘀血留于胸胁腹肚，疼痛不可忍。

柴胡上　花粉　当归中　红花　甘草下　大黄上，酒浸　穿山甲炮　桃仁中，酒浸，研如泥

上，用水一盏，酒半盏，煎一盏，加桃仁泥，再煎至八分，温服，以利为度。

桃仁承气汤　治蓄血胀满，大实大痛，手不可近者。

桃仁　大黄　芒硝上　甘草下　桂枝中

加：丹皮上　枳壳中

上剉，一剂，水二盏，煎至一盏，入大黄一二沸，再下芒硝，一沸，热服，取下黑物。

外有热加柴胡。在上，加桔梗中、苏木。在下，加牛膝中。两胁并小腹硬满痛者，加青皮中、川芎中、归尾上、芍药中。痛甚，加玄胡索、红花。血未下，加童便、姜汁少许。血证若头面身黄者，姜渣绢裹擦之，其黄自退矣。

【点评】诸血证是一篇非常典型的古代医学范文，它把临床上与血直接相关的病症悉数收罗于此，然后按照中医理论加以归纳和分析，有理有据，有法有方，更有加减化裁。明人王应震说得好："见痰休治痰，见血休治血；无汗不发汗，有热莫攻热；喘生勿耗气，精遗毋涩泄；明得个中趣，方是医中杰。"笔者经常把这段话视为激励自己精进的座右铭，并在课堂上与学生们分享，而有心的学生也将此语作为自己学好中医的动力。作为"补血之要药"的四物汤还是以第一方赫然列于诸方之首，不仅是实至名归，而且有传承意义。这首最早见于晚唐蔺道人著的《仙授理伤续断秘方》，被用于外伤瘀血作痛，后来被载于中国第一部国家药典——宋代《太平惠民和剂局方》。以后在宋代《卫生家宝产科

备要·产后方》、明代《医方考·调经用四物汤》、清初《济阴纲目·调经门》等医学书籍中均有记载和评说。目前普遍认为是补血兼能活血的方剂，也是妇女调经的基础方。血虚则血不能充盈，胞脉失养，故月经不调，崩漏下血；血虚则运行迟滞，故经行腹痛。方中熟地滋阴补血，当归补血和血，二药重在补血，为主药；白芍柔肝养血，川芎行气活血，为辅助药。综合起来，地、芍是血中之血药，归、芎是血中之气药，两相配合，可使补而不滞，营血调和。故本方具有养血、活血、行气的功用，不仅血虚之证可以补血，即便血滞之证亦可加减运用，特别是对妇女月经不调，临床应用尤多。四物汤是补血的常用方，也是调经的基本方，一直被后世医家称为"妇科第一方""补血之要药""调理一切血证是其所长"及"妇女之圣药"等。

诸血证包括咯血、吐血、衄血、溺血、便血和瘀血，作者对每个证均有简要说明，唯独瘀血缺如，此不符合著书立说的一般体例，所以笔者推测原文已脱落，幸亏有邵达按语的参订，弥补了原书的一大缺漏。不过，邵达按语的行文风格还是有别于原著作者，如谓瘀血"在上者，宜饮韭汁，切不可饮冷水，血见寒则凝，但一丝血入心即死。若医家不识，见其寒热胀满，罔察其痛处，若有痛肿手难近，按其脉芤涩或数以明之"。如果邵达没有多年的临床经验，是不可能写出如此有见地的按语。

痰证三

[歌] 水谷消磨气血成，滋荣脉络壮元精。七情四气时冲逆，脾胃旋伤懒营运。胃口从此留宿饮，致令津液作痰凝。因而隧道皆壅塞，却是痰涎滞在经。或痒或麻或痛痹，或留肌膜结瘤瘿。皮间肿痛燔如火，心下寒疼冷似冰。流入胁稍成癖积，行来髑胁作酸疼。或如

绵絮如梅核，或若桃胶蚬肉形。吐不出而咽不下，分明郁积在于胸。或为喘嗽心嘈杂，呕吐痰涎碧靛青。攻上头时眩晕倒，眼䀮口噤耳中鸣。咽喉闭塞牙关紧，噫气吞酸呕逆频。夜卧不安奇怪梦，游风肿痛并无名。怔忡健忘时惊怖，癫走痴呆不识人。久泻形枯肠积垢，中风瘫痪失声音。女人白带男儿浊，经血愆期赤白淋。荏苒做成劳瘵病，风痫瘰疬手挛筋。遍身习习如芒刺，一线寒牵背脊心。如斯怪异延缠病，都是痰涎里面生。

［论］夫人之气道，贵乎清顺，顺则津液流通，何痰之有也！若气血津液稍有一时不得营运，则隧道不通，凝滞而为痰、为饮，故有五饮之证生焉。盖痰之为病匪一，王隐君备言之。然其原有因热而生痰者，亦有因痰而生热者，有因风、寒、暑、湿而得者，有因惊而得者，有因气而得者，有因食积而得者，有因酒饮而得者，有脾虚不能运化而生者，有肾虚不能制火而生者。若热痰则多烦热，风痰多成瘫痪奇证，冷痰多成骨痹，湿痰多倦怠软弱，惊痰多成心痛、癫疾，饮疾多成胁痛、臂痛，食积痰多成癖块、痞满，其为病状，种种难名。治法：热痰则清之，湿痰则燥之，风痰则散之，郁痰则开之，顽痰则软之，食积痰则消之，在上者吐之，在中者下之。中气虚者，必固中气以运痰，肾气虚者，必壮肾水以制火。古方治痰饮类，用汗、吐、下法，此治其标也。若汗、下过多，损其脾胃，则痰易生而转多，诚非王道之治也。莫若以顺气为先，分导次之。又痰生于脾胃，宜实脾燥湿，使脾胃调和，饮食运化而痰自不生，此治其本也。

［脉］偏弦为饮，或沉弦滑，或结芤伏，痰饮中节。

痰饮

痰饮有五。在膈上，瓜蒂散。在肠胃，滚痰丸。在经络及四肢，皮里膜外，姜汁、竹沥。在胁下，白芥子。二陈汤治一身之痰。导痰汤、坠痰丸、抑痰丸、清膈化痰丸、润下丸，此皆治痰之要药也。

瓜蒂散 吐痰之圣药，治在膈上。

瓜蒂_{七十五个} 赤小豆_{七十五个} 人参_{半两} 甘草_{三钱}

上为末，每用一钱或半钱，空心韭汁汤下，以吐为度。

滚痰丸 坠痰之圣药，治在胃肠。

大黄_{酒蒸，八两} 黄芩_{酒洗，八两} 沉香_{半两} 礞石_{一两，捶碎，焰硝过}

上为细末，水丸，梧子大，每服四五十丸，量虚实加减，茶清送下。

二陈汤 总治一身之痰，都管药也。

陈皮_{去白，五钱} 半夏_{泡，二钱半} 茯苓_{二钱半} 甘草_{二钱} 上剉，一剂，姜三片，水煎服。

湿痰，加苍术、白术。寒痰，倍半夏，甚者，加麻黄、细辛、乌、附之类。痰厥头痛，亦加半夏。风痰，加南星、枳壳、白附子、天麻、僵蚕、牙皂之类。气虚者，更加竹沥；气实加荆沥，俱加姜汁。热痰，加黄芩、黄连。痰因火盛逆上，降火为先，加白术、黄芩、软石膏、黄连之类。眩晕、嘈杂者，火动其痰也，加山栀、黄芩、黄连。血虚有痰，加天门冬、知母、瓜蒌仁、竹沥、姜汁。滞血者，更加黄芩、白芍药、桑白皮。血滞不行，中焦有饮者，取竹沥加生姜、韭汁，饮三五杯，必胸中躁烦不宁后愈。气虚有痰，加人参、白术。脾虚者，加白术、白芍药、神曲、麦芽、升麻。内伤挟痰，加人参、黄芪、白术、姜汁传送。食积痰者，加神曲、麦芽、山楂、炒黄连、枳实。老痰，加海石、半夏、瓜蒌仁、香附米、连翘。

导痰汤

即二陈汤加南星_{二钱，姜制} 枳壳_{二钱，去穰}

坠痰丸 治痰饮。

黑丑_{头末二两} 枳实_{炒，一两半} 白矾_{三钱，枯半} 朴硝_{二钱，风化} 枳壳_{炒，一两半} 牙皂_{一钱，酒炒}

上为末，萝卜汁丸，如桐子大，每服五十丸，鸡鸣时服，初则有粪，后则有痰。

抑痰丸

瓜蒌仁—两　半夏二钱，汤泡　贝母三钱，去心

上为末，蒸饼丸，如麻子大，每服一百丸，姜汤送下。

清膈化痰丸

黄连—两　黄芩—两　黄柏半两　山栀半两　香附—两半　苍术二两

上为末，蒸饼丸，如绿豆大，白汤送下。

润下丸　降痰甚妙。

南星—两　半夏二两，各根据橘红制法　黄芩—两　黄连—两　甘草炙，—两　橘红半斤，以水化盐五钱，拌令得所，煮干烘燥

上为末，蒸饼丸，如绿豆大，每服五七十丸，白汤下。

风痰

风痰多见半身不遂，口眼㖞斜，筋挛，语涩，癫狂，麻痹，眩晕之病。天麻、白附子、牛黄、胆星、姜制半夏、牙皂、僵蚕、天竺黄治之。丹溪以竹沥入痰药化风痰，以稀涎散吐风痰。

稀涎散方见中风条。

湿痰

肥人多湿多痰。盖湿胜则生痰，故湿多见倦怠，痿弱，泄痢，肿胀之证。苍术、白术、南星、半夏、海粉、陈皮，湿痰之要药也。青礞石丸最能消食积，化湿痰。若湿痰甚，喘急者，千缗汤。白浊，因湿痰者，珍珠粉丸。湿痰兼风热，中和丸。星夏蛤粉丸最燥湿痰。

青礞石丸

风化硝提净，三钱，冬月袋盛风化　青礞石捣碎，五钱，焰硝等分，同金色，另

研　南星_{五钱}　半夏_{五钱}　茯苓_{五钱}　黄芩_{五钱}

上为末，神曲糊丸，梧子大，每服三五十丸，白汤下。

千缗汤_{方见喘条。}

珍珠粉丸_{方见白浊条。}

中和丸　治湿热气痰。

苍术　黄芩　半夏　香附_{各等分}

上为末，粥糊丸，如桐子大，每服五七十丸，姜汤下。

星夏蛤粉丸　燥湿痰，亦治白浊因痰者。

南星_{一两}　半夏_{一两}　青黛_{一两}　苍术_{一两}　蛤粉_{二两}

上为末，神曲糊丸，桐子大，每服五七十丸，姜汤下。

火痰

火痰者，痰因火盛也。盖痰即有形之火，火即无形之痰。未有有痰而无火，未有有火而无痰者也。痰少则能养胃，火少则能健脾。痰胜，则泛滥洋溢，以生诸病。火胜，则煎熬攻击，以生诸病。痰随火而升降，火领痰而横行。火者，助痰为虐之贼也。然亦各有所借：火借气于五脏，而势始盛；痰借液于五味，而形乃成。气有余，则化为火；液有余，则化为痰。气能发火，火能役痰，故治痰者必降其火，治火者必顺其气也。治火之药，如芩、连、白术、青黛、软石膏等。火降，然后治痰。眩晕嘈杂者，是火动其痰也，二陈加芩、连、山栀。噫气吞酸者，是痰因火上逆也，茱连丸，或二陈加南星、芩、连、青黛。火盛生痰者，润下丸。痰稠浊，吐咯不出者，是火郁其痰，清膈化痰丸、栀子金花丸主之。

茱连丸_{方见火条。}

栀子金花丸_{方见火条。}

食积痰

脾胃受伤，清气陷下，饮食不化，痰易生而多者，枳实、白术、曲蘖、半夏、陈皮、茯苓之类，是治其本也，或枳术丸加橘、半、曲蘖。脾胃虚者，六君子加升麻提起。内伤挟痰者，必用黄芪、白术、陈皮、半夏，姜汁、竹沥传送。食积痰，实者，坠痰丸；若虚，煎补气药送下。食积痰饮，喘急者，黄瓜蒌丸，或青礞石丸。

枳术丸方见内伤条。

六君子汤

即四君子汤加陈皮、半夏。方见脾胃条。

黄瓜蒌丸

瓜蒌仁　半夏姜制　山楂　神曲炒，各等分

上为末，瓜蒌水丸，如绿豆大，姜汤竹沥送下二三十丸。

青礞石丸方见前湿痰。

老痰附郁痰

老痰者，积久稠黏，咯吐不出。惟在开其郁，降其火，顺其气，软其坚，化凝结之痰，缓以治之，庶可取效。故宜海石、香附、瓜蒌、半夏、贝母、芒硝、桔梗、五倍子之类。王汝言化痰丸、润下丸、青礞石丸皆能治老痰也。郁痰吐咯不出者，以苦梗开之，或用二陈汤探吐，鹅翎搅，去其痰，或用盐汤探吐。

王汝言化痰丸

天门冬一两　黄芩酒炒，一两　海粉另研，一两　瓜蒌仁另研，去油，一两

橘红一两　桔梗五钱　连翘五钱　香附盐水浸周时，炒，五钱　青黛另研，二钱

芒硝另研，三钱，风化用

上为极细末，炼蜜，入姜汁少许，丸如小圆眼大，噙化一丸。或嚼烂，清汤细咽下。或丸如黍米大，淡姜汤送下五六十丸。

【点评】中医论痰历来就有有形、无形之分，痰饮更有广义与狭义之别。作者对痰证的总结非常全面，不仅内容丰富，包罗万象，而且确立了痰证的基本治法："热痰则清之，湿痰则燥之，风痰则散之，郁痰则开之，顽痰则软之，食积痰则消之，在上者吐之，在中者下之。"为今天治疗一些疑难杂症提供了借鉴的思路。作者强调治病求本，治疗痰证莫若以顺气为先，宜实脾燥湿："古方治痰饮类，用汗、吐、下法，此治其标也。若汗、下过多，损其脾胃，则痰易生而转多，诚非王道之治也。莫若以顺气为先，分导次之。又痰生于脾胃，宜实脾燥湿，使脾胃调和，饮食运化而痰自不生，此治其本也。"而明人王应震说的"见痰休治痰"也正是这个意思。从篇中所分的六类痰证，如痰饮、风痰、湿痰、火痰、食积痰、老痰，即可看出皇甫氏是一位中医高手，不但理论水平高，而且实战能力强。其中治痰饮的二陈汤虽然只有"治一身之痰，都管药也"简短的九个字，然而接下来的加减法却是证情复杂，面面俱到，充分体现了中医辨证论治的灵活性和实效性。治一身之痰的二陈汤，通过加减化裁衍化出很多方剂，后人所熟识的导痰汤、涤痰汤、温胆汤均可视作其衍生方，此之谓"异病同治"也。此外，其所论火痰也是精彩纷呈："盖痰即有形之火，火即无形之痰。未有有痰而无火，未有有火而无痰者也。痰少则能养胃，火少则能健脾。痰胜，则泛滥洋溢，以生诸病。火胜，则煎熬攻击，以生诸病。痰随火而升降，火领痰而横行。火者，助痰为虐之贼也。"实为经验之谈，有感而发。

郁证四

[歌] 气血冲和安有患，若还抑郁病相寻。湿痰气血热兼食，六郁之形体认真。

[论] 夫人之气血冲和，百病不生。一有抑郁，诸病生焉。故人之诸病，多生于六郁。盖郁者，结聚而不发越之谓。当升不升，当降不降，当变化不得变化，所以传化失常而六郁之病生焉。六郁者，气、血、湿、热、食、痰所郁也，而其状不一，开具于下。盖诸郁之脉皆沉，沉则为郁故也，但其兼芤、涩、数、紧、滑、缓之不同耳。丹溪云：病之属郁者常八九，看所挟，以开导之可也，故制越鞠丸通疗之。

越鞠丸一名芎术丸

苍术　香附　抚芎　神曲　栀子各等分

上为末，水丸，如绿豆大，温水下，每服五钱。

气郁

其状胸满胁肋胀痛，脉沉而涩，用二陈汤加香附、抚芎、苍术。气实者，加枳实、厚朴、砂仁、山栀、青皮、木香之类。

二陈汤方见痰证条。

湿郁

其状周身走痛，或关节痛，遇阴寒则发，脉沉而细缓，身体重，头重痛是也。白芷、苍术、川芎、茯苓、香附，或升阳除湿汤主之。

升阳除湿汤_{方见湿证条。}

血郁

其状四肢无力，能食，便血，脉涩而芤，四物汤加桃仁、红花、青黛、抚芎、香附，或子和越鞠丸合四物汤治之。

四物汤_{方见血证条。}

子和越鞠丸

桃仁_{去皮尖}　红花　香附_{醋制}　抚芎　青黛_{各等分}
上为末，水丸，如梧子大，每服四五十丸，白汤送下。

痰郁

其状动则喘，寸口脉沉而滑，二陈汤加海石、南星、香附、瓜蒌仁、半夏，或王汝言化痰丸、润下丸。

二陈汤_{方见痰证条。}

王汝言化痰丸_{方见痰证条。}

润下丸_{方见痰证条。}

火郁

其状瞀闷，小便赤涩，脉沉而数，骨髓中热，肌痹热，扪之烙手，逍遥散加山栀、香附、青黛、抚芎、贝母、苍术，或火郁汤。

逍遥散_{方见火证条。}

火郁汤_{方见火证条。}

食郁

其状嗳酸，胸满腹胀，不能食，或呕酸水，恶闻食气，人迎脉平和，气口脉紧盛，或沉缓而大，保和丸加枳实、麦芽、砂仁、香附之类。

保和丸方见伤食条。

达按：气、血、痰三病，多有兼郁者。或郁久而生病，或病久而成郁。虽则气用四君，血用四物，痰用二陈，必以开郁药佐之，是得治法之大要也。

【点评】郁证是由于情志不舒、气机郁滞引起，以心情抑郁、情绪不宁、胸部满闷、胁肋胀痛，或易怒易哭，或咽中如有异物梗塞等为主要临床表现的一类病症。考郁之源流，最早见于《内经》："木郁达之，火郁发之，土郁夺之，金郁泄之，水郁折之。"《金匮要略》记载了属于郁证的脏躁及梅核气两种病证，并且认识到这两种病证多发于女性，所提出的方药一直沿用至今。《丹溪心法》将郁证列为一个专篇，提出了气、血、火、食、湿、痰六郁之说，创立了六郁汤、越鞠丸等相应的治疗方剂。《景岳全书》将情志之郁称为因郁而病，着重论述了怒郁、思郁和忧郁三种郁证的证治。《医学正传》首先采用郁证这一病证名称。叶天士充分认识到心理治疗对郁证具有重要的意义，提出"郁证全在病者能移情易性"。这个郁证主要见于西医学的神经衰弱、癔症及焦虑症，另外围绝经期综合征及反应性精神病也可归属为郁证。从本书论郁证的证治来看，几乎完全沿袭了丹溪学说，不但分类相同，有的字句甚至直接照搬丹溪，如"气血冲和，百病不生。一有抑郁，诸病生焉"，不过原文的"怫"字被改为"抑"了。最后，邵达的按语是点睛之笔："气、血、痰三病，多有兼郁者。

或郁久而生病，或病久而成郁。虽则气用四君，血用四物，痰用二陈，必以开郁药佐之，是得治法之大要也。"抑郁一词究竟出自何时恐已不可考，但发病的缘由一定是与郁证相关的。西医学经常会巧妙地借鉴中医学的某些词汇，只需摇身一变，有的就成了耳熟能详的正规医学名词。

发热证五

[歌] 外感内伤皆发热，阳虚阴虚良有说。火郁发热自不同，烦热骨蒸须审别。

[论] 夫外感发热，则人迎脉盛，有表证，翕翕发热，熇熇然热，明知其热在外也，汗之而已。内伤饮食发热者，气口脉紧盛，胸满噫气，蒸蒸然热，明知其热在里也，消导则自已。劳役内伤发热者，脉虚而弱，四肢怠惰无力，不恶寒，自汗出，明知其无表里证，虚热也，补养则热退。阳虚发热者，不任风寒，自汗，脉大而无力。阴虚发热者，脉数而无力，作于下午。阴分郁热者，手足心热，肌肤不甚热，热不伸越也。烦热者，即虚烦躁热也。劳热者，其热者骨，骨蒸热是也。若此看，表里虚实之迥别，临证当明辨也。

外感发热

外感寒邪，无汗恶寒，麻黄汤。感风邪，有汗恶风，桂枝汤。时暴感风寒，参苏饮。

麻黄汤

麻黄上　桂枝中　甘草下　杏仁中
上，用姜三片，葱白头连须三枚，水二盏，煎一盏服。

桂枝汤 方见恶寒条。

参苏饮方见伤风条。

内伤发热

内伤饮食发热者，柴胡二陈汤加枳实、山楂、神曲。劳倦内伤发热者，补中益气汤，挟外邪者，本方加羌活。房劳内伤发热者，前方加知母、黄柏。饮酒内伤发热者，葛花解醒汤。

柴胡二陈汤

即二陈汤加柴胡。方见痰证条。

补中益气汤方见内伤条。

葛花解醒汤方见内伤条。

阴阳虚热 附郁热、劳热

阴虚发热者，四物汤加知母、黄芩、柴胡。气虚再加参、芪。阳虚发热者，小建中汤。郁热者，升阳散火汤。劳热者，作于阴分，多骨蒸内热，逍遥散、地骨皮散。

四物汤方见血证条。

小建中汤方见恶寒条。

升阳散火汤方见火证条。

逍遥散方见火证条。

地骨皮散　治虚劳发热咳嗽。

地骨皮上　柴胡中　知母中　人参中　茯苓中　甘草中　半夏下，此一味性燥，恐难用，不若以贝母代之。

上剉，一剂，水二盏，煎至一盏，加生姜自然汁五匙，稍热服。

恶寒证六

[歌] 恶寒由是六阳虚，振栗憎寒火有余。外感脉浮头项痛，肺虚洒淅更何疑。

[论] 夫恶寒，有阳虚腠理疏泄，不任风寒，必自汗多也。有火盛甚，反兼水化制之，故振栗恶寒也。有外感风寒之邪，则有表证，脉浮，头痛，发热。有肺受火克，虚而失所司，则洒淅恶寒也。有表气虚不能固腠理，或汗多故也。仲景云：发热恶寒，发于阳也；无热恶寒，发于阴也。此阴阳虚实之理，判然明矣。

表虚

表虚必自汗多，恶寒者，桂枝汤。汗多，表虚不能护卫，脉弱恶风寒，黄芪建中汤。

桂枝汤

桂枝上　芍药中　甘草下

上，生姜三片，大枣二枚，水二盏，煎至一盏，稍温服。

小建中汤

即桂枝汤加饴糖一合。

黄芪建中汤

即小建中汤加黄芪等分。

阳虚

阳虚不任风寒，体弱脉虚而恶寒者，四君子汤倍加黄芪、桂枝。

虚甚者，再加熟附子二三片，或黄芪建中汤加附子。

四君子汤_{方见脾胃条。}

火盛

火盛甚者，反恶寒，非寒也，乃亢极反兼水化。制之，四物汤加黄、黄柏、黄连，火降寒自已。

四物汤_{方见血证条。}

卫不和

气为卫，主卫护皮毛，温分肉，实腠理。卫不和，则腠理不固而恶寒者，调中益气汤倍加黄、桂枝。

调中益气汤_{方见气证条。}

外感

外感风寒，无汗，发热恶寒，麻黄汤。有汗，恶风，桂枝汤。平时感寒邪，恶寒发热者，香苏散。

麻黄汤_{方见发热条。}

香苏散

香附_上　苏叶_上　陈皮_中　甘草_下

上剉，一剂，生姜三片，枣二枚，水二盏，煎八分，热服。

加川芎、白芷，名芎芷香苏散。

肺病

肺受火邪而失所司，不能固腠理，洒淅恶寒者，甘桔汤加酒黄芩、山栀、麦门冬、五味子、酸枣仁。

甘桔汤

甘草　桔梗等分

上，用水煎服。

【点评】恶寒只是一个临床症状，它可出现在多种病证之中。本书将其归纳为六种类型：表虚、阳虚、火盛、卫不和、外感、肺病。其中火盛、肺病是恶寒证中比较少见的病因。恶寒也有不同情况，如振栗恶寒、洒淅恶寒、发热恶寒、无热恶寒，分别对应不一样的类型。恶寒不恶寒是鉴别寒证和热证的主症，临证时见到病人怕寒，只要没有其他阳证的反应与之相左，就可以确定为寒证。清代徐忠可《金匮要略论注》谓桂枝汤"表证得之解肌和营卫，内证得之化气调阴阳"，诚哉斯言！

曾有位女博士生临近毕业阶段，因学业压力大且经常熬夜写论文，不幸罹患心悸病症，我处以桂枝汤加减，她服药后很快就痊愈，顺利毕业后留校工作。由此可见，一剂桂枝汤不仅有调和营卫的功效，可治疗感冒恶寒，更有温阳通脉的功效，还可解决心慌心悸的问题。

伤风证七

[歌]头疼声重外伤风，咳嗽憎寒鼻不通。若是重衣兼厚被，肺因壅热内生风。

[论]肺主皮毛，司腠理开阖。然气卫于外，虽有风寒，不能为害。若元气稍虚，不能卫护皮毛，则腠理疏泄，风邪因得而侵之，内舍于肺。故头疼声重，鼻塞流涕，憎寒壮热，咳嗽咽干之证现焉，此外因于风也。若平素内火炽盛，乘克肺金，或因重衣厚被，壅热于

上，热极则生风，亦有声重鼻塞，咳嗽咽干，音哑之形证焉，此非外来之风，内因也。因外感者，以辛凉、辛温之剂发散之。因内受者，火甚生风也，以凉寒苦兼升散之剂解之，不可执一治也。

外感

外感风邪，皮毛腠理先受，内舍于肺。风邪束于外，内热不泄，上炎于肺。故鼻塞声重，头目不清而痛，咳嗽流涕，恶风，轻则参苏饮，重则十神汤。寒月无汗用麻黄汤，有汗桂枝汤。

参苏饮 治感冒风寒，胸胁满闷，咳嗽头疼，身重吐痰，或中脘停痰，憎寒壮热，状如伤寒，用此汤。

人参上 苏叶上 枳壳中 桔梗中 陈皮中 前胡中 半夏下 甘草下 木香中 茯苓中

上，用姜三片，水煎服。

天寒感冒，恶寒无汗，鼻塞声重，咳嗽者，加麻黄、杏仁、金沸草汗之。若天气和暖，伤风咳嗽有痰者，去木香，加桑白皮、杏仁。内有痰热，加片芩。若胸满痰多者，加瓜蒌仁、贝母，去半夏。若痰唾如胶者，加金沸草。若气急，喘不止者，加贝母、苏子、杏仁、五味子，去苏叶。肺寒咳嗽，加干姜、五味子。若热咳嗽，加片芩、麦冬、荆芥，去半夏、木香。若心下痞满而嗽，加枳实、黄连。若胸中烦热，或停滞酒不散，或嘈杂恶心，亦加黄连、枳实，再加干葛、陈皮、乌梅，去木香、苏叶。烦躁不宁，加辰砂。表有热，加柴胡。里有热，加芩、连。头痛、咳嗽加细辛。

十神汤 治时令不正，瘟疫妄行，感冒发热，或欲出疹。此药不问阴阳，两感风寒，并皆治之。

川芎一钱 甘草炙，七分 麻黄一钱 干葛一钱 苏叶一钱 升麻一钱 赤芍药八分 白芷一钱 陈皮一钱 香附一钱

上剉，一剂，生姜三片，水煎服。

如发热头痛，加连须葱白。中满气实，加枳壳、桔梗。天气和暖，加黄芩，去麻黄。

麻黄汤 _{方见发热条。}

桂枝汤 _{方见恶寒条。}

内受

上焦原有痰火炽盛，肺为火烁，又因衣被厚重，上焦热壅，肺经受伤，虽无外邪，风热内盛。亦有鼻塞声重，音哑，头目不清，鼻流清涕，咳嗽之证，防风通圣散、消风百解散主之。

防风通圣散 _{方见中风条。}

消风百解散

荆芥_上　白芷_中　陈皮_{上，去白}　麻黄_{中，去节}　苍术_中　甘草_下

上，用葱白、生姜煎服。如咳嗽，加乌梅。

川芎茶调散　治诸风上攻，头目昏重，鼻塞声壅及偏正头疼。

薄荷_上　川芎_次　羌活_中　甘草_中　白芷_中　防风_下　荆芥_次

上为细末，每服二钱，食后茶清调下。

头痛，倍川芎、羌活，加细辛。咳嗽痰多，加前胡、金沸草。

【**点评**】夜来风雨声，伤风知多少？伤风一词，自古有之，意思是伤于风邪，表现可有鼻塞、流鼻涕、打喷嚏、咽痛等鼻咽症状。和西医学的急性鼻炎比较接近，即由病毒感染引起的鼻腔黏膜急性炎症性疾病。西医学传入中国时，就借用了这个当时人人通晓的中医字眼，作为俗称"伤风"（普通感冒）病症的中文名称。而感冒一词，其实也是起源于古老的中医学。感冒作为病名，可追溯至北宋《仁斋直指方》，后世医家沿用此名，并将它与伤风互称。到了清代，不少医家已认识到感冒与感受时行邪毒有关，因此就有时行感冒之名。中医感冒有普通感冒和时行感冒两种，其实与西医学中的感冒基本一致。普通感冒相当于西医学的普通感冒、上呼吸道感染；而时行感冒则等同于西医学的流行性感冒。后者症状较前者重，病势较剧，传染性更高。至于鼻敏感，它和以上具有传染性的伤风感冒截然不同，是指人体接触过敏原后，鼻黏膜表现出的非感染性炎性疾病，又名过敏性鼻炎。古代中医没有鼻敏感一词，但它和《黄帝内经》中的"鼻鼽"十分类似。鼻鼽，指鼻流清涕，可兼见鼻痒、打喷嚏、鼻塞等症状。作者将伤风划归为外感、内受两类，其中外感伤风多用参苏饮或十神汤，而内受的伤风则选防风通圣散或消风百解散。对于比较轻微的伤风，若从简、便、验、廉的角度出发，我个人还是比较倾向于消风百解散，既经济实惠，又安全有效。

咳嗽证八

［歌］咳嗽多因动湿痰，内因郁火外风寒。阴虚干嗽成劳瘵，肺胀须知疗最难。

［论］夫肺居至高之上，主持诸气，属金而畏火者也。清虚高洁，覆盖五脏，乾金之象，外主皮毛，司腠理开阖，卫护一身，如天之覆物，体之至轻清者也。或外因六淫之邪相侵，内因七情之气相忤，则肺金受伤，而清纯之气扰乱妄动，为火为痰，故咳嗽之病从此作矣。故咳嗽有风、寒、暑、湿之邪伤肺者，必显形证于外，此外因也。有火郁于肺而嗽者，有声而无痰是也。有湿痰嗽者，痰出嗽止是也。有阴虚而嗽者，其气从下而上，多重于夜分是也。有肺胀而嗽者，动则喘急息重是也。有劳嗽者，干咳声哑，痰中有红丝血点是也。有因嗽而成肺痿、肺痈者，则云门、中府痛、吐咯脓血，臭秽不可近是也。因外感者，汗之、发之；火者，清之、降之；痰者，豁之、导之；郁

者开之；虚者补之；实者泻之；燥者润之。务令肺气平和，不使火邪乘克，而嗽自止矣。大抵肺位最高，针石不能及，药饵不能到，惟桔梗能舟辑诸药入肺。药须临卧时细细咽下，则能入肺经也。

[脉] 咳嗽所因，浮风紧寒，数热细湿，房劳涩难。右关濡者，饮食伤脾。左关弦短，疲极肝衰。浮短肺伤，法当咳嗽。五脏之嗽，各视本部。浮紧虚寒，沉数实热。洪滑多痰，弦涩少血。形盛脉细，不足以息。沉小伏匿，皆是死脉。惟有浮大，而嗽者生。外证内脉，参考秤停。

痰嗽

痰嗽者，嗽动有声有痰，痰出嗽止是也。不可一味苦寒折之，宜千缗汤、坠痰丸、利膈化痰丸之类。积痰嗽者，非青黛、瓜蒌不除。食积痰饮作嗽，半夏、南星、萝卜子、石硇、瓜蒌之类。痰因火动，逆上作嗽者，先治火，黄柏、知母、山栀、芩、连之类，后用瓜蒌、青黛、贝母、海石、天花粉之类治痰。若郁于肺经作嗽，胸满涎多，二陈加枳壳、桔梗、瓜蒌、黄芩、桑皮、杏仁、前胡、山栀、南星、贝母。

千缗汤方见喘证条。

坠痰丸方见痰证条。

利膈化痰丸方见痰证条。

二陈汤方见痰证条。

火嗽

夏月嗽，是火炎上最重，芩、连、山栀治之。上半日嗽，多是胃中有火，贝母、石膏泻胃火。午后嗽，多是阴虚火盛，四物汤加知母、黄柏、麦门冬、五味子，或六味地黄丸，尤为要药。黄昏嗽，多是火浮于肺，五味子、五倍子，敛而降之，不宜凉剂。五更嗽，多是胃中火邪并食饮流入于肺，以知母、地骨皮降肺火。火郁于肺，有声无痰者，用苦梗开之，后以四物汤加山栀、黄芩、竹沥、姜汁。火嗽痰多者，二陈加贝母、瓜蒌、青黛、山栀、黄芩、桑皮，去半夏。

四物汤方见血证条。

六味地黄丸方见虚损条。

泻白散　治火郁于肺而嗽者。方见火证条。

贝母散　治火嗽、痰嗽多日不愈者。

贝母去心，一钱　桑白皮一钱　五味子十粒　甘草五分　知母二分　款冬花一钱五分　杏仁一钱，去皮尖

上剉，一剂，姜三片，水二盏，煎八分，温服。

外因

冬月嗽，是风寒外来，参苏饮加桑皮、杏仁，取汗后，用半夏等药逐痰，必不再发。寒邪伤肺而嗽者，二陈汤加麻黄、杏仁、桔梗，或金沸草散。久嗽，风入肺，烟筒吸之。伤风热嗽者，消风百解散。寒热往来而嗽者，小柴胡汤。

参苏饮方见伤风。

金沸草散　治肺经受风，头目昏疼，咳嗽声重，痰吐稠黏。

旋覆花上　荆芥中　前胡中　白芍药中　甘草下　麻黄下　半夏下

上，姜水煎服。胸中满闷，加枳壳、桔梗。有热，加黄芩、柴胡。头痛，加川芎。

消风百解散方见伤风条。

小柴胡汤方见疟疾条。

肺胀

肺胀嗽者，或左或右，不得眠，动则喘急息重，此痰挟瘀血。宜养血以流动乎气，降火疏肝以清其痰，四物汤加桃仁、红花、诃子、青皮、竹沥、姜汁。肺胀不得卧者难治。

四物汤 <small>方见血证条。</small>

肺痿 <small>附肺虚、肺燥、劳嗽</small>

咳嗽有浊唾涎沫，或咳嗽，唾中有红丝脓血，或胸膺间有窍，口中所咳脓血与窍相应而出，名曰肺痿，其寸脉数而虚涩者是也。治法在乎养血养肺，养气清金，以人参、黄芪、当归补气血之剂，佐以退热、排脓等药。肺虚者，人参款菀膏。发热自汗，肺气喘急，宁肺汤。肺燥者，桔梗、大力子、知母、鸡子清润之。

劳嗽者，详本条内。

紫菀散 <small>增</small> 治咳嗽，唾中有脓血，虚劳证，肺痿变痫。

人参<small>一钱</small> 紫菀<small>五分</small> 知母<small>一钱五分</small> 贝母<small>一钱五分</small> 桔梗<small>一钱</small> 甘草<small>五分</small> 五味子<small>十粒</small> 茯苓<small>一钱</small> 阿胶<small>蛤粉炒成珠，五分</small>

上剉，一剂，水二盏，姜一片，煎八分，温服。

劫劳散 <small>增</small> 治心肾俱虚，劳嗽二三声，无痰，遇夜发热，热过即冷，时有盗汗，四肢倦怠，体劣黄瘦，饮食减少，夜卧恍惚，神气不宁，睡多异梦。此药能治微嗽，唾中有红丝，名曰肺痿，若不治，便成赢劣之疾。

白芍药<small>钱半</small> 黄芪<small>一钱</small> 甘草<small>一钱</small> 人参<small>一钱</small> 白茯苓<small>一钱</small> 熟地黄<small>一钱</small> 当归<small>一钱半</small> 五味子<small>一钱</small> 阿胶<small>一钱</small> 半夏<small>汤泡，三分</small>

上剉，一剂，姜三片，枣二枚。水二盏，煎一盏，温服。

人参款菀膏^增　治劳虚冷嗽。

款冬花—两　人参—两　北五味—两　紫菀_{洗，去梗，一两}　桑白皮
—两

上为末，炼蜜丸，如芡实大，每服细嚼，姜汤送下。

宁肺汤　治荣卫俱虚，发热自汗，喘急咳唾等证。

人参—钱　当归—钱　白术_{八分}　熟地黄_{一钱五分}　川芎_{三分}　白芍药
—钱　甘草_{炙，八分}　五味子_{十粒}　麦门冬—钱　桑白皮—钱　白茯苓_{八分}
阿胶_{蛤粉炒，一钱}

上剉，一剂，姜三片，水二盏，煎八分，温服。

肺痈

肺痈者，口中辟辟燥，咳即胸中隐隐痛，名曰肺痈，咳伤肺叶而
成也。用太乙膏成丸，食后服，或桔梗汤主之。肺痈已破，入风者不
治。《脉诀举要》曰：寸数而实，肺痈已成。寸数虚涩，肺痿之形。
肺痈色白，脉宜短涩，死者浮大，不白而赤。

桔梗汤　治肺痈咳嗽脓血，咽喉多渴，大小便赤涩。

桔梗_{五分}　贝母_{去心，五分}　当归_{酒浸，五分}　瓜蒌仁_{五分}　枳壳_{炒，五分}　薏苡仁_{五分}　桑白皮_{蜜炙，五分}　防己_{五分}　黄芪_{四分}　甘草节_{二分}
杏仁_{去皮尖，炒，二分}　百合_{蒸，二分}

大便闭加大黄，小便赤加木通。

上剉，一剂，生姜三片，水二盏煎八分，温服。

一方　治肺痈吐脓。

桔梗_{炒，一两}　甘草_{炙，半两}

上每服一两，水一盅半，煎八分，空心服，吐尽脓为效，后用黄
芪散。

黄芪散

用黄芪蜜炙为末，每服一大匙，食后黄芪汤下。

【点评】西医学认为咳嗽是诸多疾病的一个症状表现。呼吸系统疾病的主要症状之一就是咳嗽，如咳嗽无痰或痰少者为干咳，常见于急性咽喉炎、支气管炎的初期；急性骤然发生的咳嗽，多见于支气管内异物；长期慢性咳嗽，多见于慢性支气管炎、肺结核等。一个咳嗽貌似小恙，有时却成了医生的拦路虎，要知道五脏六腑皆令人咳，非独肺也，可见治咳之复杂。作者显然对咳嗽也不敢小觑，他强调要"外证内脉，参考秤停"，并将咳嗽大致分为六种情况：痰嗽、火嗽、外因、肺胀、肺痿、肺痈，涵盖了当时所能见到的全部病症。肺痿条下的前三首方紫菀散、劫劳散、人参款菀膏均注有"增"字，应该是邵氏父子所补入，只有宁肺汤系出自原著。笔者曾总结过一个治疗咳嗽小验方，取名为"麻杏蝉桔汤"，证之临床普遍反映良好，尤其对于某些顽固性咳嗽有佳效。当然，运用此方的关键还是要辨证准确，随症加减。

喘证九

[歌] 气喘无痰呼吸粗，抬肩撷肚胃家虚。火炎上喘时轻重，痰喘喉中声韵呼。短气自然无接续，补虚泻实勿模糊。

[论] 夫肺为五脏华盖，主持诸气，所以通荣卫，统脉络，合阴阳，升降出入，营运不息，循环无端，无过不及，何喘之有？其或肺气有所受伤，呼吸之息不得宣通，则喘病生焉。气喘者，呼吸急促而无痰声；痰喘者，动作便有痰声；火喘者，乍进乍退，得食则减，食已则发，此有余之喘也。胃虚喘者，抬肩撷肚，喘而不休，此不足之喘也。若肺气太虚，气不能布息，呼吸不相接续，出多入少，名曰短气，此虚之极也。若气欲绝者，则汗出如油，喘而不休，此六阳气脱也，不治。

[脉] 脉滑而手足温者生，脉沉涩而四肢寒者死，数者亦死，为其形损故也。

痰喘

风痰上逆而喘者，千缗汤或导痰汤。痰喘者，先降气，气降则痰自清，四磨汤、定肺汤。

千缗汤

半夏七个，泡，每个切四片　皂荚一寸，炙，去皮弦　甘草炙，一寸

一方合导痰汤服；一方加雄黄。

上，作一剂，水二盏，生姜一片，煎至八分，温服。

导痰汤方见痰证条。

定肺汤　治上气喘急。

紫菀　五味子　橘红　甘草炙　苏子炒　杏仁去皮尖，炒　桑白皮炒　半夏制　枳壳炒　紫苏叶各等分

上，用生姜五片，水二盏，煎一盏服。

喘甚加葶苈，痰多加瓜蒌仁。

四磨汤　治七情郁结，上气喘急。

人参　槟榔　沉香　乌药各一钱，厚磨汁

上，取水七分，煎一二沸，温服。

气喘

气上逆而喘，苏子降气汤。气实，因服补药而喘者，三拗汤。上气而喘者，神秘汤。

苏子降气汤　治虚喘上攻，气不升降，上盛下虚。

苏子一钱　半夏曲一钱　陈皮去白，七分　厚朴姜汁拌炒，五分　前胡五

分　当归五分　肉桂三分　甘草三分

上剉，一剂，姜三片，水二盅，煎八分，空心服。

三拗汤　治感冒风寒，鼻塞声重，语言懒出，咳嗽喘急，外感客邪有余之证。

生甘草　麻黄不去节　杏仁留皮尖，各等分

上，用生姜五片，水二盏，煎一盏，温服，得汗出为度。

神秘汤　治上气喘急不得卧者。

橘红　桔梗　紫苏　五味子　人参各等分

上，每服四钱，水二盏，煎八分，食前服。

火炎上喘

火炎上喘者，枳桔二陈汤加芩、连、山栀。阴虚火盛，自脐下上冲而喘，四物汤加知母、黄柏、麦门冬、五味子，或六味丸料服之。

枳桔二陈汤

即二陈汤加枳壳、桔梗。方见痰证条。

四物汤方见血证条。

六味丸方见虚损。

胃虚喘

胃虚而喘，五味子汤加白术。久病喘者，气虚也，气不接续，生脉散加阿胶、白术、陈皮。

五味子汤

五味子九粒　人参一钱　麦门冬八分　杏仁八分　陈皮一钱　生姜三片　大枣二枚

上剉，一剂，水二盏，煎八分，温服。

生脉散

人参一钱　麦门冬一钱　五味子十粒

上，用水一盏半，煎七分服。

附　哮喘

哮喘者，内有痰热，而寒包之，必须薄滋味，用二陈汤加苍术、黄芩，或麻黄汤加紫苏、半夏、枳壳、桔梗、黄芩。天寒时，再加桂枝，以温散之。

二陈汤方见痰证条。

麻黄汤方见发热条。

【点评】民间历来就有"外不治癣，内不治喘"之说，此言喘证迁延反复，不易治愈。它主要见于西医的喘息性支气管炎、肺部感染、肺炎、肺气肿、心源性哮喘、肺结核、硅肺以及癔病性喘息等疾病。本书把喘证分为痰喘、气喘、火炎上喘、胃虚喘四种，并率先提出"肺为五脏华盖"的观点。因为肺主持诸气，能通荣卫，统脉络，合阴阳，所以无过不及就不会生喘。喘证的成因虽然很多，但概要而言，不外乎外感与内伤两方面，外感为六淫侵袭，内伤可由饮食、情志、劳欲、久病所致。有邪者为实，因邪壅于肺，宣降失司；无邪者属虚，因肺不主气，肾不纳气所致。实喘为邪气壅肺，气失宣降，治当予祛邪理气。祛邪指祛风寒、清肺热、化痰浊（痰饮）等，理气指宣肺平喘，也包括降气解郁等法。虚喘为精气不足，肺不主气，肾不纳气所致，治当予培补摄纳，但应分阴阳，培肺气，益肺阴，补肾阳，滋肾阴等，并佐摄纳固脱等法。治虚喘很难速效，应持之以恒地调治方可治愈。正如《医宗必读·喘》所说："治实者攻之即效，无所难也。治虚者补之未必即效，须悠久成功，其间转折进退，良非易也。"

若见"下虚上实"者，又当疏泄其上，补益其下，权衡轻重主次治疗。若见喘脱者，急当扶正固脱，镇摄潜纳，及时救治。

笔者临床治喘证常用定喘汤，似有固定思维模式之嫌。今观皇甫中此篇以及其他论著，均对此名方只字不提，而代之以定肺汤、苏子降气汤云云，的确出乎本人意料。学无止境，岂虚言哉！考定肺汤出自《仁斋直指方》，与定喘汤不仅相差一字，更差一味定喘神药白果。而神秘汤虽名不见经传，但查其出处竟是《三因极一病证方论》，此方如此几百年不曾露面，也真是够"神秘"的了。

卷 四

内伤一

[歌]饮食劳形是内伤，或因饥饱过行房。其形即与伤寒似，误汗令人病卧床。

[论]夫饮食劳役之证，当补而不当泻。外感风寒客邪，当泻而不当补，二者若霄壤之不侔。内伤之证，亦有头痛发热之候，粗工多作外感治之，大发其汗，其误甚矣！祸不旋踵。东垣云：人迎脉大于气口为外伤，气口脉大于人迎为内伤。外伤则寒热齐作而无间；内伤则寒热间作而不齐。外伤恶寒，虽近烈火不除；内伤恶寒，得就温暖则解。外伤恶风，乃不禁一切风；内伤恶风，惟恶些少贼风。外伤证显在鼻，故鼻气不利而壅盛有力；内伤证显在口，故口不知味而腹中不和。外伤则邪气有余，故发言壮厉且先轻而后重；内伤则元气不足，故出言懒怯且先重而后轻。外伤手背热，手心不热；内伤手心热，手背不热。内伤头痛，时作时止；外伤头痛，常常有之，直须传里方罢。内伤则怠惰嗜卧，四肢不收；外伤则得病之日，即着床枕，非扶不起，筋挛骨痛。外伤不能食，然口则知味而不恶食；内伤则恶食而口不知味。外伤三日以后，谷消水去，邪气传里必渴；内伤则邪气在血脉中有余，故不渴。若饥饿内伤，房劳太过，比之内伤饮食尤为不足中之不足，当大补回阳，犹恐或迟，若误作外感治，重发其汗，宁不死欤？

[脉]内伤劳役，豁大不禁。若损胃气，隐而难寻。内伤冷食，滑疾而沉。内伤热食，数大涩侵。

过食伤

饮食过伤，保和丸、曲糵枳术丸。伤热物，三黄枳实汤。伤冷物，木香见睨丸。

保和丸方见伤食。

曲糵枳术丸方见脾胃。

三黄枳实汤方见伤食。

木香见睨丸方见伤食。

饥饿伤

年饥缺食，或多事饿久，致伤脾胃，元气弱，四君子汤，或黄芪建中汤，或补中益气汤加山药，去柴胡。

四君子汤　治脾胃虚弱，饮食少思，或大便不实，体瘦面黄，或胸膈虚痞，痰嗽吞酸，或脾胃虚弱，善患疟、痢等证。

人参去芦　白术去芦、油　茯苓去皮，各二钱　甘草炙，一钱

上剉，一剂，生姜三片，大枣一枚，水煎温服。

加陈皮名异功散，再加半夏名六君子汤。

黄芪建中汤　治汗多亡阳，尺脉虚弱者用之。

黄芪上　芍药中　桂枝中　甘草下

上，水、姜煎，临服加胶饴。

元气虚甚加人参。

劳役内伤

负重作劳，致伤元气，补中益气汤、调中益气汤，或黄芪建中

汤、六君子汤。劳者温之，非温热药也，宜温养之谓也。夏月劳碌，内伤后冒暑，汗泄虚弱，脉微者，清暑益气汤。

补中益气汤　治形神劳役并饮食失节，劳倦虚损，身热而烦，脉洪大而虚，头痛，或恶寒而渴，自汗无力，气高而喘。

黄芪蜜炙，一钱五分　人参一钱　甘草炙，五分　归身酒洗，一钱　陈皮不去白，五分　白术五分　柴胡三分　升麻三分

上剉，一剂，生姜三片，大枣二枚，水煎温服。

按：经曰：五味入口，甘先入脾。是方参、归、术、甘草皆甘物也，故可以入脾而补中气。中气者，脾胃之气也。升麻引胃气上腾而复其本位。柴胡引少阳之气上行而助春升之令也。用陈皮者，一能疏通脾胃，一能行甘温之滞也。如汗多，去升、柴加酸枣仁，夜间不寐亦如之。头疼加蔓荆子、川芎。如善嚏者，乃腠理不密，外邪所搏，加白芷、川芎。如脑痛或巅顶痛加藁本、细辛。如口干或渴加葛根。有痰加贝母、前胡。泄泻加白芍、泽泻、茯苓。心胸觉痞闷，去黄芪、升麻、柴胡，加枳实、姜炒黄连。如嗽加桑白皮、五味子。如用心太过，神思不宁，或怔忡、惊悸，加茯神、远志、酸枣仁、石菖蒲、柏子仁。如饮食少，或伤饮食，加神曲、麦芽、山楂、枳实。如胃中湿痰加半夏。如大病后元气未复而胸满气短者，加橘皮、枳实、白芍。如有热加芩、连。

调中益气汤　治证同前。

即补中益气汤去归身、白术，加苍术、黄柏、木香。

六君子汤

人参、白术、茯苓、甘草，即四君子加陈皮、半夏，姜、枣煎服。

清暑益气汤　治长夏湿热蒸人，人感之，四肢困倦，精神减少，懒于动作，胸满气促，肢节疼痛，或气高而喘，身热而烦，心下膨闷，小便黄而数，大便溏而频，或利或渴，不思饮食，自汗体虚。

黄芪蜜炒　苍术米泔制　升麻各一钱　人参　白术土炒　陈皮炒　神

曲_炒　泽泻　黄柏_{酒炒}　当归　青皮_{去穰}　麦门冬_{去心}　干葛　甘草_{各三}分　五味子_{九粒}

上剉，一剂，水煎温服。

房劳内伤

强力入房，致伤元气，自汗乏力，人参养荣汤、十全大补汤。因而阳脱者，三建汤，急灸关元、气海百壮，可复元。

人参养荣汤　治积劳虚损气血亏，肌肉消，四肢怠惰。

人参　黄芪_{蜜炙}　陈皮　白芍药_{酒炒}　当归_{酒洗}　甘草_炙　白茯　五味子　远志　白术　桂心　熟地黄

上，姜、枣煎服。

十全大补汤

即八珍汤加黄芪、肉桂。

三建汤_{方见中寒。}

饮酒内伤

酒乃无形之物，大热有毒，多饮则伤胃呕吐，葛花解酲汤。纵饮热酒，烦躁中酒毒，黄连解毒汤主之。

葛花解酲汤　治饮酒太过，呕吐痰逆，心神烦乱，胸膈痞塞，手足战摇，饮食减少，小便不利。

葛花　砂仁　木香　白豆蔻　人参　茯苓　陈皮_{各五分}　神曲_炒白术_炒　青皮　泽泻　干生姜_{各三分}

按：葛花性寒，能解中酒之毒。泽、茯味淡，能利中酒之湿。砂仁、豆蔻、木香、青、陈之辛，能行酒食之滞。生姜开胃止呕。神曲消磨炙腻。而人参、白术之甘，所以益被伤之元气焉。

黄连解毒汤 _{方见火证。}

【点评】"饮食劳形是内伤，或因饥饱过行房。其形即与伤寒似，误汗令人病卧床。"内伤一词本来是与外伤相对应而言，如今已经被中医用来形容几乎所有杂病。

皇甫中把内伤的病因归纳为五类：过食伤、饥饿伤、劳役内伤、房劳内伤、饮酒内伤，并逐一介绍其发病机理和临床表现，同时配以相应的处方，其中不乏经典名方，如保和丸、四君子汤、黄芪建中汤、补中益气汤、调中益气汤、清暑益气汤等，似乎都是以调理脾胃、固护正气为主。作者指出："内伤之证，亦有头痛发热之候，粗工多作外感治之，大发其汗，其误甚矣！祸不旋踵。"内伤如错当外感治，后果非常严重。从邵父为补中益气汤所加的按语来看，一方面表明了他对此方的重视程度，另一方面也展现了他自己的加减用药经验，值得后人仔细玩味。

姑且不提补中益气汤，单纯用调中益气汤治疗脾胃病的病例也很多，现举笔者治疗过的病例分享给读者。一则是与温胆汤合方使用，2018年冬天到今年年初，治疗过多例感冒后咳嗽病人，见舌淡或淡红，苔白腻或黄白腻相兼，脉两寸弱，或左寸弱右寸缓滑无力，均以升麻、柴胡、黄芪、苍术、藿香、厚朴、法夏、茯苓、竹茹等治疗，不思饮食者加广木香或云木香，其效历历，基本不用止咳药，只要消除咳嗽的病因，何须用大队止咳药，所以基本没用过止嗽散之类的方剂。有些久咳不愈者，一般2~3剂就能立见其效。还有就是与四妙散合方使用，这类病人多是两寸脉弱，气虚乏力，而舌苔中厚部黄腻，兼见下焦症状者。再一个就是见少阳证合用其相应方剂的方式，这也是临床常见的一种情况，气虚夹湿容易导致三焦郁滞，而兼少阳证，即湿"在二经之表者多兼少阳三焦"。处理的方式有两种，一种是合小柴胡汤，即柴胡用量大于升麻，如用柴胡10g，升麻6g，并加黄芩5~

10g，主要治疗在调中益气方证上兼见口苦、咽干、脉弦者；另一种是兼见小便淋涩症状者，可以加用猪苓、茵陈。需要指出的是：见气虚证的，尤其是两寸脉弱的患者，而主诉症状表现为下焦症状的，比较忌讳单纯使用淡渗的治法，此即东垣在《内外伤辨惑论》中谆谆告诫的"今客邪寒湿之盛，自外入里而甚暴，若以淡渗之剂利之，病虽即已，是降之又降，复益其阴而阳重衰也，兹以升阳之药，是为宜耳"。再联想到现在临床上很多慢性前列腺炎为什么会越治疗越重，越"消炎"越阳痿早泄，这可能与不顾生生之气，只降不升的治法不无关系吧。

疟疾二

[歌] 疟疾由来匪一端，六经五脏有形参。连朝间日知深浅，阳分邪轻阴分难。风暑感人从外至，内因食积与停痰。汗多汗少求虚实，弦数弦迟定热寒。实可祛邪行截法，虚宜养正自痊安。先寒后热名寒疟，但热无寒号曰瘅。温疟从来先作热，若还暑疟汗漫漫。山岚障疟宜祛逐，痎疟休吞鬼哭丹。

[论]《内经》云：夏暑汗不出者，秋成风疟。又云：夏伤于暑，秋必疟。盖邪气客于风府，阴阳上下交争，虚实更作，邪并于巨阳，则阴实阳虚，故寒作，邪并于阳明，阳实阴虚，故热作，此阴阳相移也。邪气舍于皮肤，与卫气居。卫气者，日行于阳，夜行于阴，此气得阳而外出，得阴而内搏，是以日作，此受之浅也。其气之舍深，内搏于阴，阳气独发，阴邪内着，阴与阳争，不得出，故间日作，此受之深也。邪与卫气客于六腑，而有时相失，不能相争，故休数日乃作，此受之最深也。然疟之状不一：足太阳疟，令人腰痛头重，寒从背起，先寒后热，然热，热止，汗出难已。足少阳疟，令人身体解，寒不甚，热不甚，恶见人，见人则惕惕然，热多，汗出甚。足阳明

疟，令人先洒淅寒甚，久乃热，热去汗出，喜见日月光、火气乃快然。足太阴疟，令人不乐，好太息，不嗜食，多寒热，汗出则善呕，呕已乃衰。足少阴疟，令人呕吐甚，多寒热，欲闭户牖而处，其病难已。足厥阴疟，令人腰痛，少腹满，小便不利如癃，非癃也，数便，意恐惧，气不足，腹中悒悒，此六经之疟也。肺疟者，令人心寒，寒甚热，热间善惊，如有所见。心疟者，令人心烦甚，欲得清水，反寒多，不甚热。肝疟者，令人色苍苍然，好太息，其状若死。脾疟者，令人寒，腹中痛，热则肠中鸣，鸣已汗出。肾疟者，令人洒洒然，腰脊痛，宛转大便难，目眩眩然，此五脏之疟也。

东垣云：寒疟属太阴，热疟属阳明，风疟属少阳，温疟属厥阴。又云：作于子、午、卯、酉日者属少阴，作于寅、申、巳、亥日者属厥阴，作于辰、戌、丑、未日者属太阴，盖三日一作故耳。丹溪又有食、痰、风、暑、老疟、疟母等名，盖不越五脏、六经之所主也。但所感不同者，然因其所挟而立名也。今并及之，以备参考。

善治者，审其受病之浅深，寒热之多少，发作之早晏，时月之炎凉，元气之虚实。浅者发于处暑前，谓之近而暴者，易治。发于霜降后，谓之远而者，难治。故疟不可截，截之转虚，但养正气，气充自已，斟酌调之。

谨按：疟之为状，热如炉，振寒如冰，头痛如破，切牙嚼齿，有炎威之势，从病、从虐，故名"疟"。诸病惟疟近乎邪，故魇法治之亦偶中。然求其原，必内有痰食，外感风寒，故凡初发时，便以消食、化气、开痰、散风等药大剂服之，后虽发亦轻，不过二发即止矣。

[脉] 疟脉多弦，弦而数者多热，宜汗之。弦而迟者多寒，宜温之。弦而紧实者宜下之，弦而虚细者宜补之，弦而实大者宜吐之。弦短者多食，弦滑者多痰。疟脉迟缓者病自愈，久疟不愈者脉必虚，宜养正祛邪。

外因

若避暑于风凉处，闭其汗孔，热不泄，作风疟、暑疟，皆当发汗。风疟，小柴胡汤加葛根、升麻、苍术、川芎、白芷、青皮，草果之类。暑疟无汗，小柴胡汤加葛根、香薷，渴加天花粉。暑疟自汗烦渴，柴胡白虎汤。但热不寒者，柴葛解肌汤。热多寒少，清脾饮。寒多热少，人参养胃汤。

小柴胡汤　治少阳经疟，能和解表里。

柴胡　黄芩　人参　甘草　半夏　生姜

如初疟，去参、甘，加青皮、草果。

按：上方治疟发时耳聋胁痛，寒热往来，口苦善呕，脉弦者主之。盖柴胡、黄芩能解少阳之邪。半夏、生姜为呕家圣药。用人参、甘草者，补其中虚，使邪无容地而出矣。

柴胡白虎汤

即小柴胡加石膏、知母。少阳、阳明二经药也。

柴葛解肌汤　治三阳经疟，头额、目痛，脉浮洪弦数。

干葛　柴胡　羌活　黄芩　白芷　甘草　桔梗　芍药无汗去之，汗多倍用。

上，水煎，加生姜三片，葱白捣汁三匙，热服。

清脾饮　治疟疾热多寒少，脉弦数，口苦咽干，溺赤。

柴胡一钱二分　半夏　黄芩　白术腹胀满者去之　陈皮各一钱　茯苓厚朴各八分　青皮七分　草果六分　甘草四分　生姜三片　大枣一枚

按：上方曰"清脾"者，非清凉之谓，乃攻去其邪，而脾部为之一清也。故用青皮、厚朴消去脾部之痰，半夏、生姜燥去脾家之湿，柴、芩清热，术、甘补虚。而草果又能清膏粱之疾也。

内因

恶饮食者，从饮食上得之，必胸满噫气，二陈汤加山楂、枳实、神曲、厚朴、柴胡、青皮。大抵无痰不成疟，若内伤挟外邪同发，内必生痰。痰滞于中，寒热不已，脉滑者，二陈加柴胡、黄芩、草果、常山以吐之，吐中就有发散之意。但常山性暴悍，非痰盛气实者，不可用也。

二陈汤_{方见痰证。}

虚疟

虚人患疟，饮食少进，四肢无力，汗多，怠惰嗜卧，六君子汤、人参养胃汤。汗多，烦躁而渴，白虎汤加人参。汗多，不烦渴，柴胡桂枝汤。元气渐虚，不思食而多汗者，四兽饮截之。虚疟久不止，宜养正，不可截，多服补中益气汤自止。

六君子汤

即四君子加陈皮、半夏。

人参养胃汤

本方加香附、砂仁，名香砂养胃汤。

即平胃合二陈加人参、藿香、草果、乌梅、生姜，煎。

按： 人之饥饱，皆足以伤胃。胃伤，则荣卫虚而谷气乖，乖则争，争则邪正分，寒热作，而疟成矣。方中有参、茯、甘草之甘，可以补胃之不足。陈、苍、厚朴之辛，可以平胃之有余。半夏醒脾。藿香开胃。乌梅之酸，可使收阴。草果之温，可使消滞焉。

补中益气汤_{方见内伤。}

白虎汤_{方见火证。}

四兽饮 治虚疟久不愈。

即六君子汤加草果、乌梅、生姜、大枣等分，煎服。

实疟

暴疟寒热往来，脉弦数，必热多也，清脾饮。脉弦迟，必寒多，七宝饮。发五六次不止，不二饮截之。

无汗要有汗，发散为主，小柴胡去人参，加葛根、苍术、青皮、苏叶。大便不通，大柴胡汤下之。

七宝饮 治一切疟疾及山岚瘴气寒热如疟。

常山　草果　槟榔　厚朴_{姜炒}　青皮　陈皮　甘草_{各等分}

每服五钱，水、酒同煎，露一宿，稍温，空心向东服。

不二饮 截阴疟、老疟神效。

柴胡　黄芩　常山　槟榔　知母　芍药　青皮　甘草

上，用短水白酒二钟，煎八分，发前五个时服。忌热茶、汤、饭一日，只可食温、凉者。

按：上二方，惟脉来浮大弦滑者可用，盖浮为表，大为阳，弦为饮，滑为实故也。若脉来沉细涩微者，与之则逆矣，慎之！慎之！

大柴胡汤

即小柴胡去人参、甘草，加大黄、枳实。

瘴疟

瘴疟者，感山岚瘴气作疟，实者藿香正气散，虚者人参养胃汤。

藿香正气散_{方见霍乱}。

痎疟

痎疟者，三日一发，或连二日发，间一日者。或作于霜降后，或下午阴分，俱不可截，柴胡养阴汤、黄芪鳖甲汤、补中益气汤、四兽饮皆可服之。

柴胡养阴汤秘方　治阴分虚，邪气盛，无汗而疟者。

柴胡四钱　当归二钱　陈皮二钱　知母一钱

黄芪鳖甲汤秘方　治阴阳俱虚，正不胜邪，多汗而疟者。

黄芪二钱，蜜炙　陈皮一钱，炒　鳖甲一钱，炙　何首乌三钱，蒸熟，忌铁

疟母

疟久不止，必生疟母。在胁下，大如杯，令人面色痿黄，寒热不已，用川芎、芍药、柴胡各一钱，人参五分，水煎，送下鳖甲丸二钱，外以阿魏膏贴之，神效。

鳖甲丸秘方　治久疟不愈，胁下有块，俗名疟母。

鳖甲酒炙，半斤　蓬术醋煮，三两　青皮醋煮，三两　穿山甲土炒，二两

上为末，用醋煮当归为膏，拌前药丸如黍米大，每服二钱，煎药送下。

【点评】疟疾有酷虐之病的意思。《释名》："疟，酷虐也。"《说文解字》："疟，热寒休作。"由此可见，这种疾病在古人眼中是极其可怕的。古人称呼疟疾的叫法有很多，最初记载见于《黄帝内经》。当然还有其他俗名，比如寒热病、发冷病、脾寒病、打脾寒、发疟子、半日子、发半日、打摆子、做老爷、卖柴病、子母疟、子午疟等等。此外，广西称其为羊毛痧，云南、贵州叫瘴气，此外又有蛤蟆瘴、泥鳅瘴、蝴蝶瘴等名称。西医学早已证

明疟疾是人感染疟原虫所致，但古人可不会这么想，他们认为导致疟疾的病因是什么呢？古人起初习惯于将一切找不到源头的疑难杂症归咎于鬼神，对于疟疾也不例外，他们往往认为这种病是由疟鬼入侵人体而引起，而且中外皆有这样的说法。根据中医文化史学者范家伟的研究，疟鬼观念的出现至少可以追溯至汉代，一直到唐代都在古人的生活世界中发挥重要影响。"从汉代伊始，疟鬼是令人患疟的鬼物，起初疟鬼只视为小儿鬼。魏晋以后，对于疟鬼的观念起了变化，从小儿鬼一变而成众多枉死鬼，而且按十二时辰发作而有不同的枉死鬼。"当然，古人凭借经验，慢慢也认识到了疟疾与湿热气候之间的关系。隋代医家巢元方在《诸病源候论》中指出疟疾："生于岭南，带山瘴之气，其状发寒热，休作有时，皆由山溪源岭瘴湿毒气故也。"根据陕西师范大学于赓哲教授的研究，唐人对疟疾极为恐惧，这甚至影响到其"居高避湿"的建筑理念。随后，明代张景岳的《景岳全书》明确了疟疾是感受疟邪所致。因此，除了鬼神致病外，中医普遍认为疟疾是因外受疟邪、瘴毒而起。现代医学认为，疟疾是一种由寄生虫引起的急性发热疾病，它通过蚊子在人群中传播。该传染病可能引起寒颤、发热及其他流感症状。如果不进行治疗，疟疾可能导致患者死亡。青蒿素及其衍生物是现今所有药物中起效最快的抗恶性疟原虫的疟疾药。使用包含青蒿素衍生物在内的青蒿素联合疗法是现今全球范围内治疗恶性疟原虫疟疾的标准方法。而值得我们自豪的是：我国中药学家屠呦呦由于成功提取抗疟有效成分青蒿素，获得 2015 年诺贝尔生理学或医学奖。

痢疾三

[歌] 湿蒸热瘀而成痢，后重里急由气滞。下迫窘痛火为殃，未

虚芍药并承气。下后虽宽痢不清，香连化滞应须继。若还久病补兼升，虚坐努责和血是。表里有热内疏之，小水不通可分利。身寒呕逆脉细微，水液澄彻制温剂。豆汁鱼脑半死生，尘腐纯血皆难治。噤口多因胃不升，若然不禁须兜住。

[论]痢者，古名滞下，以其积滞不行故也。盖人日受饮食之积留滞于内，湿蒸热瘀，伏而不作，偶或调摄失宜，复感酷热之毒，至秋，阳气始收，火气下降，蒸发蓄积，而滞下之病作矣。故湿热之积干于血分则赤，干于气分则白，赤白兼下者，气血俱病也。豆汁色者，湿胜也。如五色之相染，五脏俱病也。纯红者，热毒入深也。鱼脑色者，脾虚不运，陈积脱滑下凝也。如鼻冻胶者，脏腑虚冷脱滑也。如白脓者，虚坐努责而出，气受热邪瘀结也。如屋漏水，枣腐色者，元气惫弱之盛也。后重里急，至圊不能便，下迫窘痛，大肠经滞不通，湿热内盛也。初病元气未虚，里急甚者下之。下后余积未清，不可骤补，宜化滞清热荡涤之，直候积尽，方可调补气血。今人不问新久便兜涩，为患匪轻。善治者，审其冷、热、虚、实、气、血之证，而行汗、吐、下、清、温、补、兜、涩之法可也。

达按：痢之作也，非一朝一夕之故，其所由来者渐矣。盖平素饮食不节，将息失宜，油腻生冷恣供口腹，醉之以酒，劳之以色，游行冒暑，奔驰忍饥，尘事关心，冗言生恼，七情六欲日夜交攻，以致气血俱伤，饮食停积，湿热熏蒸，化为秽浊。足太阴脾经之病传于手阳明大肠经，大肠为肺之腑，肺主清化，脾土受病则不能生金，而肺失清化之令，脏不受病而病其腑，故大肠受之。大肠于五行为金，于时令为秋，故痢多发于秋也。

痢之初作时，须先服大剂消血化积之药，浮动其根，次服下剂，荡涤肠垢，旋为调补，以收全功。然又必分在气在血：白者伤于气；赤者伤于血；赤白混杂者，气血俱伤。若无赤白，惟见黄色稠浊者，以食积治。后重者，以火治。杂下散血者，以伤治。凡初痢皆属于热，宜凉解。

久痢不愈，则变为寒，宜温补。肛肠下者，宜补气兼升。经年累月，时愈时发者，名休息痢，宜调胃气，服大补之剂，此治痢之大要也。凡痢：身不热者轻；身热者重；能食者轻；不能食者重；绝不食者死；发呕者死；直肠自下者死；久痢忽大下结粪者死；小儿出痘后，即发痢者死；妇人新产，即发痢者死。

[脉]涩则无血，厥寒为甚，尺微无阴，下痢逆冷。又曰：无积不痢，脉宜滑大，浮弦急死，沉细无害。

热盛内实

初病后重里急，下迫窘痛，芍药汤。下后痢止，热甚而渴，便赤者，黄芩汤。腹痛不通快，里急，香连化滞汤、三黄丸。

芍药汤　治痢初起，腹痛，里急后重，数至圊，不能便。

芍药　当归各钱五分　黄连　黄芩各钱二分　肉桂四分　槟榔一钱　木香六分　甘草四分　大黄量人虚实，临时斟酌　加厚朴一钱　枳壳一钱　青皮五分

上，水煎，温服。

如后重，小便涩，加炒滑石一钱五分。如腹痛甚，加砂仁一钱，再加当归、木香各五分。食积加山楂、枳实各一钱。红痢加川芎、桃仁泥各一钱。白痢加茯苓、陈皮、砂仁各八分。红白相杂加川芎、桃仁以理血；滑石、陈皮、苍术以理气。如呕吐，食不下，加软石膏、炒山栀各一钱，陈皮八分，入姜汁缓缓呷之，以泻胃口之热。如色赤、黑相杂，此湿胜也，小便必赤涩短少，加木通、泽泻、茯苓各一钱，炒山栀仁五分以分利之。如血痢，加川芎、桃仁、生地、炒槐花各一钱，去大黄、槟榔、肉桂。有一样寒痢，去大黄、黄芩，加干姜、缩砂、厚朴各五分以温之。孕妇不用大黄，加山栀二钱，倍加芩、连、枳壳。

黄芩汤 治协热下利－名黄芩芍药汤。

黄芩炒，二钱　芍药炒，一钱半　甘草一钱

水煎，温服。

香连化滞汤　治积滞不行，里急后重，频上圊而去少。

即芍药汤去大黄、桂，加青皮、枳实、滑石、陈皮。

挟风邪

外挟风邪，宜汗之，苍术防风汤。恶寒发热，身首痛，神术汤。风邪乘虚入于肠胃，下清血，胃风汤。方见泄泻。

苍术防风汤

苍术三钱，泔制　防风一钱五分　加黄连　木香各五分　厚朴　陈皮枳壳各一钱　甘草四分

上，生姜七片，煎服。

如头痛身疼，发热，加川芎、羌活、柴胡、黄芩各一钱。腹痛加当归、炒芍药、砂仁各一钱。里急后重加槟榔一钱。

神术散　治四时瘟疫，头疼项强，发热憎寒，身体疼痛。伤寒鼻塞声重，咳嗽头昏。

藁本　羌活　甘草　白芷　细辛　苍术　川芎

上，姜、葱煎服。

秘方　治疫痢，一人有病，他人即传染者是也。

用苍术一两，水三盅，煎至二盅，去苍术，入防风、白术、芍药、羌活、人中黄各一钱，煎至一盅，温服。

挟寒

挟寒者，所下清冷，不渴，小便清白，手足冷，无热证，脉沉

迟，理中汤。过食生冷，及服寒凉药多，本方加附子。病久，所下若鼻涕、冻胶，脉迟弱，形体虚怯，四肢倦怠，除湿汤。

理中汤 祛寒，止呕逆泄利，定心腹冷痛，温脾固胃。

人参　甘草炙　白术　干姜炮，等分

上，水、姜煎。加附子名附子理中汤。

除湿汤

厚朴姜汁拌炒　苍术米泔浸，炒　半夏各一钱　藿香叶三分　陈皮　茯苓　白术各五分

姜、枣水煎，温服。

食积痢

下痢腹痛，饮食不化，胀满，保和丸。原有食积，腹胀里急，香连化滞汤。急痛，枳术丸加黄连、木通、神曲、麦芽、芍药、木香、槟榔。

保和丸方见伤食。

枳术丸方见脾胃。

虚弱痢

久病气血虚，神不足，钱氏白术散。久病便清血，胃风汤。倦怠食不进，卫生汤。脾气陷下，虚坐努责不出，补中益气汤。

钱氏白术散方见泄泻。

异功散

即四君子加陈皮。

卫生汤

即异功散加山药、薏苡仁、泽泻、黄连等分。

补中益气汤方见内伤。

王节斋治久痢方

红痢久，胃弱血虚，或下后未愈，用四物汤加阿胶、陈皮、白术、芩、连、甘草。白痢久，胃弱气虚，或下后未愈，用四君子汤加黄、陈皮、缩砂、木香、干姜等分，芩、连减半煎服。气血俱虚而痢者，用四物汤加人参、白术、陈皮、黄连、黄芩、阿胶以补之，而痢自止。气下陷加升麻。

滑脱

久病滑泻不禁，气虚欲脱，诃子散。元气脱弱，大孔如竹筒，直出无禁，真人养脏汤或可十全一二也。

诃子散　治泄痢久不止。

木香五钱　甘草炙　黄连各三钱　诃子一两,半生半熟

末之，煎芍药白术汤调服二钱。

真人养脏汤　治久痢不止，滑泄不禁。

人参　当归　白芍　甘草各四分　肉果　诃子各三分　木香七分　肉桂三分　白术二分　粟壳去蒂、盖，蜜炙，一钱

脏寒加附子。

噤口痢

噤口痢者，大虚大热，以人参、姜炒黄连煎汤时时呷之，更以田螺捣脐中。或以石莲子煎汤频饮之。此病得之热毒气侵胃口，犹有可治之理，至于胃弱气陷，绝不思食者，则难治也。

治噤口痢秘方

一用香连丸、石莲肉二味等分，为末，米饮调下。

一用干山药一斤，略炒，煮汤，时时呷之。

一用石莲肉晒干为末，陈仓米煎汤调下二钱，便觉思食。仍以日照东壁土炒真橘皮为末，姜、枣煎服。

一用木鳖子为末，和面作饼，贴脐中。

【点评】作者在谈到滑脱时的描述非常形象："大孔如竹筒，直出无禁"，譬如他说理中汤能"祛寒，止呕逆泄利，定心腹冷痛，温脾固胃"，不照搬经典原文，而完全是一副自己领会后的口吻，这确实需要作者具备一定的功力。考多部古籍均有卫生汤，但组成和主治各不相同，与本书最为接近的是《古今医鉴》的卫生汤（陈皮、茯苓、甘草、人参、白术、山药、泽泻、薏苡仁），而本书卫生汤即异功散加山药、薏苡仁、泽泻、黄连，比前者多黄连一药。王节斋即王纶，著有《明医杂著》，"王节斋治久痢方"即是摘自《明医杂著》一书。

泄泻四

[歌] 濡泻如倾湿所浸，分消利水便安宁。完谷不化名飧泄，内挟风邪发散平。肠垢稠黏为协热，寒如鸭粪水澄清。热当伐火黄芩治，寒用温中香桂行。不禁直须诃子散，脾虚久泻术参苓。

[论] 夫人之泄泻，乃水湿所为也。由脾土受湿则不能渗泄，致伤阑门，元气不能分别水谷，并入大肠而成泻。故小便涩而大便反快，肠鸣腹痛之候。王叔和所谓：湿多成五泄，肠走若雷奔是也。古云：治湿不利小便，非其治也。故世俗治泄泻多用淡渗之剂利其小便，利而不已，则以燥剂兜涩之，此一偏之治也。殊不知泻虽生于湿，亦有协风、寒、热、虚、实之不同。如：飧泄者，湿兼于风也，故完谷不化，肠鸣脉弦之候。肠垢者，湿兼于火，所下稠黏垢秽，小

水赤涩，脉数之候。鸭溏者，湿兼于寒，故所下澄澈清冷，如鸭粪，小便清白，脉迟之候。濡泻者，湿自甚也，故所下多水，小便不利，肠鸣漉漉有声，脉沉缓之候。脾肾泻，虚也，故朝泻暮已，久而神瘁肉削。滑泄者，湿胜气脱，所下不禁，大孔如竹筒之候。又有积湿成痰而泻者，东垣云：一人久病，泄而神瘁，小便少而赤，脉滑而类弦，肺闷食减。因悟此久积成痰，流于肺中，宜大肠之不固也，以茱萸等汤温服一碗许，探喉中痰出，吐半升而利减半，次朝复饮一碗，又吐半升而泄止。病有若此之不同，岂可执一而治乎？

谨按：泄者，大便溏清；泻者，大便直下。略有轻重，总是脾虚。若小便短少，当利小便以分其水。若小便自利，不必再利，惟实脾而已。若口渴求饮，须滋津液，不可纯用燥脾之药，亦不可纯用利小便之剂也。若粪中有积如稠脓，须消化为上。粪深黄秽臭者，以热治；青白者，以寒治；完谷不化者，以火治。夫火能消谷，今反以不化为火者，何也？盖脾火和缓，自能化谷，今脾已虚，真火不炽，而邪火得以客之，火性急速，不及传化而自出矣。然亦有寒而不化者，何以别之？视小便之赤与不赤耳。才进饮食，少顷即泻出者，为气虚不能收摄，名曰直肠，患者多死。痛一阵，泄一阵，泄复涩滞者，火也。痛一阵，泄一阵，泄后觉通快者，食也。腹中绞痛，下无时者，气、食交并也。腹中觉冷，隐隐微痛，下如稠饮者，痰也。

[脉] 泻脉自沉，沉迟寒侵，沉数火热，沉虚滑脱。暑湿缓弱，多在夏月。

濡泻

濡泻者，肠鸣多水，胃苓汤主之，腹痛加芍药、缩砂。水泄，渴而小便赤涩，热也，益元散水调服。

胃苓汤 治脾胃不和，腹痛泄泻，水谷不化，阴阳不分者主之。

即五苓合平胃也。小水赤涩加滑石。腹痛后重去桂，加木香、黄

连、槟榔。久泄加升麻。湿胜加防风。食积加曲、山楂。气虚加
参、术。

益元散

滑石_{六两，水飞}　甘草_{一两}

末之，每服二钱，水调服。

飧泄

飧泄者，所下完谷不化，湿兼风也，升阳除湿汤，外伤于风，有
表证者，加发表药。元气不足，风入肠胃，泄利清血，加减胃风汤。

升阳除湿汤

升麻　柴胡　防风　神曲_炒　泽泻　猪苓_{各半两}　苍术_{一两}　陈皮
甘草_炙　麦芽_{炒，三钱}

每服一两，饭后热服。

加减胃风汤　治风冷乘虚客于肠胃，水谷不化，泄泻注下，腹胁
虚满，肠鸣疼痛，及肠胃湿毒，下如豆汁或下瘀血并效。

人参　白术　茯苓　当归　川芎　白芍_{等分}

去肉桂，加升麻、秦艽。

上到，入粟米一撮同煎，温服。

肠垢泄

肠垢，热泄也。所下黏垢，小便赤涩，脉数烦渴，黄芩芍药汤。
痛一阵，泻一阵，下迫窘痛，口渴，火也，宜伐火，四苓散加黄芩、
木通。协热自利，身热脉数，白头翁汤。

四苓散

即五苓散去桂。

白头翁汤　治协热自利，小便赤涩。

白头翁　秦皮　黄连

鹜泄

鹜泄，即鸭溏。所下澄澈清冷，小便清白，寒也，胃苓汤加木香、砂仁。泻利腹痛，不渴，厥逆，脉沉迟，理中汤。方见中寒。肢节寒甚，泄不止，脉沉迟者，术附汤。

术附汤

白术　甘草炙　熟附子等分

姜、枣煎服。

虚泄

脾虚气弱，阑门元气不足，不能分别水谷，卫生汤。自汗沉困，脉迟久泻，黄芪建中汤。方见恶寒。脾肾不足，久泻不止，形瘦，肾气丸、四神丸兼服之。

卫生汤方见痢疾。

肾气丸方见虚损。一名八味地黄丸。

四神丸　治脾胃虚弱，大便不实，饮食不思，或泄利腹痛等证。兼治肾泄，清晨溏泄一二次，经年不止。

破故纸四两，酒浸一宿，炒　肉豆蔻二两，面裹，煨　五味子二两，去梗

吴茱萸一两，泡过，炒

上为末，用生姜八两切片，同大枣百枚，煮烂去姜，取枣肉丸如梧子大，每服一钱半，淡姜汤送下。

滑泄

泻久不止，大孔如竹筒，直出无禁者，气将脱也，诃子散。方见痢疾。老人元气衰，滑泄无禁，四君子汤加肉蔻、诃子，若元气下陷，加升麻。

四君子汤方见脾胃。

钱氏白术散　治气血俱虚，或泻或痢，或吐或渴。

人参　白术　白茯　甘草　木香　藿香　干葛

上，水煎服。

王节斋治泄主方

白术　茯苓　陈皮　甘草　泽泻　砂仁　神曲　麦芽

寒泻加木香、煨姜；热泻加芩、连、白芍；夏月暑泻加香薷、扁豆；湿泻加苍术、半夏、猪苓、滑石；食泻加山楂、枳实；久泻不愈加人参、黄芪、升麻；滑泻不禁加肉蔻、诃子。

【点评】关于泄泻一病，明代张景岳《景岳全书》说："泄泻之本，无不由于脾胃。盖胃为水谷之海，而脾主运化，使脾健胃和，则水谷腐熟，而化气化血以行营卫，若饮食失节，起居不时，以致脾胃受伤，则水反为湿，谷反为滞，精华之气不能输化，乃致合污下降，而泻痢作矣。"古书所谓濡泄、飧泄、洞泄等，就是最早对泄泻的分类，而本书将泄泻分成了濡泄、飧泄、肠垢泄、鹜泄、虚泄、滑泄，这在当时来说也是比较全面的，尤其是肠垢泄的提法很有新意，属于热泄的一种，且以"所下黏垢"为特点。邵氏按语指出泄与泻有不同："泄者，大便溏清，泻者，大便直下，略有轻重，总是脾虚。"总之，泄泻的主要病变部位在于脾胃与大小肠，脾虚湿胜是导致本病发生的关键机制。外因与湿邪关系最大，湿邪侵入，损伤脾胃，运化失常，即所谓

"湿胜则濡泄"。内因与脾虚关系最为密切，脾虚失运，水谷不化精微，湿浊内生，混杂而下，发生泄泻。而肝肾所引起的泄泻，也多在脾虚的基础上产生。脾虚失运，可造成湿盛，而湿盛又可影响脾的运化，故脾虚与湿盛是互相影响，互为因果的。从皇甫中最后所选"王节斋治泄主方"可以看出，皇甫中对王纶的《明医杂著》是比较推崇的，该主方能健脾祛湿，看似平淡无奇，其实蕴含着深邃的学术思想，特别是方后的加减法至为精当，针对性强，值得我们今天学习借鉴。

黄疸五

[歌]五疸多因湿热生，分消利水用茵陈。若因食积并瘀血，阴证虚黄另有形。

[论]夫五疸皆由湿热而成。黄疸，通身面目悉黄也。谷疸者，食已头眩，心中怫郁不安，饥饱所致，胃气蒸冲而黄也。酒疸者，身目俱黄，心中懊憹，足胫满，尿赤面黄赤斑，因酒后胃热，醉卧当风，水湿得之也。女劳疸者，额黑身黄，少腹满急，小便不利，因房事后为水湿所搏而得之也。黄汗者，汗如栀子水染衣黄，不渴，因脾热汗出，入水澡浴所致。丹溪云：疸病不须分五种，同是湿热，如曲相似，宜利水为先，解毒次之。亦有瘀血、食积，皆令发黄，又有阴黄、虚黄之证，各各不同。瘀血发黄，则发热，小便自利，大便反黑，脉芤涩是也。饮食之积，留滞于胃，不得传化，熏蒸胃中湿气故也，必胸胁满闷，脉大是也。阴黄者，四肢冷，自汗泄利，小便清白，脉沉迟是也。虚黄者，口淡怔忡，耳鸣脚软，怠惰无力，寒热溲白是也。学人遇此，必审其因而疗之，勿忽略以误人也。

谨按：黄疸之病，多起于饮食劳倦，致伤脾土，脾土不能运化，湿热内郁，无由发泄，流于皮肉，遍于四肢，黄色如染。淡黄易愈，深黄者难愈，焦黄者不治。凡郁郁不得志之人，多生此病。虽云湿热，不可纯用寒凉，必佐之以甘温，君之以渗泄，则湿易除，热易解，其病自愈。若纯用凉药，重伤脾土，湿未必除，热未必去，反变为腹胀者矣。

[脉] 五疸实热，脉必洪数。其或微涩，证属虚弱。

湿热黄

湿热发黄者，小便不利，大便反泄者，五苓散。_{方见湿证。}虚者三因白术汤。实者大便不通，内热，茵陈汤。

三因白术汤

桂心　白术_{各一两}　豆豉　杏仁　甘草　干葛_{各五钱}　枳实_{炒，三钱}

上剉，每服四钱，水煎。

茵陈汤　治湿热发黄，身热鼻干，汗出，小便不利。

茵陈_{六两}　栀子_{十四个}　大黄_{二两}

每服一两五钱，水煎。

阴黄

阴黄脉沉迟，四肢冷，自汗泄利，小便清白，茵陈四逆汤。_{即四逆汤加茵陈也。}

虚黄

虚黄耳鸣口淡，怔忡微热，四肢无力，怠惰嗜卧，脚软脉沉细，四君子汤。_{方见脾胃。}若兼食积发黄者，小温中丸、大温中丸或用六君子汤加茵陈、苍术、山药。

小温中丸　治黄疸与食积，又可制肝燥脾，脾虚者以白术作汤作使。

针砂_{十两，炒红醋淬七次，再炒，另研}　苦参_{夏加冬减}　山楂_{各二两}　白术_{五两}　苍术　川芎_{夏减}　神曲_{各半斤}　香附_{二斤，童便浸透}　吴茱萸_{一两，冬加夏减}

上为末，醋糊丸，梧子大，食前盐汤送下。

大温中丸　制同前方。

针砂_{十两，制}　陈皮　苍术　青皮　厚朴　三棱　蓬术　黄连　苦参　白术_{各五两}　甘草_{二两，生}　香附_{一斤}

六君子汤

即四君子加陈皮、半夏。

瘀血黄

瘀血黄者，大便黑，小便利，抵挡汤、桃仁承气汤，量人虚实，下尽黑物则愈。

抵当汤

水蛭_{七个}　虻虫_{八个}　桃仁_{七个}　大黄_{一两}

末之，分作四丸，水一盏，煎一丸，取七分温服。

桃仁承气汤

即小承气加桃仁一钱五分，硝六分，煎服。

五疸

谷疸，食已头眩，心中怫郁不安，济生谷疸丸，或小柴胡汤加谷芽、枳实、厚朴、山栀、大黄。酒疸，身目俱黄，胫满，懊憹，尿黄，面黄赤斑，栀子大黄汤、茯苓渗湿汤。女劳疸者，额黑身黄，少腹满急，小便不利，硝石矾石散。黄汗者，汗出如栀子水，济生黄芪散。黄疸者，身目悉黄如金，茵陈五苓散。实者茵陈汤、搐鼻法。

济生谷疸丸

苦参二两　牛胆一两　龙胆草一两

上为末，用牛胆汁入炼蜜丸如梧桐子大，每服五十丸，空心，熟水或生姜甘草汤下。

小柴胡汤方见疟疾。

栀子大黄汤　治酒疸。

栀子十五个　大黄一两　枳实五个　豉一升

水煎服。

去大黄，加葛根，名葛根汤。

茯苓渗湿汤　治黄疸寒热呕吐而渴欲饮冷，身体、面目俱黄，小便不利，不得安卧，不思食。

白茯五分　泽泻三分　茵陈六分　猪苓二钱　黄芩　黄连　栀子　防己　白术　苍术　陈皮　青皮　枳实各二分

上剉，水煎服。

硝石矾石散　治女劳疸身黄额黑，日进三服取汗。

硝石　矾石各烧过，等分

上为末，大麦粥汁调服二钱。

济生黄芪散　治黄汗。

黄芪　赤芍　茵陈各二两　石膏四两　麦冬去心　豆豉各一两　甘草炙，半两

每服五钱，生姜三片，水煎，食远服。

茵陈五苓散

即五苓散加茵陈是也。方见二卷湿证条下。

搐鼻法　治黄疸遍身如金色。

瓜蒂二钱　母丁香二钱　大黄一两，醋炒　黍米半钱　赤小豆五分

上为末，每夜两鼻搐药便睡，次日取下小便即愈。

【点评】自东汉张仲景《伤寒论》起，茵陈一直就是治黄疸第一要药，其药理作用也早已得到了现代研究的证实。大、小温中九均系出自《丹溪心法》卷三，作者在虚黄条下引录此二方，与四君子汤、六君子汤形成鲜明的对照："治黄疸与食积，又可制肝燥脾，脾虚者以白术作汤作使。"其中"制肝燥脾"一词，明以前古籍未曾出现，清代张璐《本经逢原》论吴茱萸时提及"制肝燥脾风"，只是多出一个风字。关于温中之称谓，《医方考》是这样解释方义的："方名温中者，主疗湿郁于中之义也。水谷酒食，无非湿化，传化得宜则治。一或积于中宫，则遏少火，热而病黄矣。故用苍术、香附、陈皮、青皮、厚朴以平胃中之敦阜而利其气，气利则水谷不滞；用三棱、莪术以削坚，削坚则积滞渐除；用针砂者，一借其锐金之令，以伐上中之木邪；一用其清肃之气，以除少火之蒸热也。甘草之用，和中而协诸药尔。"而茯苓渗湿汤亦并非作者自制方，它首见于元末罗天益《卫生宝鉴》，其后《证治宝鉴》《寿世保元》《医学正传》等均有载录，其药物组成及主治基本一致。至于黄疸之病的形成，邵氏的按语也是发人深省："凡郁郁不得志之人，多生此病。"提示我们黄疸肝病的发生和情志因素有密切关系，所以从治未病的角度来看，保持情志愉悦或心情舒畅可以避免或减少罹患此病。

水肿六

[歌]水湿由来脾土虚，不能行水渍于肤。须知阳水并阴水，气血风形各有途。利水不须行峻利，脾能健运自宽舒。但将参术常为

主，加减当看所挟施。

[论] 人借水谷以生，谷赖脾土以化。若脾土虚，则不能制水，故传化失常，肾水泛溢反得以溃脾土，于是三焦停滞，经络壅塞，渗于皮肤，注于肌肉而发浮肿。其状：目胞上下微起，肢体重着，咳嗽怔忡，股间清冷，小便黄涩，皮肤光肿，手按成窟，举手即满是也。然有五肿、十水，名状不一，而致病之由，不过如此。丹溪云：水病以健脾为主，使脾气得实而气运则水自行。非五苓、神佑、禹功之行水也，而宜以参、术为君，视其所挟之证而增减，无不效。若苟徒快利行水，多致不救也，悲夫！如风肿者，皮粗，麻木不仁，走注疼痛。气肿者，皮厚，四肢瘦削，腹胁胀满。血肿者，皮肤间红缕赤痕。阳水肿者，身肿消渴，溲赤烦躁，便秘，脉数。阴水肿者，身冷不渴，便清，脉迟。风水者，中有水气，面目肿大，有热身体反重而酸，或恶风自汗，外证骨节疼痛，脉浮不渴。皮水者，外证肿，按之成窟，不恶风，其腹如鼓，发汗之证。里水者，脉迟，外证自喘。石水者，脉沉，外证腹满不喘。黄汗风水者，脉浮，外证骨节痛，恶风。大抵腰以上肿者，当发汗，是开鬼门也，腰以下肿者，当利小便，是洁净府也。此上下分消其湿，治水之良法也。

谨按：水肿之病，多起于外触怒气，内伤饮食所致。盖肝常有余，触怒则益胀而干于脾。脾常不足，伤食则不运而生湿。湿郁盛则化为水，上达于头，下流于足，中满于身之前后，浮肿如匏，坚实如石，寒冷如冰，行坐又难，眠卧不得，病而至此，盖亦危矣！论治法，本当专利小水以宽其胀，但肿势太盛，内而膀胱，外而阴囊，相连紧急，阻塞道路，虽加利水之剂，苦无一线之通，病何由去？必开其大便，以逐其水，随下而随补，则病已去而脾无恙，渐为调理，庶可得生。苟病势已极而犹守旧规，吾恐闭城门而欲其盗之出也，难矣！如肿势未盛，还是利水为上。男子之肿，从上而下者为顺，从而上者为逆，男子先阳而后阴故也。女子之肿，从下而上者为顺，从上而下者为逆，女子先阴而后阳故也。水气面黑者不治，为阴胜阳也。不进饮食者死，为无胃气也。胫股间黄水出者死，破脾绝故也。气喘不定，缺盆平者死，肺气绝故也。

　　[脉]水肿之证，有阴有阳，察脉观色，问证须详。阴脉沉迟，其色青白，不渴而泻，小便清涩。脉或沉数，色赤而黄，燥粪赤溺，兼渴为阳。沉细必死，浮大无妨。

攻补兼施

加减胃苓汤　健脾除湿，宽中利小便。

苍术一钱半　陈皮一钱　厚朴八分，姜制　赤茯苓去皮　猪苓　泽泻　白术各一钱　大腹皮六分，洗净，姜制　神曲炒，八分　甘草炙，二分　山楂去核，七分　香附子六分，姜汁拌炒　木瓜一钱　槟榔八分　砂仁炒，研，七分

上剉，生姜三片、灯心一团，煎服。

气急加苏子、葶苈、桑皮，去白术。发热去香附，加炒山栀、黄连。泻加炒芍药、去槟榔。恶寒厥冷，脉沉细，去槟榔，加木香五分，官桂少许。腹胀去白术、甘草，加萝卜子。

先攻后补

四将军汤　通便逐水。

甘遂　大戟　苦葶苈　大黄各一钱

上，水煎服之，待大便行后，随服补药。

实脾调气丸

白术二两　人参一两　广陈皮五钱　神曲一两

共为细末，水丸，米饮送下二钱，空心服。

纯于温补

按：薛立斋曰：前证若肚腹痞满，肢体肿胀，手足并冷，饮食难化，或大便泄泻，呼吸气冷者，此真阳衰败，脾肺肾虚寒，不能司摄而水泛行也。急用加减肾气丸，否则不治。惟调补脾土，亦有生者。

金匮加减肾气丸

熟地_{八两} 山药 山茱萸_{各四两} 白茯苓 泽泻 丹皮_{各三两} 川牛膝_{酒洗，微炒} 车前 肉桂 附子_{炮，各一两}

上为末，米糊丸，绿豆大，每服百丸，空心白汤送下。

【点评】水肿是水液代谢障碍的一个信号，中医认为水肿与肺脾肾关系密切，而程度较重的水肿则直接关乎心肾，处于病证发展的晚期，往往预后不佳。皇甫中把水肿的治则分为攻补兼施、先攻后补、纯于温补三种，每种均有特殊的适应证和对应方药，虽不能说丝丝入扣，但也基本囊括了各种水肿。四将军汤系摘录自《证治汇补》，实脾调气丸则为作者自拟。关于水肿的治法，尽管作者引经据典颇为详备，但邵氏按语似乎更清晰而明确："论治法，本当专利小水以宽其胀，但肿势太盛，内而膀胱，外而阴囊，相连紧急，阻塞道路，虽加利水之剂，苦无一线之通，病何由去？必开其大便，以逐其水，随下而随补，则病已去而脾无恙，渐为调理，庶可得生。苟病势已极而犹守旧规，吾恐闭城门而欲其盗之出也，难矣！如肿势未盛，还是利水为上。"

臌胀七

[歌]臌胀又名单腹胀，外虽坚急内空虚。实人攻下随宜补，虚

者调中更益脾。瘀血可行休有慢，食当消导再无疑。瘦人病此多因火，勿得轻将快利施。

[论] 丹溪云：臌胀由七情内伤，六淫外侵，饮食不节，房劳致虚。脾土之阴受伤，转运之官失职，胃虽受谷，不能运化，故阳自升，阴自降，而成天地不交之否。清浊相混，隧道壅塞，郁而为热，热留为湿，湿热相生，遂成胀满。外虽坚急，中空无物，有似乎鼓，故名曰"鼓"。其病胶固难治，有若虫侵蚀之义，亦名曰"蛊"，二义俱通。理直补脾，次养肺金以制肝木，使脾无贼邪之患，滋肾水以治火，使肺得清化。却厚味，远音乐无有不安。更审其虚实，辨其所因，调之补之，清之利之，权轻重而疗之，自愈矣。若喜行快利，不审元气，而用峻剂攻之，殊不知宽得一日半日，其胀转甚，病邪转洙，真气愈伤，再不可救，哀哉！惟宜王道药治之，可不慎欤？

谨按：前证多因过伤饮食、劳力、怒气所致。过食则伤脾，劳力则伤血，怒气则伤肝，三者俱伤，其病必重，药亦难效。若因久泻而成者，专以脾虚治。一脏受病，犹可施手，扶其脾，利其水，则胀自消矣。此病若眼下如卧蚕者，必发水肿，能食者轻，不能食者重，绝不食者死。脉浮大者生，沉细者不治，胸膛胀满，脐突出者死。

[脉] 胀满脉弦，脾制于肝。洪数阳热，迟弱阴寒。浮为虚胀，紧则中实。浮大者生，虚小危急。

实

实者，按之坚痛，量人元气，下之泄之，通利后便收拾，用参、术补养脾胃。若内有积块坚痞，保安丸、广茂溃坚汤。有因蓄血腹胀，脉涩而芤大，便黑，桃仁承气汤下尽黑物。方见血证。有因食积腹胀，内有热者，木香槟榔丸。方见伤食。内有寒者，木香、厚朴、丁香、砂仁、神曲、香附。有因大怒腹胀者，青皮、陈皮、香附、木香、栀子仁。外寒郁内腹胀者，升麻、干葛、苍术、防风以解表寒。

瘦人腹胀是火，黄连、厚朴、香附、芍药。肥人腹胀是湿，平胃散。方见湿证。

保安丸　治积心腹内结如拳，上抢心痛，脐腹痛。

大黄三两，酒蒸　附子五钱，去皮、脐，炮　干姜一两，炮　鳖甲一两半，醋炙黄

上为末，先将醋一升，煮至四五合后，和药末丸如梧子大，空心白汤下二十丸，取积下为度。

广茂溃坚汤　治中满腹胀有积聚。

厚朴姜汁炒　黄芩　益智仁炒　草豆蔻炒　当归各五钱　黄连六钱制半夏七钱　广茂炒　升麻　红花酒浸　吴茱萸各二钱　甘草生　柴胡泽泻　广陈皮　神曲炒　青皮各三钱　渴者加葛根四钱

每服七钱，生姜三片，煎服，不拘时。

虚

腹胀若朝宽暮急者，属血虚，四物汤方见血证。加厚朴、柴胡、山栀、丹皮。暮宽朝急者，属气虚，四君子去甘草，加陈皮、厚朴、半夏、腹皮。朝暮俱急者，气血两虚也，四君子汤方见气虚。加芎、归、白芍、陈皮、厚朴。

【点评】臌胀要分虚实，绝不可一概而论。问题是如何分清虚实，对于虚实夹杂又该怎样处置，这才是关键。作者引丹溪的观点论臌胀的成因，并进一步提出了自己的观点："更审其虚实，辨其所因，调之补之，清之利之，权轻重而疗之，自愈矣。"尤其是"瘦人腹胀是火，肥人腹胀是湿"的说法，对治疗臌胀颇有指导价值，也为后人所认同。至于邵氏按语同样也非常精辟："前证多因过伤饮食、劳力、怒气所致。过食则伤脾，劳力则伤血，怒气则伤肝，三者俱伤，其病必重，药亦难效。""若因久泻而成者，专以

脾虚治。一脏受病，犹可施手，扶其脾，利其水，则胀自消矣。"如果没有多年行医经验，断难以总结如此之翔实。为什么木香是古代医家治疗臌胀的首选药物？近代名医张山雷则一言以蔽之："木香以气用事，专主气滞诸痛。真可谓：十里飘香甜如蜜，治气散郁效如神。"实际上，现今对木香的具体运用，多用于肠胃气滞而致的胃脘痛、胃脘胀闷、脘膈间胀闷多嗳、腹胀泻痢等症。

积聚癥瘕八 添加痞块一条

［歌］五积须知积有年，有形有质有根源。其如六聚无常处，聚散无时故易痊。假物而成名曰瘕，积成癥块不移迁。

［论］夫五积者，五脏之积也。肝曰肥气，在左胁下，如覆杯，有头足，如龟鳖状，久不愈，发咳逆呕，其脉弦而细。心曰伏梁，起于脐，上至心，大如臂，久不已，病烦心，身体胫股皆肿，环脐而痛，其脉沉而芤。脾曰痞气，在胃脘，覆大如盘，久不愈，病四肢不收，黄疸，饮食不为肌肤，心痛彻背，背痛彻心，其脉浮大而长。肺曰息贲，在右胁下，大如覆杯，久不愈，病洒洒寒热，呕逆咳喘，发肺痈，其脉浮而毛。肾曰奔豚，发于小腹，上至心，如豚奔走之状，上下无时，久不愈，病喘逆骨痿少气，其脉沉而滑。六聚者，六腑之所成也，盖聚无常形，聚散不时，非若积之有定处也。癥者，征也，因物而成质，有块可征，不能移易也。瘕者，假也，假物而成形，推移能动也。古方治积聚癥瘕多用耗气峻削之剂，又佐以辛香热药，若轻浅者，因以消化，根深蒂固，日久气虚者，宁不损正气者乎？正气既伤，其积转甚。故洁古有养正积自除之论，譬如满座皆君子，其中有小人，自不容而出，斯言信矣。然当审其浅、深、轻、重之机，久、近、虚、实之势，可消、可补，必量其人之虚弱、强盛而施之可也。

[脉] 五积属阴，沉伏附骨，肝弦心芤，肾沉急滑，脾实且长，肺浮喘卒。六聚脉沉，瘤则浮结。又有癥瘕，其脉多弦，弦急瘕疾，弦细癥坚。沉重中散，食成痃癖。积聚癥瘕，紧则痛缠。虚弱者死，实强可痊。

积聚

香积丸　治五积六聚气块。

三棱_{醋炒，六两}　蓬术_{炮，或醋炒}　青皮_炒　陈皮_炒　枳壳_炒　枳实_炒　萝卜子_炒　香附_{醋炒，各二两}　黄连_{姜炒}　神曲_炒　麦蘖_炒　鳖甲_{醋炙}　干漆_{炒令烟尽}　桃仁_{去皮、尖}　砂仁_炒　硇砂　甘草_炙　木香　归尾_{各一两}　槟榔_{六两}　山楂_{四两}

一方去枳实、陈皮、萝卜子，加益智、红花、柴胡、白术、茯苓。

上为末，醋糊丸，每服三五十丸，空心陈米汤送下。

大阿魏丸　去诸积聚痰癖。

山楂　麦芽　神曲_炒　南星　半夏　黄连_{各两}　连翘　阿魏_{醋浸，另研入药}　瓜蒌仁　贝母_{各半两}　风化硝　石碱　萝卜子_蒸　胡黄连_{各一钱半}

上为末，姜汁浸，蒸饼为丸，空心白汤送下二钱。

大七气汤　散聚气。

青皮　陈皮　三棱_煨　蓬术_{煨，各一钱}　桔梗　甘草　藿香_{各八分}　香附_{一钱}　益智　官桂_{各六分}

癥瘕

保和丸　治食癥。_{方见伤食。}

阿魏丸　治肉癥。

阿魏—两　山楂—两　黄芩六钱　连翘五钱

上为末，用阿魏醋煮作糊丸，如梧子大，每服二三十丸，白汤下。

熨癥法

用吴茱萸三斤，槌碎，以酒炒热，包于绢帛中，乘热熨患处，冷则易热者再熨，若癥积移走，逐熨之，候癥消乃止。

见睍丸　治妇人石瘕生于胞中，寒客子门，子门闭塞，气不宣行，恶血当泻不泻，日以留止，衃以时下，状如怀子，月事不以时下，以此丸导之。

附子四钱，炮　鬼箭羽　紫石英各三钱　泽泻二钱　血竭二钱半　肉桂玄胡索　木香各二钱　槟榔二钱半　桃仁七钱，炒　三棱五钱　水蛭—钱，炒令烟尽　大黄二钱，同三棱酒浸一夕，焙

上为末，酒糊丸，如梧子大，每服三十丸，盐汤送下。

石蟹丸　治血瘕。血瘕者，血不流而寒薄，则血内凝而为瘕也。比之石瘕为轻，用以消之。

海粉　三棱　蓬术醋炙　五灵脂　红花　香附　石蟹　瓦龙子火淬

上为末，醋糊丸，如梧子大，白术汤下。

痞块

谨按：痞块，多在皮里膜外，并不系于肠胃间。而医者往往以峻剂下之，安能使此块入肠胃，从大便而出哉？吾见病未必去而元气已耗，经年累月，遂至不治者多矣。历代医家皆曰在左为死血，在右为食积，在中为痰饮。盖以左属肝，肝藏血，右属脾，脾化谷，而痰饮则结聚于中焦也。殊不知肝脾虽左右之分，而实无界限之隔，非谓肝偏于左而无与右，脾偏右而无与于左。在左为死血，而在右独无死血

乎？在中为痰饮，而左、右独无痰饮乎？但在左、在右、在中，皆因虚之所在而入之耳，不可以死血、痰饮、食积分之也。或先有死血，继以食积、痰饮；或先有食积，继以死血、痰饮，相裹而成者；或单是痰饮、单是食积、单是死血，久不愈，遂为坚块。治之惟消坚破结为主，然当诊之以察其病。弦滑为痰，芤涩为血，沉实为食，三脉并见，则当兼治。若夫女人积块，多是血结，治女病者，以调血为主。盖月事正临，适感寒气，寒客子门，血凝不行，日积月累而成块，多在少腹间，发则上攻，痛楚万倍，面色不泽，是不在皮里膜外矣。小则下之，大则消之。至于食积，乃是胃家所受，亦岂在皮里膜外耶？审其病，的是食积，或下、或消，随其所用而不可泥也。又有停饮者，按之若有形，与积块相似，但不坚实耳。然求其因，悉是平日喜饮茶水，或恣食生冷所至。脾家受寒，不能运化，又为火郁，化为清痰，停积日久，隐隐作痛。停于上焦，则吞酸饱闷；停于中焦，则中脘膨胀；停于下焦，则少腹满急；停于两胁空隙处，则洒洒有声，时升时降。或涌之，或下之，随其所在而施之可也。

仙传化痞丸

鸬鹚一只，用白水煮烂，加酒半斤，阿魏五钱，再煮一滚，捞起，系肉炙干，骨头打碎，炒脆，捣为末入　五色糖阿魏二两二钱，另烊入药　水红花子十两　神曲一两六钱　白术　当归　陈皮各一两二钱　急性子　芦荟各七钱　蓬术六钱　青皮五钱　甘草四钱　枳壳　雄黄各五钱

上为末，将汁为丸，如梧子大，每服二钱五分。服药后，病在左睡朝左，病在右睡朝右。

薛氏阿魏膏

羌活　独活　赤芍　穿山甲　玄参　官桂　生地　两头尖　大黄　白芷　天麻各五钱　木鳖子十枚，去壳　红花四钱　乱发一团　槐、柳、桃枝各三钱

上，用香油二斤四两，煎黑去渣，入发煎化，仍去渣，徐下黄丹

十两，煎软硬得中，入芒硝、阿魏、苏合香油、乳香、没药各五钱，麝香三钱调匀，即成膏矣。将帛绢摊贴患处，内服丸药。黄丹须用山东者效。

凡贴膏药，先用朴硝随患处铺半指厚，以纸覆上，用热熨斗熨良久，如硝耗，再加，熨之，二时许方贴膏药。

【点评】癥瘕与积聚，均属于腹内积块，或胀或痛的一种病症。癥和积是有形的，而且固定不移，痛有定处，病在脏，属血分；瘕和聚是无形的，聚散无常，痛无定处，病在腑，属气分。积聚中焦病变为多，癥瘕下焦病变及妇科疾患为多，因而有不同名称。癥瘕积聚的发生，多因情志抑郁，饮食内伤等，致使肝脾受伤，脏腑失调，气机阻滞，瘀血内停，日久渐积而成。而正气不足，更是本病发生的主要原因。《证治准绳·积聚》在总结前人经验的基础上，提出了"治疗是病必分初、中、末三法"的主张。《景岳全书·积聚》则对攻补法的应用作了很好的概括，"治积之要，在知攻补之宜，而攻补之宜，当于孰缓孰急中辨之"。《医宗必读·积聚》把攻补两大治法与积聚病程中初、中、末三期有机地结合起来，并指出治积不能急于求成，可以"屡攻屡补，以平为期"，颇受后世医家的重视。《医林改错》则强调瘀血在积聚病机中的重要作用，对活血化瘀方药的应用有突出的贡献。《内经》还有伏梁、息贲、肥气、奔豚等病名，亦皆属积聚范畴。阿魏味辛、温，入肝、胆二经，功能清积杀虫、消痞散结、祛湿利胆，主治虫积、肉积、食积等引起的脘腹冷痛，腹中一切痞疾肿块引起的腹痛，胆经湿热引起的胸胁胀满。《本草经疏》："脾胃虚弱之人，虽有痞块坚积，不可轻用。"阿魏不仅诱鱼有奇效，而且维吾尔医生还有用它治疗白癜风的传统。此药宋元时自西域传入，我国只有新疆地区有分布，其他则分布于中亚地区及伊朗和阿富汗。

　　痞块显然为邵氏后来所添加，他在谨按中详细地阐述痞块的病因病机，并及时纠正"在左为死血，在右为食积，在中为痰饮"的说法。仙传化痞丸中所谓"五色糖阿魏"，是因阿魏外表的颜色似五色糖。此外，作者对道地药材也比较重视，如薛氏阿魏膏中的黄丹特意注明"须用山东者效"。

卷　五

脾胃证一

[歌] 脾胃相通五谷消，输精脉络裕三焦。当其健运施生化，能食而肥气血饶。四时胃气为根本，脉实弦洪与石毛。一有所伤营运远，从此便觉此身娇。劳形过食中州损，怠惰贪眠面色焦。水不营运生痞胀，食难克化肉潜消。脾胃既病如何疗，要适寒温饮食调。

[论] 夫脾为仓廪之官，胃为水谷之海。然胃主司纳，脾主消导，一表一里，一纳一消，营运不息，生化气血，滋荣脉络，四肢百骸，五脏六腑皆借此以生养。故四时皆以胃气为本，如易之坤厚载物，德合无疆，故万物资生于坤元也。《脾胃论》云：人之脾胃盛，则多食而不伤，过时而不饥。脾胃衰，则多食而伤，少食而瘦，过时而饥，此脾胃盛衰可见也。不善摄生者，饮食不节，寒暑不调，喜怒失常，劳役无度，未有不损其脾胃者也。经云：饮食劳倦则伤脾胃。脾土既伤，不能输运，则气血精神由此而日亏，脏腑脉络由此而日损，肌肉形体因此而日削。故有怠惰嗜卧，四肢无力，面色痿黄，食亦消瘅，肿满泄痢之病生焉。经云：三损损于肌肉，肌肉消瘦，饮食不能为肌肤。故损其脾者，调其饮食，适其寒温，此调理脾胃之良法也。

脾胃不和

脾不和，则食不化；胃不和，则不思食；脾胃不和，则不思而且不化。或吐或泻，或胀满，或吞酸，或嗳气，或恶心，用治中汤。脾不和，不喜食而食不消者，枳缩二陈汤、枳术丸。胃不和者，平胃散。

治中汤　治脾胃不和，呕逆霍乱，中满虚痞，或泄泻。

人参一钱　甘草炙，一钱　干姜炮，一钱　白术土炒，一钱　青皮一钱　陈皮一钱

上剉，作二服，水二盏，煎一盏，空心服。

枳缩二陈汤

即二陈加砂仁、枳壳。方见痰证条。

枳术丸　治痞消食强胃。

枳实麸炒，一两　白术二两

加橘皮名橘皮枳术丸。加曲、蘖名曲蘖枳术丸。加木香名木香枳术丸。加半夏名半夏枳术丸。加芩连名芩连枳术丸。

上为末，荷叶煮饭为丸如桐子大，空心白汤送下五六十丸。

脾胃虚损

脾胃虚损者，补中益气汤，四君子汤。脾胃虚，饮食不进，呕吐泻利，四肢无力，怠惰嗜卧，或病后脾胃受伤，元气不足，参苓白术散、建中汤。

补中益气汤方见内伤。

四君子汤　补脾胃大虚，饮食不思，呕吐泄泻等证。

人参去芦，一钱　白茯苓一钱　白术土炒，二钱　甘草蜜炒，一钱

上剉，一剂，生姜三片，大枣二枚，水二盅，煎八分服。

如吐泻，加藿香、白扁豆。咳嗽加桑白皮、五味子。心烦不定加辰砂、酸枣仁、远志。心热加麦门冬、茯神、莲肉。惊风阴证加全蝎、白附子。口渴加干葛、乌梅。胃冷加丁香、砂仁、木香。腹胀不思饮食加白豆蔻、砂仁。喘急胸膈不宽加枳壳。盗汗加黄芪、小麦。

小便涩加猪苓、泽泻、木通。水泻不止加木香、诃子、豆蔻。

参苓白术散 调理脾胃受伤，元气不足，诸虚等证。

白术二两,土炒　人参二两,去芦　甘草二两,炙　干山药二两,炒　白茯苓二两　白扁豆一两五钱,姜汁炒,去皮　莲肉一两,去皮　薏苡仁一两　砂仁一两,炒　桔梗一两,炒

上为末，每服二钱，枣汤调下。

建中汤方见恶寒。

脾胃停食

脾胃停食，不能消导，曲蘖橘半枳术丸，或枳桔二陈汤加山楂、神曲，或保和丸。脾胃不和，伏痰留饮者，二陈汤加泽泻、猪苓、厚朴、苍术，或利膈化痰丸。

枳桔二陈汤

即二陈加枳壳、桔梗。方见痰证。

保和丸方见伤食。

二陈汤方见痰证。

利膈化痰丸方见痰证。

脾胃虚寒

脾胃有寒，脉迟，理中汤。脾胃虚冷，心腹胀满疼痛，厚朴温中汤。胃寒不进食，香砂养胃汤、进食散。

理中汤方见中寒。

厚朴温中汤

厚朴姜炒,八分　干姜七分　甘草炒,六分　木香五分　陈皮八分　茯

苓八分

上剉，一剂，生姜三片，大枣二枚，水二盅，煎八分服。

人参开胃汤

人参去芦，一钱　白术土炒，一钱　白茯苓一钱　甘草炙，八分　陈皮八分　半夏姜制七分　神曲炒，七分　麦芽炒，七分　砂仁炒，七分　厚朴姜汁拌匀，炒燥，七分　丁香五分　藿香叶六分　莲肉十个，去皮　生姜三片

上剉，一剂，水二盏，煎八分，空心服。

香砂养胃汤方见疟疾。

脾胃伏火

脾胃郁火，二陈加芩、连、山栀。脾胃虚热，津不足，白术散。脾胃有热，消谷善饥，三黄枳术丸。脾热口臭，泻黄散。胃火齿痛，清胃散。

白术散

即四君子汤加木香、藿香、干葛。方见前。

三黄枳术丸

即枳术丸合三黄丸。枳术丸方见前，三黄方见火证。

泻黄散见火证。

清胃散见火证。

脾胃中湿

脾胃中湿者，平胃散。脾胃中湿泻痢者，胃苓汤。脾胃寒湿脾泄者，椒术养脾丸。脾湿身肿便涩，五苓散。虚者实脾散，实者十枣汤。

平胃散方见中湿。

五苓散方见中湿。

胃苓汤方见中湿。

椒术养脾丸 治脾胃虚冷，心腹胀闷，呕逆泄泻。

麦芽炒，四两　白茯苓四两　人参去芦，二两　苍术泔浸，晒干，炒燥，二两　白术土炒，二两　干姜炮，五钱　砂仁五钱　川椒去目，三钱　甘草炙，四钱

上为末，炼蜜丸，每两作八丸，每服一丸，细嚼，姜汤下。

实脾散 治阴水发肿，用此先实脾土。

白术土炒，一钱　白茯苓一钱　木香八分　厚朴姜汁拌匀，炒燥，八分　木瓜一钱　干姜炮，八分　草果八分　大腹子一钱　甘草炙，七分

上剉，一剂，姜三片，枣二枚，水二盏，煎八分，空心服。

十枣汤 治悬饮内痛。

芫花熬　甘遂　大戟等分

上为末，以水一升半，煮大枣十枚，煎至八合，去渣，纳药末，强壮者一钱，虚弱人五分，平旦服之。不下，再加五分，下后以糜弱调之。

按：本方乃泄水散饮之圣药，然有毒，不可轻用。

【点评】"有胃气则生，无胃气则亡"。中医认为"脾胃为人体的后天之本"，如果脾胃不和，营养物质就不能被吸收和利用，许多疾病都会因此而发生。长寿老人普遍都有一个好的肠胃。本书从脾胃不和、脾胃虚损、脾胃停食、脾胃虚寒、脾胃伏火、脾胃中湿六个方面来讨论脾胃证治，充分体现了脾胃在内伤杂病中的重要性。同时，也反映了作者的治学不拘泥于某个门派，兼容并蓄，博采众长，不愧为真正的中医临床大家风范。

伤食证二

[歌]胸膨嗳气为伤食，气口紧盛端可识。所伤仍辨热和寒，元气要分虚与实。

[论]经云：饮食自倍，肠胃乃伤。故伤食者，气口脉紧盛，左手脉平和，胸膈痞塞，噫气如败卵臭，头疼发热，绝类伤寒，但身不疼为异耳。所伤之物，有辛辣、香燥、炙煿、酒、面、热物者；有伤生冷、鱼腥、水果、寒凉等物者；有壮实人纵饮大嚼者；有虚弱人多食不克化者之不同。更审其所伤多少，酌其元气虚实而消之、导之、攻之、补之，则万举万全而无诛伐太过之失也。

[脉]气口紧盛，为伤于食。食不消化，浮滑而疾。

伤冷物

所伤一切冷物，如鱼腥、瓜果之类，胸中痞满者，二陈汤加香附、砂仁、神曲、红豆，或治中汤，或木香见睍丸，仍用炒麸皮熨之。

二陈汤方见痰证。

治中汤方见脾胃。

木香见睍丸

巴豆霜五分　京三棱一两　神曲炒黄，一两　木香二钱　香附五钱，炒熟　石三棱五钱，去皮，与京三棱共煨　升麻三钱　柴胡三钱　草豆蔻面裹，烧熟，取仁五钱

上为细末，汤浸饼为丸，如绿豆大，每服二十丸，白汤下，量所伤多少服之。

伤热物

所伤热物，如姜、椒、蒜、韭、酒、面、炙煿、煎炒、犬肉、辛辣之类，致心下痞满作痛者，三黄枳实汤，或二陈加芩、连、山楂、枳实、神曲、麦芽。食已下，大便不通，大承气汤下之。

三黄枳实汤

黄芩一钱　黄连一钱　大黄煨，一钱　枳实二钱　厚朴五分　甘草五分

上剉，一剂，水二盏，煎八分，空心热服。

二陈汤见痰证。

大承气汤

大黄三钱　芒硝三钱　厚朴一钱五分　枳实一钱五分

上剉，一剂，水二大盅，煎至八分，热服，以利为度。

按：经曰：脾胃者，仓廪之官，无物不受，一有停滞，则气不顺而生痞、满、燥、实、坚。是方也，厚朴苦温以去痞，枳实苦寒以泻浊，芒硝咸寒以润燥软坚，大黄苦寒以泻实去热，此土郁则夺之之意也。

虚人伤食

虚弱人食不化，痞满者，六君子汤加神曲、麦蘖、山楂。大便不通者，加枳实、厚朴，或枳术丸加曲、蘖橘、半、山楂。虚甚者加茯苓、人参。

六君子汤

即四君子汤合二陈汤。四君子见脾胃，二陈见痰证。

枳术丸方见脾胃。

实人伤食

气壮人伤食，痞满不消者，保和丸。大便闭结不通，胀满者，木香槟榔丸。

保和丸　治食积。

山楂肉二两，蒸熟　神曲炒，一两　半夏一两　茯苓一两　莱菔子五钱
陈皮五钱　连翘五钱

上为末，神曲糊丸，如桐子大，每服三钱，空心米汤下。加白术名大安丸。

木香槟榔丸　治一切气滞，心腹痞满，胁肋胀痛，大小便结滞不利者。

木香一两　槟榔一两　蓬术一两　青皮一两　陈皮一两　枳壳一两　黄连一两　香附三两　大黄炒，三两　牵牛生，取头末，三两

上为末，水发为丸，食后姜汤送下四、五十丸，以利为度。

【点评】伤食一名"食伤"，是因饮食不当损伤脾胃所致病证，最早见于《丹溪心法·伤食》，认为治疗伤食须辨虚实，若停滞中焦或胀或痛，为实证，当先去其食，大和中饮主之；若食停上焦，宜用吐法；若食停下焦，痛极兼胀者，须下而去之，宜神佑丸或备急丸。《景岳全书·杂证谟·饮食门》指出老人虚人易于伤食，治宜权衡虚实，消补兼施。其中伤食则有伤谷、伤面、伤肉、伤鱼鳖、伤蟹、伤蛋、伤生冷果菜、伤酒、伤茶、宿食、宿滞、五味过伤等不同情况。而皇甫氏仅将伤食分为伤冷物、伤热物、虚人伤食、实人伤食四种类型，相对来说比较简单，临床辨证也容易操作。

霍乱证三

[歌] 霍乱须分湿与干，吐空泻尽始能安。若还关格阴阳逆，生死分明反掌间。甚则转筋仍厥逆，理中姜附可驱寒。热多而渴五苓散，暑证香薷藿朴堪。

[论] 夫霍乱者，挥霍撩乱也。外有所感，内有所伤，阴阳乖隔，上吐下利，躁扰闷痛是也。偏阳则多热，偏阴则多寒。卒然而成，危如风烛，得吐利者，名曰湿霍乱，为可治，盖所伤之物尽出故也。若上不得吐，下不得利，所伤之物不得出，壅闷正气，关格阴阳，其死甚速，须用盐汤探吐，得出则宽。轻者手足温和，甚者脐腹绞痛，厥逆脉脱，举体转筋，当温补回阳复脉。若暑月多食瓜果、泉水，以致食郁于中而成霍乱者，宜辛温散其标寒，次以寒凉清其暑热可也。渴甚者，冰水解之。

[脉] 霍乱吐泻，滑而不匀。或微而涩，或伏惊人。热多洪滑，弦滑食论。

湿霍乱 即吐泻

霍乱吐利，藿香正气散。腹痛厥冷脉沉，理中汤。转筋不已，木瓜散；膝、腕内红筋刺出紫血；炒盐熨脐。

藿香正气散 治四时不正之气，不服水土，脾胃不和，吐利腹痛，饮食停滞，恶心胸满者主之。

藿香二钱 白芷一钱 桔梗一钱 半夏一钱，姜制 紫苏一钱 陈皮一钱 白术一钱，炒 大腹皮一钱 茯苓一钱 厚朴一钱，姜炒 甘草五分，炙

上剉，一剂，加姜三片，枣二枚，水煎温服。

转筋加木瓜。腹痛加炒芍药，寒痛加桂。食不化加香附、砂仁、

神曲、麦芽。中暑加香薷、扁豆。时气憎寒恶热加柴胡、干葛。小便不利合五苓散。若频欲登圊，不通者，加枳壳。

理中汤方见中寒。

木瓜散

木瓜二钱　茴香三分半　甘草二分，炙　吴茱萸一钱半　紫苏十叶　生姜五片

上剉，一剂，水二盏，煎八分，空心温服。

干霍乱俗名绞肠痧

不得吐利，脐腹痛甚，躁扰闷痛欲绝，以盐汤灌下一碗许探吐，若不得吐，不治。更以吴茱萸三四两，用盐数两，炒热熨脐下。

暑霍乱

暑月霍乱，六和汤。热而燥渴烦闷，五苓散，或以凉水调益元散，或桂苓甘露饮，或藿薷汤冷服。

六和汤　治冒暑伏热烦闷，气不升降，霍乱转筋，呕吐泄泻，寒热交作，痰喘咳嗽，胸膈痞满，头目昏痛，肢体浮肿，小便赤涩，怠惰嗜卧，及中酒烦渴畏食并用此汤，随证加减。

缩砂一两　半夏一两　杏仁一两　白扁豆二两　人参一两　甘草炙，一两　赤茯苓二两　藿香叶二两　木瓜二两　香薷四两　厚朴姜炒，四两

上剉，每服一两，姜、枣水煎。

按：六和者，和六腑也。脾胃者，六腑之总司，故凡六腑不和之病，先于脾胃而调之。是方有藿香、砂仁，香能开胃窍也。半夏、生姜辛能散逆气也。茯苓、木瓜淡能利湿窍也。参、术、扁豆甘能调脾胃也。脾胃一治，则水精四布，五经并行，虽四肢百骸九窍，皆太和

矣，况于六腑乎？

五苓散方见中湿。

益元散又名六一散

滑石六两，水飞 甘草一两

上为细末，水调服。

桂苓甘露饮 治夏月引饮过多，肚腹膨胀，霍乱泄利，小便赤涩，口干燥渴。

白术二两，炒 白茯苓二两 猪苓二两 泽泻二两，去毛 滑石研，二两 寒水石研，一两 甘草炙，一两 肉桂去皮，五钱

上剉，每服一两五钱，水二盅，煎八分，温服。

按：上方以五苓利三焦之湿。二石清六腑之热，此河间治湿热之简便者。张子和加人参，因其脉虚故也。

【点评】霍乱属于烈性传染病，在我国古代早有其病名，《内经》《素问》《汉书》等都有霍乱这一病名。张仲景在其《伤寒论》中对霍乱的症状描绘为"呕吐而利"。中医认为霍乱主要是上吐下泻，久而阳气衰竭，导致"亡阳"，而西医学意义下的霍乱是指受霍乱弧菌感染所致的肠道传染病。近代医学家伍连德博士认为西医意义下的霍乱是清朝嘉庆二十五年，即 1820 年传入中国的，是舶来品。1820 年英国进攻缅甸，霍乱弧菌经海路传至广州，又蔓延到宁波、温州，遂向内地蔓延。而医学家余云岫认为霍乱是 1817 年由印度经陆地传入了中国。古代中医意义上的霍乱以症状命名，范围更广，包括西医学意义中的一些严重的急性肠炎、急性食物中毒、急性痢疾、中毒性痢疾、急性阿米巴痢疾等，当然按症状也包括西医之霍乱。西医定义的霍乱须经实验室检验明确霍乱弧菌"O"抗原、抗血清玻片凝集试验为阳性的疾病。

西医治疗霍乱主要是大量补液和用敏感抗生素，如四环素、

强力霉素、呋喃唑酮以及磺胺类药物。而中医的回阳固脱法治疗霍乱也很有效，常选用党参、白术、茯苓、陈皮、肉桂、附子、炮姜、生姜、炙甘草、大枣等水煎服。

呕吐证四

[歌] 得食即吐知为火，停久而来却是寒。久病胃虚因不纳，或缘气逆与停痰。食填胃口多生呕，新谷如何得下关。欲辨寒热虚实候，大微迟数脉中参。

[论] 有声有物曰呕，有物无声曰吐，有声无物曰干呕，皆主于脾胃。有胃寒者，有胃热者，有胃虚者，有痰隔者，有气滞者，有食郁热之不同，在乎参之以脉，验之以证，则虚实冷热之形无所逃矣。

[脉] 呕吐无它，寸紧滑数。微数血虚，单浮胃薄。芤则有瘀，最忌涩数。

胃热

得食即呕，胃火也，脉必数而口渴，二陈加姜炒芩、连。火上冲，食已暴吐，和中桔梗汤，荆黄散调槟榔末。

和中桔梗汤 治气热上冲，食已暴吐，脉洪数。

茯苓一钱　半夏七分,泡　陈皮八分　白术炒,八分　生姜五片　枳实炒,八分　厚朴姜炒,八分　桔梗八分

上剉，一剂，水二盅，煎至八分，空心温服。

荆黄散 治上焦气热所冲，暴吐。

荆芥二钱　人参一钱　甘草五分　大黄六分

上剉，一剂，水煎，调槟榔末一钱，磨木香五分，温服。

胃寒

食积为寒所逆，停久而吐者，脉必迟，理中汤加半夏、木香、姜汁，或紫沉丸。胃寒呕吐清水者，二陈汤加丁香、砂仁。

理中汤方见中寒。

紫沉丸

沉香三钱　槟榔三钱　紫苏梗五钱　益智去壳，炒，一两　神曲五钱　麦芽五钱　白术五钱　乌药五钱　香附炒，五钱　陈皮一两　厚朴姜炒，一两　甘草炙，三钱

上为末，水丸，砂仁汤送下三钱。

胃虚

胃虚不能纳食而吐者，脉必微，六君子汤加丁香、砂仁。饮食伤脾胃而吐者，枳术丸、枳术二陈汤加香附、砂仁。饮酒伤胃，呕吐不止者，葛花解酲汤。

六君子汤方见伤食。

枳术丸方见脾胃。

枳术二陈汤

即二陈加枳实、白术。方见痰证。

葛花解酲汤方见内伤。

食郁

宿食不克化，新谷不化而反出，脉沉，瓜蒂散或保和丸。食郁，

饮食不消，填塞胃口而呕吐者，二陈汤加神曲、山楂、姜炒黄连、厚朴、枳实。

瓜蒂散_{方见痰证。}

保和丸_{方见伤食。}

痰气

因痰气壅滞胃口，食不下而作呕者，二陈汤加竹沥、姜汁、枳实、瓜蒌。脉沉，瓜蒂散。痰在胸中，呕哕，温胆汤。气逆，枳桔二陈汤。

二陈汤_{方见痰证。}

枳桔二陈汤

即二陈加枳壳、桔梗。

温胆汤

即二陈加竹茹、枳壳。

【点评】呕、吐、干呕（金元后医籍中称为哕）均为胃气上逆所出现的症状。《黄帝内经》《伤寒论》《金匮要略》等书曾将三者清楚分辨。《医经溯洄集》谓："夫呕者，东垣所谓声物兼出者也。吐者，东垣所谓物出而无声者也。"至若干呕与哕，皆声出而无物也。夫仲景以声物兼出而名为呕，以物出而名为吐，以声独出而名为干呕。故言吐者，有吐涎、吐浊唾（即痰）、吐酸水、吐苦水等等，均不必有呕声；若言呕者，必声物俱出，而后世呕吐并称者，亦即古谓之呕，多指呕吐出胃中食物而言。至若哕（干呕），则另立专篇论述。呕吐与恶心二者临床上往往并见，恶心可能是呕吐的早期症状，呕吐多兼有恶心，但恶心者，却未必呕吐。

翻胃证五

[歌] 翻胃多因气血虚，脉来不足命多殂。是痰是火宜消降，数滑而沉可验之。更有寒郁并气滞，脉来沉伏与沉迟。

[论] 翻胃成于噎膈，病而致于翻胃，则已危矣。或朝食而暮吐，或暮食而朝吐，其吐必尽所食，日日如此，不变易者是也。至于吐无时者，呕吐也。空哕而无所出者，虚呕也。大抵此病由血槁不能荣润肠胃，故上不得纳，下不得便，如肠结若羊粪者死。然血虚者，则脉数而无力；气虚者，则脉缓而无力；气血两虚者，口中多出沫，但沫大出者必死。亦有热甚者，则脉数而有力；有痰阻者，则脉滑而有力；因气滞者，其脉沉而伏，因寒郁者，其脉沉而迟，皆非血气衰竭，故可治。学人须审其虚实而断之，斯无失也。

[脉] 翻胃噎膈，寸紧尺涩。紧芤或弦，虚寒之厄。关沉有痰，浮涩脾积。浮弱气虚，涩小血弱。若涩而沉，七情所搏。

虚

虚而不能荣润大肠，故便难。盖幽门不通，上冲吸门，食不能纳，年老者难治，年少者犹可保全，四物汤加桃仁、红花、麻仁、枳壳，结甚者，暂加熟大黄以导其滞，量人虚实用之。中年人，四物汤加童便、韭汁、牛羊乳、竹沥、姜汁。气虚者，参苓白术散。气虚有火兼痰者，七圣汤。阴虚火上冲者，四物汤加知母、黄柏、姜汁、竹沥。若饮食少思，大便不实，胸膈痞闷，吞酸嗳腐，食不化而反出，是为脾胃虚寒，即王太仆所谓：食入反出，是无火也。用六君子汤加炮干姜，白豆蔻、黄连、制吴茱萸，如不应，用八味丸补命门火以生脾土。

四物汤<small>方见血证。</small>

参苓白术散　治脾胃虚弱，饮食不进，呕吐泄泻。

人参<small>二钱，去芦</small>　茯苓<small>二钱，去皮</small>　白术<small>二钱，土炒</small>　干山药<small>二钱，炒</small>　甘草<small>二钱，炙</small>　白扁豆<small>去皮，姜汁浸，炒，一钱五分</small>　莲肉<small>炒，一钱</small>　砂仁<small>炒，一钱</small>　桔梗<small>炒，一钱</small>　薏苡仁<small>一钱</small>

上为细末，每服二钱，枣子煎汤调下。

七圣汤　治翻胃呕吐。

半夏<small>一钱</small>　黄连<small>一钱</small>　白豆蔻<small>一钱</small>　人参<small>一钱</small>　白茯苓<small>一钱</small>　竹茹<small>一钱</small>　生姜<small>三片</small>

上剉，一剂，水二盅，煎八分，空心热服。

六君子汤<small>方见脾胃。</small>

八味丸

即六味丸加肉桂、附子。<small>方见虚损。</small>

实

胃中有火，不能停食者，即王太仆所谓：食不得入，是有火也。二陈汤加竹沥、姜汁、炒黄连、山栀。便结者，四物汤加桃仁、红花、枳实、黄芩。痰阻者，二陈加枳壳、瓜蒌仁、竹沥、姜汁，或用化痰丸。气逆者，脉浮而洪，食已暴吐，气上冲胸发痛，用木香调气散。气滞者，脉沉而伏，二陈汤加木香、砂仁、青皮、枳壳。食与气相假成积者，其脉浮而匿，其症或先痛而后吐，或先吐而后痛，治法当以小毒药去其积，槟榔、木香行其气。下焦有寒者，其脉沉而迟，其症朝食暮吐，暮食朝吐，小便清，大便闭而不通，治法当以通其闭塞，温其寒气。大便渐通，复以中焦药和之，不令大便秘结而自愈也。

二陈汤_{方见痰证。}

化痰丸_{方见痰证。}

木香调气散

白豆蔻_{二两}　丁香_{二两}　木香_{二两}　檀香_{二两}　藿香叶_{八两}　炙甘草_{八两}　砂仁_{四两}

上为末，每服二钱，入盐少许，沸汤点服。

一方　治翻胃之要药。

韭汁_{二两}　牛乳_{一盏}　生姜_{半两，取汁}　竹沥_{半盏}　童便_{一盏}

上五味，和匀顿服，或入煎剂中同服尤佳。

一方　治翻胃极效。

用螃蟹洗净，入水中，蟹背上水要高三四指，以香油一小盏入水中，将两指捻白面撒水上，蟹脐内白沫即出，次日去蟹，留水晒干为末，每服五分，淡烧酒下。

【点评】翻胃又称"反胃""胃反"，指谷食入胃，停而不化，终至反出的症状。其表现或朝食暮吐，或暮食朝吐，或食入一二时而吐，或积至一昼夜而吐。《内经》尚未有反胃之名，然在有关呕、吐、哕、膈等病症的论述中即包括反胃一症，如"饮食入而还出""食晬时乃出"（《灵枢·上膈》）、"盛满而上逆"（《素问·脉解篇》）等。《金匮要略》首载"胃反"症名。其后，历代医籍或称反胃或称翻胃，皆名异实同。

噎膈证六

[歌] 噎膈生于血液干，或因气火或因痰。近于咽嗌名为噎，水饮能吞食物艰。胃脘之间成膈证，食虽能进下关难。要参脉症求虚实，勿泥辛香概作寒。

[论] 丹溪云：噎病生于血干。盖胃为水谷之海，脾为消化之器，清和则健运，能为诸经行其津液，稍有不行，则留滞壅塞，而噎膈之病作矣。世人皆遵局方，但有呕吐者，便用香燥热药，偏助其火，不思此病原因燥结枯槁而成，复用香燥热药治之，其谬甚矣！其始，胃液凝聚，其久也，脾气耗败，传化渐迟。乌、附、丹毒服之积久，血液俱耗，胃脘干槁。其槁在上，近咽之下，水饮可行，食物难入，间或可入，入亦不多，名之曰"噎"。其槁在下，与胃为近，食虽可入，难尽入胃，良久复出，名之曰"膈"，渐成反胃，小便秘，大便如羊粪，名虽不同，病出一体。夫血，阴也。阴主静，内外两静，则脏腑之火不起，金水二气有养，阴血自生，肠胃津润传化合宜，何噎之有？世人概用香燥热药者，不知此理也。子和引《内经》三阳结为膈立论，力辨世人热药之误，可谓明矣！

又有以承气治之，失之太峻也。盖咽有因火气冲逆，食不得入者，脉数大。有因痰饮阻滞者，脉结滑。有七情郁结者，脉沉涩。有因瘀血积滞，盖阳无阴不能失化，阴失位，阳伏其中，传化不变而反上行，其脉芤涩。因气者，从气治；因血者，从血治；因痰者，导之；因火者，壮水制之，岂专以辛香燥剂乎！若脾胃阳火衰微，不能运化者，暂以辛温药开其结滞，仍以益阴养胃为主。若概以局方辛香燥热之药以火济火，重耗其津液，则大便闭结，幽门不通，上冲吸门，而噎膈转甚矣。此千古之弊也！

达按：前证多起于忧郁，忧郁则气结于胸臆而生痰，久则痰结成块，胶于上焦，道路狭窄，不能宽畅，饮或可下，食则难入，而病已成矣。好酒之徒患此者，必是顽痰，盖酒能发火，火能成痰，痰因火煎，胶结不开，阻塞道路，水饮下咽，亦觉痛涩。若以血槁治，投当归、地黄等药，血未必润，反助其痰，病何由愈！若黑瘦之人，真阴素虚，常觉内热，又不嗜酒，或过服香燥热药者，当以血槁治。

痰气

喜怒七情伤于脾胃，郁而生痰，痰与气搏，升而不降，饮食不下，气留于咽嗌者，快气饼子、四七汤主之。

痰郁者，化痰丸。关格者，必用吐以提其气。若横格，不必在乎出痰也。有痰亦宜吐，涌痰汤。其关格者，详本条内。

快气饼子 治气郁不快，食下则胸膈噎塞疼痛。

莱菔子炒，二两　紫苏子一两　橘红一两　白豆蔻一两　白茯苓一两

上为细末，炼蜜和姜汁为饼子，时时噙嚼之。

四七汤 治七情气郁，结聚痰涎，状如破絮，或如梅核在咽喉之间，咯不出，咽不下。并治中脘痞满，痰涎壅盛，上气喘急。妇人有孕恶阻，亦宜服之。

半夏一钱半　白茯苓一钱三分　苏梗一钱　厚朴一钱

上剉，一剂，生姜七片，大枣一枚，水二盏，煎八分服。

化痰丸方见痰证。

涌痰汤

甘草一两　桔梗一两　瓜蒂五钱　枳壳五钱　陈皮五钱

上，用水十碗，煎至五碗，去渣，连连饮尽，浸浮其痰，发一恶心，即大吐。得宽后，可服参苓白术散调理，不致复发矣。

火

上焦火盛冲逆，食不得下而呕者，和中桔梗汤加竹茹、枇杷叶，渴者，去半夏，加麦冬。大便燥结者，人参利膈丸微下。血少阴虚，火盛不得眠，食入反出者，朱砂安神丸。

和中桔梗汤方见呕吐。

人参利膈丸 治胸中不利，痰咳喘满，和脾开滞，推陈致新，治

噎膈之圣药。

木香—两　槟榔—两　人参—两　当归—两　藿香—两　甘草—两　枳实—两　大黄酒浸，一两　厚朴姜制，一两

上为细末，水丸，温水送下五十丸，如桐子大。仍用猪胆导之，得通便佳。

朱砂安神丸方见惊悸。

虚

血气槁弱而成噎塞者，养血汤，或润血饮子。脾虚，中气不足，八珍汤加橘皮、竹茹、枇杷叶。

养血汤

当归二钱　生地黄二钱　玄参二钱　阿胶二钱　知母二钱　红花五分，酒洗　桃仁五分，研泥

上剉，一剂，水二盏，煎八分，加生白蜜二匙服。

润血饮子增　治血槁成噎。

水一盅，入阿胶一两，化开，煎至七分，加竹沥半盏，人乳一盏，蜜五匙，徐徐服之。

瘀血

瘀血则脉涩，桃仁承气汤下之。

桃仁承气汤方见本条下。

【点评】噎膈是吞咽障碍的一种临床症状。分而言之，噎指吞咽食物时梗噎不顺，膈乃膈阻不通，饮食不下。噎轻而膈重，噎是膈之始，膈为噎之渐。《千金方衍义》曰："噎之与膈，本同一

气，膈证之始，靡不由噎而成。"故可统称噎膈而并论述。本症在《内经》中称"膈""咽噎""膈塞不通"。《肘后方》有"忧膈""寒膈""热膈""气膈""恚膈"等五膈之分。《诸病源候论》则有"气噎""忧噎""劳噎""食噎""思噎"五噎之别。噎膈与反胃，虽均有呕吐，但概念不同。噎膈病位在食管胸膈之间，胃口之上，食物未曾入胃，以食不下或食入即吐为主症。反胃病位在胃，食已入胃，或朝食暮吐，或暮食朝吐，或食后即吐。所以赵献可在《医贯·噎膈论》中指出："噎膈，反胃……各个不同，病源迥异，治宜区别，不可不辨也。"另外，梅核气亦有咽中梗塞不顺感，但无饮食不下之苦，与此证不难辨识。

痞满证七

[歌]胸中满闷名为痞，外面殊无胀急形。食积结痰兼湿热，气虚不运病根深。

[论]痞者，否也，不通之意，由阴伏阳蓄，气血不运而成。处心下，位中央，填满痞塞，皆土之为病也，然痞与胀有轻重之分。痞则内觉痞闷，而外无胀急之形也。有中气不足，不能运化者；有饮食痰结，不能施化者；有湿热太甚而成者，当随证分消。虚者补中益气汤，不可峻剂攻之；实者略与疏导。昧者苟图一时通快，喜行峻利，多致危殆也。

[脉]痞满滑大，痰火作孽。弦伏中虚，微涩衰劣。

中气不足

中气不足，不能运化精微而为痞闷，脉弱无力，不可用利药攻之，补中益气汤。久服中气充满，清道健运，痞自除也。

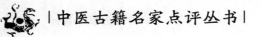
补中益气汤方见内伤。

食积

饮食内伤，不能克化而痞者，枳术丸或保和丸，或枳桔二陈汤加神曲、麦芽、山楂。心下虚痞，按之痛者，枳实消痞丸、黄连泻心汤。

枳术丸方见脾胃。

保和丸方见伤食。

枳桔二陈汤方见脾胃。

枳实消痞丸

枳实一钱，炒　山楂肉一钱　黄连炒，一钱　神曲炒，一钱　甘草炙，一钱　猪苓一钱　泽泻八分，去毛　厚朴姜汁拌炒，八分　砂仁八分，炒　陈皮一钱　人参一钱，去芦　黄芩一钱，炒　干姜八分　姜黄八分　白术炒，一钱

上末，蒸饼丸，梧子大，每服五十丸，食后白汤送下。

黄连泻心汤

黄连一钱二分　厚朴一钱，制　干姜八分　甘草五分　人参八分　白芍药八分

上㕮，一剂，姜三片，水二盅，煎八分，空心热服。

湿热

湿热太甚而痞者，黄连泻心汤。有热，三黄泻心汤。火邪乘脾而痞者，二陈加黄连、黄芩、瓜蒌。

黄连泻心汤方见前。

三黄泻心汤

大黄_{三钱}　黄连_{三钱}　黄芩_{三钱}

上剉，一剂，水二盏，煎一盏，热服。

二陈汤_{方见痰证。}

痰滞

痰气阻滞中州而为痞者，小陷胸汤，或枳桔二陈汤加黄连、瓜蒌、天花粉。痰气壅满，心胸痞满不宽，导痰汤。

小陷胸汤

半夏_{六钱}　黄连_{三钱}　瓜蒌_{小者一个，大者半个}

用水二盅，加生姜三片，先煎瓜蒌，约盅半许，入半夏、黄连，煎至一盅，温服。

枳桔二陈汤_{方见脾胃。}

导痰汤_{方见痰证。}

【点评】《伤寒论》对痞满的理法方药论述颇详，如谓"但满而不痛者，此为痞""心下痞，按之濡"，提出了痞的基本概念；指出该病病机是正虚邪陷，升降失调，并拟定了寒热并用，辛开苦降的治疗大法，其所创诸泻心汤乃治痞满之祖方，一直为后世医家所尊奉和习用。《诸病源候论·痞噎病诸候》提出"八痞""诸痞"之名，包含了胃痞在内，论其病因有风邪外入，忧恚气积，坠堕内损，概其病机有营卫不和，阴阳隔绝，血气壅塞，不得宣通。并对痞作了初步的解释："痞者，塞也。言腑脏痞塞不宣通也。"东垣所倡脾胃内伤之说，及其理法方药多为后世医家所借鉴，尤其是《兰室秘藏》卷二之辛开苦降、消补兼施的消痞丸、枳实消痞丸更是后世治痞的名方。《丹溪心法·痞》已将痞满与胀满作了区分："胀满内胀而外亦有形，痞则内觉痞闷，而外无胀急之形。"在治疗上丹溪特别反对一见痞满便滥用利药攻下，认为中气重伤，痞满更甚。《景岳全书·杂证谟·痞满》对本病的辨证颇为明晰："痞者，痞塞不开之谓；满者，胀满不行之谓。盖满则近胀，而痞则不必胀也。所以痞满一证，大有疑辨，则在虚实二字。凡有邪有滞而痞者，实痞也；无物无滞而痞者，虚痞也。有胀有痛而满者，实满也；无胀无痛而满者，虚满也。实痞、实满者可散可消；虚痞、虚满者，非大加温补不可。"《类证治裁·痞满》将痞满分为伤寒之痞和杂病之痞，把杂病之痞又分作胃口寒滞停痰，饮食寒凉伤胃，脾胃阳微，中气久虚，精微不化，脾虚失运，胃虚气滞等若干证型，分寒热虚实之不同而辨证论治，对临床也很有指导意义。

恶心证八

[歌] 畏食分明是恶心，呕而无物亦无声。胃中寒气兼痰火，随证斟量细辨明。

[论] 戴云：恶心者，无声无物，心下欲吐不吐，欲呕不呕，心中兀兀如畏舟车者是也。

胃寒

胃中有寒气而作恶心者，呕清水，不渴，脉迟，明知食寒物、受寒气，大半夏汤、小半夏茯苓汤、理中汤加生姜、半夏。

大半夏汤

半夏二钱五分　陈皮二钱五分　茯苓二钱五分　生姜二钱五分
上剉，一剂，水二盏，煎一盏，热服。

小半夏茯苓汤<small>方见咳逆。</small>

理中汤<small>方见中寒。</small>

胃热

胃中有热而作恶心呕酸，内有热，脉必浮大而滑数，烦渴，二陈加姜炒黄连、山栀。胃气不足，内热恶心，六君子汤加辰砂、姜炒黄连。

二陈汤<small>方见痰证。</small>

六君子汤<small>方见脾胃。</small>

【**点评**】恶心，别名反胃，在医学上是指一种胃部不适或感到想呕吐的症状。恶心本身不是一种疾病，而是多种情况下所产生症状，其中许多都与胃有关。头晕也可能会导致恶心。本篇从胃寒、胃热论述恶心，虽无甚新意，但简单明了，不仅让人一看就懂，而且一用就灵。论中的"戴云"应该是指戴元礼（思恭）而言。

吞酸证九

[歌] 要识吞酸与吐酸，总因湿热肺脾间。吐酸吐出酸如醋，若是吞酸咯吐难。

[论] 夫吞酸与吐酸不同，吐酸者，吐出酸水如醋。平时津液随上升之气郁滞日久，湿中生热，故从火化，遂作酸味，如谷肉在器，湿热则易酸。吞酸者，郁滞日久，不能自涌而出，伏于肺胃之间，咯不得上，咽不得下。肌表得风寒则内热愈郁，而酸味刺心；肌肤得温暖则腠理开发，或得香热汤丸，则津液流通，郁热得行，亦可暂解，

盖标寒而本热也。故《素问》、河间言热者，言其本也，东垣言寒者，言其标也。学人当究其浅深之感，本末之治而用药，庶可取十全之效也。

[脉] 吞酸脉形，多弦而滑。或沉而迟，胸有寒饮；或数而洪，胸有痰热。

吞酸

吞酸是湿热郁滞于肺胃之间，必食自养，二陈汤加吴茱萸、黄连，顺其性而折之，佐以苍术、茯苓以行其湿热，再加姜炒黄连。吞酸有食不化者，平胃散加神曲、麦芽、山楂、姜炒黄连。

二陈汤_{方见痰证。}

平胃散_{方见中湿。}

吐酸

吐酸者，津液随上升之气郁之日久，湿中生热，故从火化而作酸味，二陈汤加吴茱萸、炒黄连、山栀、苍术、厚朴、生姜。中脘有宿食留饮，酸味蜇心痛，或吐酸水如醋之味，蜇牙痛，曲术丸、茱连丸。

曲术丸 治中脘停食留饮，酸蜇心痛，或口吐清水。

神曲_{炒，三两}　陈皮_{一两}　苍术_{米泔浸，炒，一两五钱}

上为末，生姜汁煮神曲为丸，每服七十丸，姜汤下。

茱连丸

黄连_{一两，酒炒}　黄芩_{五钱，酒炒}　陈皮_{五钱}　吴茱萸_{五钱，煮，晒干}
苍术_{七钱，米泔浸，炒}

上为末，煮神曲为丸，下七十丸。

按：是方以芩、连治热，热去则不吐酸。苍术燥湿，湿除则不生热。陈皮理气，气行则湿不郁。茱萸味辛热，能引芩、连入肝而泻火，此从治之义也。

【点评】《内经》谓"诸呕吐酸，皆属于火。"刘完素释云："酸者木之味，由火盛制金，不能平木，肝火自甚，故为酸也。"金元以后，多数医家认为吞酸的内因主要有湿热在胃上口，饮食入胃，则被湿热郁遏，食不得化，以致清气不升，浊气不降，清浊相干，气逆于内，故欲吐复入而吞酸。作者进一步指出吞酸与吐酸仍有细微区别："夫吞酸与吐酸不同，吐酸者，吐出酸水如醋。平时津液随上升之气郁滞日久，湿中生热，故从火化，遂作酸味，如谷肉在器，湿热则易酸。吞酸者，郁滞日久，不能自涌而出，伏于肺胃之间，咯不得上，咽不得下。"为精准辨证作出了示范。茱连丸是出自《丹溪心法》的一首名方，又名回令丸、萸连丸、左金丸、二味左金丸。但这里的"茱连丸"应该是同名异方，从药物组成来看，它是在茱连丸的基础上加上黄芩、苍术、陈皮。关于新加三味药的用意，邵氏按语给出了很好的诠释："以芩、连治热，热去则不吐酸。苍术燥湿，湿除则不生热。陈皮理气，气行则湿不郁。"

嘈杂证十

[歌] 痰因火动令人嘈，湿痰气郁总同条。肥人自是湿痰故，伐火芩连栀子调。

[论] 丹溪云：嘈杂者，俗谓之心嘈是也。有痰因火动者，必痰多，脉滑而数，宜治痰为先，治火次之。有食郁作热者，脉数而大，当治其火，而开导次之。有因湿痰者，脉沉而滑，宜豁痰。有因气郁者，脉沉而涩，宜开郁理气，盖沉则为郁，滑主痰而涩主气也。医能

审脉验证，真知是火、是气、是郁，斯为活法矣。

痰

痰因火动者，治痰为先，二陈汤加姜炒黄芩、黄连、山栀子为君，南星、半夏为佐，桔梗、青黛为使。

二陈汤 方见痰证。

气郁

气郁者，越鞠丸，或二陈汤加枳壳、桔梗、香附、乌药、姜炒黄连、苍术，有痰加贝母。

越鞠丸 方见郁证。

火

火嘈者，二陈汤加黄芩、黄连、山栀子，或三补丸。有火郁，二陈汤加山栀子、香附、抚芎、苍术。

三补丸

黄芩四两　黄连四两　黄柏四两

上为细末，水丸，每服七十丸，白汤送下。

食郁热

食郁有热先治火，芩连枳术丸加神曲、麦芽、山楂、陈皮、半夏。或食郁不消，胸满嘈杂，大安丸。

芩连枳术丸

即枳术丸加芩、连。方见脾胃。

大安丸

即保和丸加白术。方见伤食。

【点评】嘈杂一证，或作或止，其为病也，则腹中空空，若无一物，似饥非饥，似辣非辣，似痛非痛，而胸膈懊愦，莫可名状，或得食而暂止，或食已而复嘈，或兼恶心，而渐见胃脘作痛。此证有火嘈，有痰嘈，有酸水浸心而嘈。大抵食已即饥，或虽食不饱者，火嘈也，宜兼清火。痰多气滞，似饥非饥，不喜食者，痰嘈也，宜兼化痰。酸水浸心而嘈者，戚戚膨膨，食少无味，此以脾气虚寒，水谷不化也，宜温胃健脾。又有误用消伐等药，以致脾胃亏损，血少嘈杂，中虚则烦杂不饥，脾弱则食不运化，此宜专养脾胃。总之，嘈杂一证，多由脾气不和，或受伤脾虚而然，所以治此者，不可不先顾脾气。然古人于此，悉以痰火论治，予恐专用寒凉，则胃气虚寒不健者，反以日甚，而渐至恶心、嗳气、反胃、噎膈之类，将由此而起矣。

呃逆证十一

[歌] 阴火攻冲成咳逆，或因痰气滞胸膈。胃中积热与停寒，病后胃虚多吃忒。

[论] 咳逆者，古名哕，今名呃，又名吃忒。胃寒者，脉迟涩，手足寒，呕吐，无热证。胃热者，脉洪大，燥渴，便难。有胃中有痰，阴虚火炎上冲而呃者，其气从脐下逆上。丹溪云：上升之气，至肝而出，中挟相火。经云：诸逆冲上，皆属于火。有痰气逆滞者，其气从胸中起，中州元气郁也。有病后发呃者，久病胃虚也，宜细

辨之。

[脉] 呃逆甚危，浮缓乃宜。弦急必死，结代促微。

胃火

胃火上逆而呃，小半夏茯苓汤加山栀、黄芩吐之。利后胃热而呃，橘皮竹茹汤。

小半夏茯苓汤

半夏五钱，汤泡　　茯苓三钱，去皮

上，生姜五钱，捣汁同煎，不拘时热服。

橘皮竹茹汤　治吐利后胃虚膈热而咳逆者。

橘皮二钱　竹茹一钱　人参五分　甘草炙，五分

上，生姜五片，大枣二枚，煎服。

阴火

阴火上逆，从脐下逆上，夜分转甚者，四物汤加知母、黄柏、竹茹、陈皮、茯苓。

四物汤方见血证。

病后呃

病后元气不足，胃虚寒而呃，人参理中汤。痢后发呃，多不救，用六君子汤犹或可生。

人参理中汤方见中寒。

六君子汤方见脾胃。

胃寒

胃寒气逆呃者，丁香柿蒂汤。吐利后胃虚寒，手足厥冷呃逆者，理中汤加丁香、木香、枳壳。

丁香柿蒂汤

丁香一钱　柿蒂一钱　陈皮一钱　青皮一钱　人参五分

上剉，一剂，水二盅，煎八分，温服。

理中汤方见中寒。

痰气

无别证，忽然发呃，痰气逆滞，气从胸中起，小半夏茯苓汤加木香、枳壳，或萝卜汤调木香调气散。痰碍气逆而呃，用蜜汤探吐。

小半夏茯苓汤方见前。

木香调气散

木香三两　檀香三两　白豆蔻三两　丁香三两　砂仁四两

甘草炙，一两半　藿香一两五钱

上为末，每服一钱，盐汤下。

【点评】呃逆在《内经》《伤寒论》《金匮要略》《诸病源候论》《千金翼方》等书中均称为"哕"。至金元时期，《兰室秘藏》将"呕吐哕"混称。《丹溪心法》谓："凡有声有物，谓之呕吐；有声无物，谓之哕"，则哕即干呕，乃呕吐之类。故在金元之前的医籍中，呃逆与哕同义，《类经》谓"古之所谓哕者，则呃逆无疑"，金元之后哕即干呕。所以呃逆、哕（干呕）、呕吐三种症状，虽均是胃气上逆的症状，但其表现各不相同。《景岳全书·杂证谟·呃逆》："凡杂证之呃，虽由气逆，然有兼寒者，有兼热者，有因食滞而逆者，有因气滞而逆者，有因中气虚而逆者，有因阴气竭而逆者。但察其因而治其气，自无不愈。若轻易之呃，或偶然之呃，气顺则已，本不必治。惟屡呃为患及呃之甚者，必其气有大逆或脾肾元气大有亏竭而然。然实呃不难治，而惟元气败竭者乃最危之候也。"本篇将呃逆证分为胃火、阴火、病后呃、胃寒、痰气五种。但无论何种呃逆，总由胃气上逆动膈而成，故治疗原则为理气和胃、降逆止呃，并在分清寒热虚实的基础上，分别施以祛寒、清热、补虚、泻实之法。对于重危病证中出现的呃逆，则急当救护胃气。

嗳气证十二

[歌] 何故令人成嗳气，盖缘痰火乘于胃。治痰星夏共陈皮，治火黄连石膏辈。

[论] 嗳气者，胃中有火、有痰、有食、有气，南星、半夏、软石膏、炒黑山栀子、香附，或丸或煎服。又云：痰条下，食积热，噫气吞酸证，火气冲上，多作嗳气，黄芩为君，南星、半夏、陈皮为佐，热多再加青黛、山栀子、瓜蒌仁，或润下丸。

润下丸 方见痰证。

【点评】嗳气是比较常见的临床表现，作者将其成因归之于"胃中有火、有痰、有食、有气"，但火、痰、食、气是如何产生又怎样发展变化的，却语焉未详。不惟如此，治疗嗳气的方药也过于简略，仅仅只有一首润下丸似乎远远不够，而其用药多从火治，以我之见，亦不足可取。

头痛证一 _{眉眶痛附}

[歌] 头痛先须辨厥真，湿痰风火挟邪侵。气虚血少兼寒湿，识者尤当审六经。更有眉眶频作痛，风痰风热客于棱。

[论] 如太阳头痛者，恶风寒，脉浮紧，痛在巅顶两额角。少阳头痛者，往来寒热，脉弦，痛连耳根。阳明头痛者，发热自汗，脉浮长大，痛连目、颊、齿。太阴头痛者，必有痰，体重，或腹痛，脉沉，头重。少阴头痛者，足寒气逆，为寒厥，脉沉细。厥阴头痛者，吐痰沫，厥冷，脉浮缓，痛引目系。此六经头痛，多挟外邪也。

血虚头痛者，自鱼尾上攻头痛也。气虚头痛者，耳鸣，九窍不利。肠胃之所生湿热头痛者，心烦重痛，病在膈中，过在手太阳、少阴。寒湿头痛者，气上而不下，头痛巅疾，下虚上实，过在手少阴、巨阳，甚则入肾。偏头痛者，头半寒痛，先取手少阳、阳明，后取足少阳、阳明。厥头痛者，所犯大寒至骨髓，髓以脑为主，脑逆，故头痛齿亦痛。真头痛者，痛甚入连于脑，手足寒至节，旦发夕死，夕发旦死也。

丹溪云：头痛多主于痰，甚者火，多有可吐者，有可下者。又若眉眶痛者，属风热与痰。有肝虚而痛者，才见光明，则眶痛甚。有眉棱骨痛者，眼不可开，昼静夜剧，属痰。凡此之类，种种不同，视其所挟，究其所因，定其经络，参以脉理，而施以补、泻、宣、通、汗、利之法，斯无一偏之弊也。

六经痛

太阳，川芎、羌活、藁本、麻黄。少阳，小柴胡汤。阳明，升麻葛根汤加石膏、白芷、葱白。太阴，苍术、半夏、南星、川芎、蔓荆子。少阴，麻黄附子细辛汤。厥阴，吴茱萸汤加柴胡。

小柴胡汤 方见疟疾条下。

升麻葛根汤 治阳明经头痛。

升麻一钱五分　葛根一钱五分　白芍药一钱　甘草一钱

煎服。

麻黄附子细辛汤 治少阴头痛。

麻黄去节，二钱　细辛二钱　附子煨，二钱

水二盏，煎，温服。

吴茱萸汤 治厥阴头痛，或痰涎厥冷，脉浮而缓。

麻黄五分，去节　羌活五分，去芦　吴茱萸四分　藁本三分　升麻三分　黄芪三分　黄芩一钱　当归酒洗，一钱　黄柏炒，一钱　川芎一钱　蔓荆子三分　细辛三分　柴胡三分　黄连炒，三分　半夏泡，三分　红花三分　苍术米泔浸一昼夜，晒干，炒，一钱

剉一剂，水二盏，煎八分服。

虚痛

血虚痛，芎归汤，或四物加酒芩、羌活、柴胡、蔓荆子。气虚痛，四君子汤。气血两虚，调中益气汤加川芎、蔓荆子、细辛。巅顶痛，必用藁本、柴胡、防风。

芎归汤 治血虚头痛。一名芎汤。

川芎三钱　当归酒浸，二钱

水二盏，煎八分，食远热服。

四物汤 _{方见血证条下。}方见血证条下。

四君子汤 方见脾胃条下。

调中益气汤 方见内伤条下。

风湿寒热痛

风热与湿上壅，清空膏。风热盛者，彻清膏。瘦人头痛是火，酒芩为主，加引上药。风热上攻头痛者，防风通圣散，或芎芷散。大寒犯脑，令人头痛，齿亦痛，羌活黑附汤。风热盛，酒芩、天麻、川芎、防风、薄荷，或茶调散。

清空膏　治偏正头疼，及风、湿、热上壅作痛。

细挺子黄芩_{三两，一半酒蒸，一半炒}　防风_{去芦，一两}　羌活_{一两，去芦}
甘草_{炙，一两五钱}

末之，每二钱，汤调膏下。

彻清膏　治风热上攻头痛。

蔓荆子_{一钱}　细辛_{一钱}　薄荷_{三分}　川芎_{三分}　甘草_{生用五分，炙用五分}
藁本_{一钱}

末之，茶调下三钱。

防风通圣散 方见中风条下。

芎芷散　治风邪入于头脑作疼痛。

白芷_{一钱}　石菖蒲_{一钱}　陈皮_{八分}　苍术_{米泔浸，晒干，炒，八分}　细辛_{八分}　厚朴_{姜炒，七分}　半夏_{汤泡，七分}　紫苏茎、叶_{八分}　甘草_{炙，六分}
木通_{八分}　肉桂_{六分}　川芎_{一钱}

上剉，一剂，水二盅，加姜三片，葱白二枚，煎八分服。

羌活黑附汤　治冬月大寒犯脑，令人头痛，齿亦痛。

麻黄_{带节，三分}　僵蚕_{炒，三分}　黄柏_{炒，三分}　黑附子_{泡，三分}　羌活_{去芦，五分}　防风_{去芦，五分}　白芷_{五分}　苍术_{米泔浸，晒干，炒，五分}　升麻_{二分}　甘草_{二分}　黄芪_{一钱}

水煎，食后温服。

茶调散　治诸风上攻头痛，目昏鼻塞及偏头疼。

薄荷叶_{二两}　川芎_{一两}　羌活_{去芦，五钱}　甘草_{炙，五钱}　荆芥穗_{一两}　白芷_{五钱}　细辛_{一钱五分}　防风_{三钱，去芦}

上为细末，每服二钱，食后茶汤调下。

痰痛

痰厥头痛，二陈汤加苍术、蔓荆子、南星、防风。肥人头痛是湿痰，半夏、苍术为主，加引经向导药。痰厥头痛，痰唾稠黏，头旋眼黑，头苦痛如裂者，半夏白术天麻汤。风痰上攻头痛，白芷、芽茶、川芎、防风、南星、半夏、细辛，或青州白丸子。风痰上盛，三生散。

二陈汤_{方见痰证条。}

半夏白术天麻汤　治眼黑头旋，头苦疼痛吐逆。

白术_{炒，一钱}　神曲_{炒，一钱}　陈皮_{一钱五分}　半夏_{汤泡，一钱五分}　麦蘖_{一钱五分}　白茯苓_{五分}　天麻_{五分}　黄芪_{五分，蜜炙}　人参_{去芦，五分}　苍术_{泔制，五分}　泽泻_{五分，去毛}　干姜_{三分}　黄柏_{酒炒，三分}

剉一剂，水二盅，煎至八分，空心热服。

青州白丸子　治风痰壅盛，瘫痪惊风，呕痰水涎沫。

白附子_{二两}　半夏_{二两}　南星_{二两}　川乌_{去皮、脐，半两，俱生用}

上捣为末，以生绢袋盛之，于井花水中摆出药末，更以手捏令出，以粗渣再捣，仍入绢袋摆尽为度。贮瓷器中，日晒夜露，每日一换新水，搅而复澄，春五日、夏三日、秋七日、冬十日，去水晒干再研，以糯米粉清丸如绿豆大，常服二十丸，生姜泡汤送下。

三生散 治风上攻头脑，痰滞不行，以致偏正苦疼。

乌头炮，一钱　白附炮，二钱　南星炮，二钱半

姜三片，水煎服。

眉眶痛附

肝虚羞明，眉眶痛者，熟地黄丸。风热盛眉眶痛，选奇羌防散，或芩芷散。风痰攻上眉棱痛者，导痰汤。寒湿上攻眉棱痛者，芎辛散。风痰风热盛，二乌散。

熟地黄丸 治肝血虚少，眉眶疼痛，羞明畏日之证。

生地黄一两　熟地黄一两　玄参一两　金钗石斛一两

上末之，蜜丸梧桐子大，每服三钱，空心白汤送下。

选奇羌防散 治风热上壅，眉棱疼痛不可忍之证。

羌活二钱，去芦　防风二钱，去芦　甘草二钱　黄芩酒炒，二钱

煎服。

芩芷散 治风热上盛，眉眶疼痛，目不能视物者。

黄芩酒炒，一两　白芷一两

末之，每服二钱，茶清调下。

导痰汤方见痰证条。

芎芷散 治头疼因寒湿上攻，或眉棱作痛并治之。

乌头生用，一两　附子生用，一两　天南星一两　干姜一两　甘草五钱，炙

川芎一两五钱　细辛一两五钱

每四钱，姜、枣煎。

二乌散 治风、治热二气攻于太阳等经，头脑作痛。

川乌童渡浸，炒，五钱　草乌童便浸，炒，五钱　细辛五钱　羌活去芦，五

钱　黄芩_{酒炒，五钱}　甘草_{炙，三钱}

上末之，每服二钱，食后茶清调下。

【点评】此论头痛证列举了六经痛、虚痛、风湿寒热痛、痰痛，再加另附的眉眶痛，共有五种病况在内。然而，从病因病机的角度来分析，它们相互之间还是有一定关联的，譬如六经痛之中可能涵盖了虚痛、风湿寒热痛或眉眶痛，而痰痛也可以结合六经痛来辨证。虽然用各种止痛药多少也能缓解一些，但是头痛依然是不可名状的一个顽疾痼症。中医治疗头痛的优势就在于整体观和辨证论治，如果一味地头痛医头、脚痛医脚的话，那是很难彻底解决头痛问题的。其实痛证当前，也可分为不通则痛和不荣则痛，前者用通络止痛类药物即可，后者则以升阳益气类中药为佳。

头风证二

[歌] 头风素有热和痰，忽冒风寒脑髓间。何故女人多病此？为无巾帻御风寒。

[论] 夫头风，即首风也。孙思邈云：新沐浴竟取风，为首风。经云：首风之状，头面多汗，恶寒，当先风一日则病甚，头痛不可以出内，至其风日则病稍愈。又云：头风者，本于风寒入于脑髓也。盖头者，为诸阳之会，其人素有痰火，风寒客之，则热郁而闷痛，故妇人多患此者，为无巾帻以御风寒故也，有偏、有正。

丹溪云：头风属痰者多，有热、有风、有血虚。在左属风与血虚；在右属痰与热。善治者，究此病情，全在活法，出入加减，无不奏效也。

风与血虚

头风在左，属风与血虚。风者，荆芥、薄荷之类。风热者，消风散、茶调散。血虚者，芎归汤，或四物汤加荆芥、防风、白芷、酒芩、薄荷、蔓荆子之类。以上诸方俱见头痛证下。

痰

头风在右者属痰，苍术、半夏之类。湿痰头风，用酒芩三钱，苍术四钱，川芎、细辛各二钱，甘草一钱，末之，姜、茶搅匀调服，或二陈汤加酒芩、薄荷、川芎、细辛，或导痰汤加酒芩、苍术。以上二方，俱见痰证。

火

头风属火者，酒芩为主，或二陈汤、酒芩、薄荷、川芎、细辛，方见痰证。或防风通圣散，方见头痛证。或消风百解散。凡用芩、连，须用酒炒，以其上行头角故也。

消风百解散 治半边头风作痛，因火热上冲之证。

荆芥一钱 白芷一钱 陈皮八分 麻黄一钱 苍术一钱，米泔浸，冬七日、夏三日、春、秋五日。晒干，炒燥 甘草八分

上剉，一剂，水二盏，煎八分，食远服。

附方 治偏头疼至妙之药。

羌活去芦，一钱 独活去芦，一钱 川芎一钱 白芷一钱 细辛一钱 藁本一钱，去芦 防风一钱，去芦 黄芩酒炒，一钱

上剉，一剂，水二盏，煎八分，食后热服。

又方 治半头痛极效。

香白芷_{一钱}　天南星_{一钱}　川乌_{八分}　半夏_{八分}

上为末，每服一钱，水调服，妇人加甘草一钱。

【点评】头风病是一种以慢性阵发性头痛为主要临床表现的疾病，该病病程较长、缠绵难愈、易于复发。此病在古代医著中常与头痛并列提出。因头为至高之处，诸阳之会，脏腑气血聚集之所，而风为阳邪，为百病之长，"伤于风者，上先受之"，"巅顶之上，唯风可到"，故"风邪伤于阳经，入于脑中，则令人头痛"。风邪多挟寒、热、湿邪，如客于脑络，留而不去，遇触即发，故前人称偏正头痛为头风。治疗正如李东垣所言："凡头痛皆以风药治之者，总其大体而言之也。高巅之上，唯风可到。"考古代医家治疗头风方剂，如《东垣试效方》的清空膏（羌活、防风、柴胡、川芎、甘草、黄连、黄芩），此方是后世常用的方剂，其主治为"治偏正头痛深年不愈者，及疗风湿热头痛，上壅损目，及脑痛不止"，明代龚廷贤在《寿世保元》中创制的清上蠲痛汤，其主治为"一切头痛主方，不问左右偏正，新久皆效"。不仅古代医家广泛使用清空膏、清上蠲痛汤等祛风剂治疗头风，现代医家也不乏其人。如沈炎南在临床运用清上蠲痛汤治疗偏正头痛，并在获得良效基础上，根据自己的实践经验制定了"加减清上蠲痛汤"（羌活、防风、细辛、白芷、菊花、蔓荆子、川芎、当归、黄芩、麦冬、甘草），临床疗效更佳。并强调用药量必须轻，才能遂其轻清上浮之性。正如本篇所言："善治者，究此病情，全在活法，出入加减，无不奏效也。"

头眩证三

[歌] 痰火令人头转旋，气虚血失每头眩。风寒暑湿乘虚致，识

得其机可望痊。

[论] 眩者，目花黑暗旋倒也。其状头旋目闭，身转耳聋，如立舟车之上，起则欲倒。虚极乘寒得之，故风则有汗；寒则掣痛；暑则燠闷；湿则重滞，此四气乘虚而眩晕也。或七情郁而生痰、动火，随气上厥，此七情致虚而眩晕也。酒色过度，肾虚不能纳气归元，使气逆奔而上，气虚而眩晕也。吐衄、崩漏或产后失血，脾虚不能收摄营气，使诸血失道妄行，此血虚眩晕也。丹溪云：头眩多挟痰，气虚并火及湿痰、火痰，盖无痰不能作眩，痰因火动也。凡此之证，要参以脉症治之，随机应变，不可以一途而取轨也。

谨按：经曰：诸风掉眩，皆属肝木。肝木为风所撼，必鼓动其肺，肺金不能制木，风卷痰而上升，故目无定视，上下反复，甚则呕吐，饮食罕御。大法，平其风、降其痰而已。妇人患崩淋头眩，以血虚治，为少血不能养肝，肝木根虚，不能不动摇，故眩治崩淋则眩自止，所以培其根也。

[脉] 风寒暑湿，气郁生涎。下虚上实，皆头眩晕。风浮寒紧，湿细暑虚。痰则滑弦，瘀芤而涩。数大火邪，虚大久极。先理气痰，次随症脉。

外感眩晕

风热虚眩，川芎茶调散。_{方见头痛证。}风寒上厥眩晕，芎术除眩散。暑火眩晕，二陈汤。_{方见痰证。}加人参、白术、山栀、黄连、川芎。伤湿，肾着汤。_{方见腰痛证。}

芎术除眩散　治风寒上厥眩晕。

附子_{生，半两}　白术_{半两}　川芎_{半两}　桂_{二钱半}　甘草_{炙，二钱半}

每服三钱，姜三片，水二盏，煎一盏服。

虚眩

气虚眩晕，因相火盛，治痰为先，半夏白术天麻汤，方见头痛证。或用香橘饮。气虚眩晕，四君子汤，方见脾胃。加天麻、防风。血虚眩晕，芎归汤。方见头痛。失血眩晕，四物汤，方见血证。加焦姜。产后血虚眩晕，清魂散。方见女科。

香橘饮　治气虚眩晕。如治血虚者，加芎、归、肉桂。

木香七分　　白术一钱，炒　　半夏曲一钱　　橘皮一钱　　茯苓一钱　　砂仁七分　丁香十四粒　　甘草炙，八分

上剉，一帖，生姜三片，水二盏，煎一盏，食远热服。

痰火眩晕

湿痰眩晕，二陈汤加酒芩、白术、南星、天麻、苍术，方见痰证。或青州白丸子，方见头痛。或半夏白术天麻汤。方见头痛证。火动其痰者，二陈汤加黄芩、黄连、苍术、羌活。方见痰证。火盛者，酒炒大黄末，茶调下。方用大黄酒浸，九蒸九晒为末，水丸如绿豆大，每服百丸，食后临卧清茶送下，神效。方用半夏、白茯苓、川芎、甘草、羌活、白芷、枳实、南星、防风、细辛、酒黄芩，气虚加参、术；血虚加芎、归；热加黄连各等分，姜三片，水煎服。以此作丸，每日下二三，极效。

【点评】头眩是指视物昏花旋转，如坐舟车之状，严重者张目即觉天旋地转，不能站立，胸中上泛呕恶，甚或仆倒。本症在古代医籍中有多种名称。《素问》有"头眩""掉眩""徇蒙招尤"之称；《灵枢》称"眩冒""目眩""眴仆"等；《金匮要略》有"冒眩""癫眩"之记载；《诸病源候论》称"风眩"；《太平圣惠方》称"头

旋"；《三因极一病证方论》称"眩晕"；《济生方》称"眩运"，清代以降，多称"眩晕"或"头晕"。有将先眼花而致头晕者称"目眩"，先头晕而致眼花者称"巅眩"，头晕重而眼前发黑者称"眩冒"。此类命名并无本质差别，故均归于本节讨论。《景岳全书·杂证谟·眩运》："无虚不能作眩，当以治虚为主，而酌兼其标。"《临证指南医案·眩晕》："肝风内沸，劫烁津液，头晕，喉舌干涸。"本篇将头眩证分为外感眩晕、虚眩和痰火眩晕三类，实则与丹溪"无痰不能作眩"和景岳"无虚不能作眩"遥相呼应，在痰与虚两者之间"随机应变"，所以半夏白术天麻汤屡治眩晕获效或许就是最好的证明。

心痛证四

[歌]心痛当分久与新，暴婴寒气必须温。若还稍久多成郁，郁积因而作热蒸。大实痛时难以按，按之痛定作虚论。蛔虫痛止偏能食，脉涩须知死血因。真痛在心无药疗，厥疼胃脘正当心。

[论]夫心痛者，有真、有厥。真者，邪中心君，手足青至节即死，非药可疗。厥者，邪客于心胞络、胃脘之间，当心之分，非真心受证，故可治也。又有寒厥、热厥之分，大实、大虚之别。古人又有九种之名：曰饮、曰食、曰风、曰冷、曰热、曰悸、曰虫、曰疰、曰去来痛，若此者，皆可究其因而施治也。其如陈无择云：有五脏及诸经、诸腑心痛，虽言之详，而无治例，反使后学有惑于心，故不具载，盖亦不过寒、热、表、里、虚、实之候也。丹溪云：心脾痛，须分新久，若明知身受寒气，口食寒物，于初病之时，当以温散、温利之剂。若得稍久而成郁，郁则蒸热，热久必生火，若欲行温剂，宁无助火添病乎？故古方多以山栀为热药向导，则邪易伏，病易退。又审平昔喜食热物，以致死血留于胃脘，或因痰气、食积郁滞于胃作痛

者。如此等例，皆前人之所未发，后学当导而行之，斯活法也。

谨按：世人患真心痛者极少。真心痛者，平素原有痰，卒然大痛如割，入于无声，汗出不休，舌强无言，手足厥冷。此疾一作，死在旦夕。针灸之所不施，药力之所未及，患之者十无一生。盖寒邪直中心经，君火不能抗敌故也。今之患心痛者，乃胃脘与心胞络痛耳。若痛极如咬，时吐清水，面清白，少光彩者，为虫头上攻。痛时如有物阻碍，累累不得下，为胃脘停食。痛时嘈杂不宁，如饥如饱，怏怏欲吐，吐即稍宽，为痰饮停积。痛时隐隐闷结，胸膈相引，得嗳觉宽，为忧郁所致。痛时欲近暖处，饮热酒即解，为寒客心胞络。痛时自上而下，自闻唧唧有声，搔抓无措，眠坐不稳，心下如刮，上连胸膈，乃积血不消，为火所载，不可认以为虫而投以虫剂也。

〔脉〕心痛微急，痛甚伏入。阳微阴弦，或短又数。紧实便难，滑实痰积。心痛引背，脉微而大，寸沉而迟，关紧数锐。

虚痛

虚弱人心痛，钱氏云：心虚痛者，炒盐补之。以物按住而痛止者，挟虚也，二陈汤加炮姜末和之。方见痰证。若久病元气虚弱，肢体怯薄，脉虚，手欲按者，六君子汤加砂仁、香附。方见脾胃。

实痛

因气怒而饮食，卒痛便闭，心胸高起，手不可按者，大实痛也，煮黄丸，后以藁本汤去其余邪。胃脘湿热痛，小胃丹。方见痰证。

煮黄丸　治大实心痛。

雄黄一两，研　　巴豆五钱，去皮，细研

入白面二两研匀，水丸梧子大，每用水下数丸，如得利，不可再服，宜服藁本汤去余邪。

藁本汤　治心痛后服。

藁本_{半两}　苍术_{一两，米泔浸，炒}

作一帖，煎服。

热厥心痛

热厥心痛者，其人必纵酒，蓄热在胃，偶遇寒郁而发，故身热足冷，痛甚则烦躁而吐，额上有汗，脉洪大。当灸太溪、昆仑，表里俱泻之，内服金铃子散。痛止，服枳术丸以去余邪。_{方见脾胃。}初痛，以盐汤探吐，得吐就发散。心脾痛日久，则非寒也，纵有寒，亦郁而为热，二陈汤加山栀_{炒黑}、川芎、香附，痛甚者，加炮姜反佐之，_{方见痰证。}或以山栀一味，入姜汁煎服。大便不通，大承气、大陷胸之类下之。_{方俱见伤食。}

金铃子散

金铃子_{一两}　玄胡索_{一两}

末二钱，温酒下。

寒厥心痛

寒厥心痛者，手足厥逆，遍身冷汗，甚则手足甲青黑，小便清白不渴，气微力薄，脉沉细微，术附汤。大寒厥，暴痛，非久痛者，若久则非寒也。丹溪云：明知身受寒气，口食寒物，初病当以温散、温利之药，草豆蔻丸。大便闭结不通者，元戎厚朴丸。

术附汤　治寒厥心痛。

白术_{二钱，炒}　甘草_{一钱，炙}　黑附子_{炮，一钱半}

上三味，剉，作一帖，姜三片，枣二枚，水二盅，煎温服。

草豆蔻丸　寒厥心痛。

草豆蔻一钱五分，白面裹，煨　益智仁八分　陈皮八分　人参去芦，八分　黄芪蜜炙，八分　吴茱萸洗，去芦，八分　僵蚕八分　当归酒洗，六分　青皮六分，炒　神曲炒，四分　姜黄四分　柴胡四分　半夏一钱，姜制　泽泻去毛，一钱　桃仁七个，泡，去皮、尖　麦芽炒，一钱　甘草生三分，炙三分

上为细末，汤浸蒸饼丸如梧桐子大，每三十丸。

元戎厚朴丸

厚朴三两，姜炒　黄连二两半，炒　吴茱萸汤泡七次，二两　干姜炮，二两　巴豆一两，另研　人参一两，去芦　川乌炮，一两

末之，入豆霜匀，蜜和丸桐子大，每三丸，以利为度。

痰积食积心痛

痰饮积滞于胃脘，当心而痛，墙上陈螺蛳壳煅存性、炒苍术、海石、山栀、香附、南星各二两，枳壳、青皮、木香、半夏、砂仁各半两，糊丸，姜汤送下。食积痛，保和丸。方见伤食。

瘀血痛

平昔喜食热物，致死血留于胃口作痛者，脉沉而芤涩。在上者，四物汤加桃仁、红花、丹皮、枳壳、玄胡索。方见血证。轻者，韭汁、桔梗开之。重者，桃仁承气汤下之。方见血证。

虫痛痊痛

蛔虫攻入心膈作痛者，痛定便能食。面上有白斑，唇红，治以苦楝、锡灰，或乌梅丸，或集效丸。蛔虫攻啮，心痛恶心而吐，川椒汤

下乌梅丸。痋心痛者，十痋病皆心痛，化虫丸，辣蓼草煎汤饮之。

乌梅丸　治蛔虫上攻痛。

乌梅七十五个　细辛一两五钱　附子炮，一两五钱　人参一两五钱　黄柏一两五钱　桂枝一两五钱　干姜二两五钱　黄连四两　川椒五钱　当归五钱

末之，以苦酒渍乌梅一宿，去核蒸烂，捣成膏，少加蜜和丸如梧桐子大，每十丸，加至二十丸，食前服。

集效丸　治蛔厥心痛。

木香二钱五分　鹤虱炒，二钱半　槟榔二钱五分　诃子二钱五分　芜荑炒，二钱半　附子炮，二钱半　干姜炮，二钱五分　大黄一两半，蒸熟　乌梅肉一两，捣烂

末之，蜜丸如梧桐子大，每服三十丸，空心时陈皮汤送下。

化虫丸　服之虫化为水。

胡粉炒，五钱　鹤虱三钱　白矾五钱　槟榔五钱　苦楝根五钱

上为细末，糊丸梧子大，每服五十丸，温浆水入芝麻油一二点，打匀下之，米饮亦可，不拘时候，其虫小者化为水，大者自下。

【点评】此节所论心痛其实就是目前通常意义上的胸痛。临床上所涉及的范围相当广泛，包括多种病证诸如胸痹、心痛、真心痛、厥心痛、痰饮、肺痈、肺结核以及急性热病中的一些病证均可发生胸痛症状，有的以胸痛为其主要临床见证（如胸痹、心痛等）。按部位区分，一般认为胸属上焦，心肺二脏居于胸中，故胸痛为上焦心肺疾病的表现之一，因其多见于心脏病证，所以胸痛有时又是心痛的同义词。但胸与胃脘邻近（胸下即上脘），在历代医籍中往往把心痛与胃脘痛混称心痛，如《备急千金要方》所谓九种心痛（曰虫、曰注、曰气、曰悸、曰食、曰饮、曰冷、曰热、曰去来心痛），主要是指胃脘痛。如此看来，胸痛、心痛、胃脘痛三者过去长期就混淆不清。由于缺乏西医学的鉴别诊断，常常会造成误治而引发医疗事故，这也是中医饱受诟病之处。其

实胸痛可以包括心痛，即心痛是胸痛症状中的一种，胃脘痛与胸痛、心痛则不能混称，诚如《临证指南医案·心痛》所云："情况似一，而症实有别……心痛与胃痛不得不各分一门。"《辨证录·心痛门》："人有真正心痛……其症心痛不在胃脘之间，亦不在两胁之处，恰在心窝之中，如虫内咬，如蛇内钻，不特用饭不能，即饮水亦不可入，手足冰冷，面目青红者是也。夫真心痛，原有两症：一寒邪犯心，一火邪犯心也。"邵氏按语指出："（真心痛）此疾一作，死在旦夕。针灸之所不施，药力之所未及，患之者十无一生。"而平素原有痰，则是他对此病的一个基本看法。

《赤水玄珠·心痛门》："今之治例，皆非真心痛也，以其在心之部位而名，或心之脉络，或手心主之脉络……或食伤，或寒伤，或气逆，或痰饮，或死血，或虫，或郁火，皆致痛也。"按照孙一奎的说法，当时所治的心痛都不是真心痛，所以把它笼统地称为胸痛才更为贴切。本病的发生与年老体衰、阳气不足、七情内伤、气滞血瘀、过食肥甘或劳倦伤脾、痰浊化生、寒邪侵袭、血脉凝滞等因素有关。皇甫氏认识到此类心痛证也有郁而化热生火的问题："若得稍久而成郁，郁则蒸热，热久必生火，若欲行温剂，宁无助火添病乎？故古方多以山栀为热药向导，则邪易伏，病易退。"这种观点值得我们今天借鉴。

腹痛证五

[歌]寒痛绵绵无减增，时疼时止热为根。血瘀痛处无移动，食积便通便见轻。实者不能将手近，痛时能按作虚论。湿痰痛者溲便秘，体认其形见病情。

[论]夫寒痛者，常痛而无增减也，成无己云：阴寒为邪，则腹痛而吐利。热痛者，时作时止，《原病式》云：热郁于内，而腹满坚

结痛，勿以为寒。死血痛者，每痛不移其处，成无己云：邪气聚于下焦，津液不得通，气血不得行，或溺或血，留滞于下，是生胀硬，小便不利也。食积痛者，利后即痛减。湿痰痛者，凡痛，大、小便俱不利，丹溪云：清痰多作腹痛，脉滑，痰因气滞而聚凝，其道路不得通故也。肠痈痛者，身甲错，小便如淋，腹皮急，按之濡，如肿状，脉芤数也。积聚腹痛者，腹中原有积，左、右、上、下当积而痛也。寒疝入腹痛者，少腹痛引睾丸。阴毒痛者，四肢厥逆，痛甚，咽喉不利，或心下胀满结燥，虚汗狂言，面色俱青，阴积于下，阳消于上。实痛者，腹坚不可按。虚痛者，虽痛不胀满，手可按。若此霄壤不侔，可一药而尽之乎？

谨按： 腹痛，为脾家受病，盖脾或受有形而痛者，或受无形而痛者。若暴伤饮食，则胃脘先痛而后入腹。暴触怒气，则两胁先痛而后入腹。血积上焦，脾火熏蒸，则痛从腹而上于胸臆。血积下部，胃气下行，则痛从腹而入于少腹。伤于寒者，寒于痛，得热则缓。伤于饥者，饥即痛，得食即止。吞酸腹痛，为痰郁中焦，复伤饮食。面黄腹痛，为宿食不消，蛔虫攻咬。气虚腹痛，腹必虚豁，呼吸短浅。血虚腹痛者，痛如芒刺，牵引不宁。医者当审其因以处治，大要以甘温为上，惟伤酒作痛者，方可凉剂，而必佐之以甘温也。

[脉] 沉弦细动，皆是痛证。心痛在寸，腹痛在关，下部在尺，脉象显然。

热痛

胸中有热，胃中有邪，腹痛欲呕，黄连汤。腹痛脉洪，热也，黄芩芍药汤。寒邪变热，传里腹痛，便秘而厥，四逆散。腹满时痛，桂枝加大黄汤。腹痛便秘，脉实大者，大承气汤。方见伤食。

黄连汤 治热邪腹痛。

黄连三钱，炒　甘草三钱，炙　干姜三钱　桂枝三钱　人参二钱　半夏

半两，姜制

每七钱，枣煎服。

黄芩芍药汤

黄芩_{炒，二钱}　芍药_{炒，一钱半}　甘草_{一钱}

煎服。

四逆散　阳邪传里腹痛。

甘草_{炙，一两}　枳壳_{炒，一两}　芍药_{炒，一两}　柴胡_{一两}

末之，每服二钱，白汤调下。

桂枝加大黄汤　治太阴腹满时痛。

桂枝_{一钱}　芍药_{炒，一钱}　甘草_{一钱}　大黄_{二钱}

姜、枣煎，入饧一合，微烊服。

寒痛

伤寒下利腹痛，四逆汤。_{方见中寒。}腹痛厥冷欲死者，霹雳散。腹痛下利，四肢沉重，真武汤或理中汤。_{方见中寒。}

霹雳散　治中寒腹痛。

附子_{一枚，炮}

入真腊茶一大盏，同研匀，更分二剂，水二盅，煎八分，入熟白蜜一匙，凉服。

真武汤　治少阴腹痛。

茯苓_{一钱五分}　芍药_{炒，一钱半}　生姜_{七片}　附子_{炮，二钱}

水二大盏，煎至一盏，冷服。

痰痛、食积痛

清痰多作腹痛，台芎、苍术、木香、白芷、香附末之，姜汤调服。肥人腹痛，乃气虚湿痰也，二术、半夏、陈皮、芍药之类。饮食过伤腹痛，保和丸、木香槟榔丸。<small>二方俱见伤食。</small>虚人饮食伤，腹时痛，六君子汤加曲蘗。<small>方见脾胃。</small>

虚痛

素弱人，全不思食，腹冷痛，养胃汤加肉桂、茱萸、木香，或小建中汤，<small>方见脾胃。</small>或理中汤。<small>方见中寒。</small>腹痛欲以手按，按之痛止者属虚，参、术、姜、桂之类。血虚腹痛，须用白芍药之酸补以和之，或四物汤加焦炒干姜，炒芍药倍用。<small>方见血证。</small>

实痛

凡痛胀满，手不可按，大实也，大承气汤。<small>方见伤食。</small>初得腹痛，元气未虚，宜推荡之，此通因通用，痛随利减也，桂枝加大黄汤，<small>方见前热腹痛条下。</small>或木香槟榔丸。<small>方见伤食。</small>

血痛

因跌扑瘀血，腹痛脉芤，桃仁承气汤加苏木、红花。<small>方见血证。</small>女人经闭，血积滞，腹中痛，玉烛散，<small>即大承气汤对四物汤，二方一见伤食，一见血证。</small>或失笑散，<small>方见女科恶露条下。</small>或通经散。

通经散　活血定痛。

陈皮<small>一两</small>　甘遂<small>一两，煨</small>　当归尾<small>一两五钱</small>　川芎<small>一两</small>　红花<small>一两，酒洗</small>　桃仁<small>一百个，去皮、尖</small>

上剉，每服七钱，水二盏，酒一盏，煎至八分，空心服。

积聚痛

腹中上、下、左、右有积聚，当积而痛，三圣膏，或木香槟榔丸、保和丸，_{二方俱见伤食。}丁香脾积丸。食积痞块作痛，阿魏丸。

三圣膏

未化石灰半斤，为细末，瓦器中炒令淡红色，提出火，候热稍减，次下大黄末一两，微炒，又提出，候温，下桂心末半两，略炒，入陈米醋熬，搅成黑膏，厚纸摊贴患处，其痛自减，块渐消矣。

丁香脾积丸

丁香_{半两} 木香_{半两} 巴豆_{去心膜油，半两} 良姜_{醋煎，半两} 蓬莪术_{三两} 京三棱_{三两} 皂荚_{三条，去皮弦子} 青皮_{一两}

末之，入百草霜①三钱糊丸，麻子大，每服十丸，空心时白沸汤下。

阿魏丸　　治肉积腹痛。

连翘_{半两，去壳} 山楂_{一两，去核} 阿魏_{一两} 黄连_{六钱}

末之，用阿魏醋煮作糊，丸如梧桐子大，每服五六十丸，清晨白滚汤送下。

肠痈痛

肠痈痛者，腹大痛，身甲错，小便如淋，脉芤，或攒脐有疮。积冷，以附子温之。积热，以大黄下之。脓大出，以参、补之。

---

① 百草霜：烧柴火灶的灶口上所留下的草烟灰。其主要成分是碳黑。《备急千金要方》称灶突墨，《外台秘要》谓灶突中尘，《本草图经》名灶额上墨，后世也有叫作灶烟煤、灶煤（《中国医学大辞典》）等。

阴毒痛

阴毒厥逆腹痛，阴寒欲绝，脉沉，爪甲、手指、唇、面青黑者，回阳丹或真武汤，方见前寒腹痛。急灸关元、气海各五七十壮。

回阳丹 阴毒厥冷腹痛。

牡蛎烧，一钱 良姜炒，一钱 不灰木烧，一钱 川乌泡，一钱 白芍药一钱 麝香少许

末之，每用一钱。男用女津调，涂外肾；女用男津调，涂两乳。

痧证痛附疝痛

忽然腹中大痛，呕吐脉沉，痧证也，正气散加香附、砂仁。方见霍乱。手足厥冷，举体转筋，理中汤。方见中寒。少腹引睾丸痛，疝气入腹中痛，脉沉弦，补肾汤。余详疝证本条。

补肾汤 治疝气入腹痛。

人参一钱，去芦 白茯苓一钱 黄芪一钱，蜜炙 附子炮，一钱半 白术炒，一钱 沉香一钱二分 木瓜一钱二分 羌活去芦，八分 川芎七分 紫苏八分 甘草炙，六分

上剉，一剂，姜三片，枣二枚，水二盏，煎八分，空心服。

【点评】腹痛是指胃脘以下，耻骨毛际以上部位发生疼痛为主要表现的一种脾胃肠病证。腹痛为临床常见的症状，四季皆可发生。多种原因导致脏腑气机不利，经脉气血阻滞，脏腑经络失养，皆可引起腹痛。古文献中的"脐腹痛""小腹痛""少腹痛""环脐而痛""绕脐痛"等，均属本病范畴。脐下偏左或偏右处疼痛谓之少腹痛，多与肝经病变有关。《伤寒论》《金匮要略》中所说的少腹痛，实指小腹部疼痛而言，应加以注意。在古典医籍

中，少腹痛多与小腹痛混为一谈，而常见于"腹痛"篇目之下，或见于疝气等疾病之中。

胁痛证六

[歌] 胁胁疼时统属肝，或虚或实或因痰。脉沉气郁须开导，芤涩原来死血干。食积一条常梗起，肝虚痛在胁梢间。若然痛甚肝经火，干胁之疼疗最难。

[论] 足厥阴之络，令人胁痛，皆肝胆经之所主也。丹溪云：木气实、肝火盛、死血、痰饮、气滞、食积、湿热皆令人胁痛。亦有肝虚血少而痛者。有因酒色劳损太过，胁下一点痛不止，名干胁痛，甚危，当大补气血，尚难为也。若此虚实之不同也，必以脉证参之，斯得其受感之情，而用药无差忒也。

谨按：左胁痛者，肝经受邪也。右胁痛者，肝邪入肺也。左、右胁俱痛者，肝火盛而木气实也。两胁走注，痛而有声者，痰饮也。左胁下有块，作痛不移者，死血也。右胁下有块，作痛饱闷者，食积也。咳嗽气急，发热者，痰结痛也，久而不治，则成肺痈。劳伤身热，胁痛者，脉必虚也，宜详究之。

[脉] 两胁疼痛，脉必双弦。紧细弦者，多怒气偏。沉涩而急，痰瘀之愆。

肝火盛

肝痛甚者，肝火太旺也，当归龙荟丸。轻者，小柴胡汤加黄连、龙胆草、白芍药、醋炒青皮。方见疟疾。火盛者宜伐火，左金丸。

当归龙荟丸

胆草一两，去芦　当归一两，酒洗　山栀子仁一两，炒黑　黄连一两，炒

黄芩－两，炒　黄柏－两，炒　大黄半两　芦荟半两　木香－钱半　麝香半钱

为丸，淡姜汤下。

左金丸　治肝火太盛。

黄连六两　吴茱萸－两，汤泡

为丸，白汤下。

木气实

胁痛脉弦数，木气实也，醋炒青皮、苍术、川芎、当归、芍药、柴胡，或小柴胡汤加醋炒青皮、川芎、胆草，方见疟疾。或抑青丸。

抑青丸　治肝火，伐肝木。

黄连不拘多少，姜汁炒

为丸，每百丸，白汤下。

死血痛

胁痛日轻夜重或午后发热，脉芤而涩，瘀血也，四物汤加柴胡、青皮、桃仁、红花，行气药中加破血药。

食积痛

胁下一条杠起作痛者，食积也，保和丸，方见伤食。或吴茱萸、炒黄连、神曲、麦芽、山楂、蓬术、青皮，或当归龙荟丸。方见前肝火盛条下。

湿热

湿热盛而两胁痛者，先以琥珀膏贴痛处，后以淡姜汤吞当归龙荟

丸，_{方见前肝火胁痛条下。}或小柴胡汤加苍术、青皮、黄连。_{方见疟疾。}

痰积

痰积胁下作痛，控涎丹或十枣汤，或二陈汤加南星、苍术、川芎、柴胡、白芥子、炒山栀仁、醋炒青皮。_{方见痰证条内。}

控涎丹 治两胁痰痛。

甘遂_{面裹，煨} 大戟_制 白芥子_{炒，各等分}

上末，丸如梧子大，每五七丸，渐加至十丸，姜汤下。

十枣汤 治痰积胁痛。

甘遂_{面裹，煨，一钱} 大戟_{制，一钱} 芫花_{一钱}

枣子十枚，水二盏，煎八分服。

气滞

气滞胁下作痛，推气散或复元通气散、控涎丹，_{方见前痰积胁痛条下。}治一身气痛。气郁者，详郁证条内。

推气散 治右胁疼痛。

枳壳_{炒，五钱} 桂心_{五钱} 片子姜黄_{五钱} 甘草_{五钱}

末之，每服二钱，姜枣汤调下。

复元通气散

木香_{半两} 茴香_{半两} 青皮_{半两} 穿山甲_{煅，七大片} 陈皮_{半两} 白芷_{半两} 甘草_{半两}

每服五钱，水二盅，煎八分，空心服，或作末，每服二钱，空心酒调下。

虚痛

肝血不足，悠悠痛不止者，四物汤加柴胡梢。_{方见血证。}若胁下一点痛不止，此因酒色太过所致，名干胁痛，难治。肥白人胁痛，参芪入小柴胡汤服。_{方见疟疾。}

枳芎散_{附方}　左胁痛。

枳实_{炒，五钱}　川芎_{五钱}　粉草_{炙，一钱半}

上为细末，每服二钱，姜、枣汤或酒调下。

木香调气散_{附方}　治气怒伤于肝，两胁大痛难忍。

丁香_{二两}　檀香_{二两}　木香_{二两}　白豆蔻仁_{二两}　藿香叶_{一两}　甘草_{一两}　砂仁_{三两}

上末之，每服二钱，入盐少许，沸汤点服。

【点评】胁痛是以胁肋部疼痛为主要表现的一种肝胆病证。胁，指侧胸部，为腋以下至第十二肋骨部位的统称。如《医宗金鉴》卷八十九明确指出："其两侧自腋而下，至肋骨之尽处，统名曰胁。"《医方考·胁痛门》又谓："胁者，肝胆之区也。"且肝胆经脉布于两胁，故"胁"现代又指两侧下胸肋及肋缘部，肝胆胰所居之处。胁痛是肝胆疾病中的常见症状，临床有许多病证都是依据胁痛来判断其为肝胆病或系与肝胆有关的疾病。胁痛主要责之于肝胆。因为肝位居于胁下，其经脉循行两胁，胆附于肝，与肝呈表里关系，其脉亦循于两胁。肝为刚脏，主疏泄，性喜条达；主藏血，体阴而用阳。若情志不舒，饮食不节，久病耗伤，劳倦过度，或外感湿热等病因，累及于肝胆，导致气滞、血瘀、湿热蕴结，肝胆疏泄不利，或肝阴不足，络脉失养，即可引起胁痛。本篇分为肝火盛、木气实、死血痛、食积痛、湿热、痰积、气滞、虚痛，对胁痛进行了更多纬度的细化，有助于提高辨证用药的精准度。其中的复元通气散、木香调气散等均有较大的应用价值。

腰痛证七

[歌] 腰痛多缘肾气虚，冲风郁热总因之。天阴痛作知归湿，寒湿疼时见热除。闪挫板疼难俯仰，日轻夜重血多瘀。或因肾着并劳役，水积仍兼气不舒。

[论] 夫腰者，肾之府，身之大关节也。血气不行，风、寒、暑、湿之气相干，则沉痛不能转侧。然老人肾虚多腰痛，亦有寒湿者，挫闪者，气滞者，血瘀者，肾着者，冲风蓄热者，水积者，劳伤者之不同也。

[脉] 腰痛之脉，必沉而弦。沉微气滞，弦损肾元。或浮而紧，风寒所缠。湿伤濡细，实挫闪然。涩必瘀血，滑痰火煎。或引背痛，沉滑易痉。

肾虚腰痛

腰痛悠悠不已，肾虚也，青娥丸或摩腰膏、独活寄生汤、丹溪补阴丸、安肾丸、立安丸选而用之。

青娥丸 治肾虚腰痛。

杜仲_{姜炒，一斤} 破故纸_{炒，半斤} 胡桃肉_{二十个}

末之，大蒜四两，捣为膏，和丸如梧桐子大，每三十丸，空心温酒送下，或用酒糊为丸。

摩腰膏 治腰痛虚寒证。

附尖_{二钱五分} 乌头_{二钱五分} 天南星_{二钱五分} 朱砂_{一钱} 干姜_{一钱}

雄黄—钱五分　樟脑—钱五分　丁香—钱五分　麝香半分
末之，姜汁调，烘热，摩腰上。

独活寄生汤

独活—钱　桑寄生—钱　杜仲盐水炒，去丝，一钱半　细辛—钱　牛膝去芦，一钱　秦艽去芦，一钱　白茯苓去皮，八分　桂心六分　川芎八分　防风去芦，八分　白芍药酒炒，八分　甘草炙，七分　人参—钱二分　当归酒洗，钱半　熟地黄酒洗，二钱
上剉，一剂，水二盅，煎至八分，空心热服。

丹溪补阴丸

黄柏酒炒，四两　龟板酥炙，四两　知母酒炒，四两　熟地黄酒浸，六两
末之，蜜丸梧子大，空心淡盐汤下。

安肾丸　治肾虚腰痛。

茴香三两，炒　川楝炒，三两　破故子炒，三两　续断三两　胡芦巴三两　桃仁二两　杏仁炒，二两　干山药二两　白茯苓二两
末之，蜜丸桐子大，盐汤下。

立安丸　补肾止腰疼。

牛膝去芦，四两　杜仲盐炒，四两　破故子炒，四两　黄柏二两，酒炒　大茴香炒，二两
末之，蜜丸，淡盐汤送下。

肾着腰痛

肾着者，腰冷重痛，如带五千钱者，其饮食如故是也，直流湿热则自已，肾着汤。不已，服牛膝酒最妙。

三因肾着汤

白茯苓四两　白术四两　干姜二两　甘草炙，二两
每剉四钱，水二盏，空心煎服。

牛膝酒　治肾着腰痛。

地骨皮—两　五加皮—两　薏苡仁—两　川芎—两　甘草—两　生地黄—两　海桐皮—两　川牛膝—两　羌活—两

剉一大剂，浸酒，日饮三次。

寒湿腰痛

寒湿腰痛者，遇阴寒即作，或久雨阴湿所得，晴暖即减，五积散加吴茱萸、杜仲。方见中寒。

湿热腰痛

湿热腰痛，板疼不能俯仰，小便赤、大便泄，或走注痛，二妙丸或健步丸。

二妙丸　治湿热腰痛。

川黄柏酒炒，四两　苍术米泔浸，炒，四两

末之，酒调下，或为丸，白汤送下二三钱。

健步丸　治湿热腰痛。

羌活半两，去芦　柴胡半两　滑石炒，半两　甘草炙，半两　瓜蒌根半两　防风去芦，三钱　泽泻三钱，去毛　防己酒洗，一两　川乌三钱　苦参酒洗，五钱　肉桂—钱

末之，酒糊丸如桐子大，每七十丸，煎愈风汤吞下。

闪挫腰痛

闪挫腰痛者，板疼，复元通气散，方见胁痛。或五积散加牵牛头末、桃仁，方见中寒。或济生丸。

济生菴藘丸

菴藘_{半两} 没药_{二钱五分} 乳香_{二钱五分} 补骨脂_{五钱} 威灵仙_{半两} 杜仲_{炒，半两} 当归_{半两，酒洗}

末之，酒糊丸如梧子大，每七十丸，空心淡盐汤下。

劳役腰痛

腰痛因劳役而得者，独活寄生汤。_{方见前。}瘀血腰痛，四物汤加桃仁、红花、苏木。_{方见血证。}

风热腰痛

因风腰痛，小续命汤，_{方见中风。}或独活寄生汤。_{方见前。}风湿腰痛，牛膝酒。_{方见前。}

气滞腰痛

气滞腰痛，木香调气散。_{见胁痛证后。}因郁怒忧思，气不舒而痛，枳壳汤或小七香丸。

枳壳汤 顺气解郁止痛。

枳壳_{五两，炒} 甘草_{二两，生用}

末之，葱白汤下。

小七香丸 气滞腰痛

丁香_{一两二钱} 香附_{炒，一两} 甘草_{一两} 蓬莪术_{二钱} 砂仁_{二钱，炒} 甘松_{八钱} 益智仁_{六钱}

末之，蒸饼糊丸如绿豆大，每二三十丸，米饮下。

【点评】腰痛是指腰部感受外邪，或因劳伤，或由肾虚而引起气血运行失调，脉络绌急，腰府失养所致的以腰部一侧或两侧疼痛为主要症状的一类病证。腰痛一年四季都可发生，其发病率较高，国外有报道认为世界人口的80%患过腰背痛。本病为中医内科门诊较为常见的病种之一，中医有较好的疗效。腰痛一病，古代文献早有论述，《素问·脉要精微论》指出："腰者，肾之府，转摇不能，肾将惫矣。"说明了肾虚腰痛的特点。《素问·刺腰痛》认为腰痛主要属于足六经之病，并分别阐述了足三阳、足三阴及奇经八脉经络病变时发生腰痛的特征和相应的针灸治疗。《内经》在其他篇章还分别叙述了腰痛的性质、部位与范围，并提出病因以虚、寒、湿为主。《金匮要略》已开始对腰痛进行辨证论治，主张肾虚腰痛用肾气丸、寒湿腰痛用干姜苓术汤治疗，两方一直为后世所重视。隋《诸病源候论》在病因学上，充实了"坠堕伤腰""劳损于肾"等病因，分类上分为卒腰痛与久腰痛。唐《千金要方》《外台秘要》增加了按摩、宣导疗法和护理等内容。金元时期，对腰痛的认识已经比较充分，如《丹溪心法·腰痛》指出腰痛病因有"湿热、肾虚、瘀血、挫闪、痰积"，并强调肾虚的重要作用。历代医家都认为肾亏体虚是腰痛的重要病机。如《灵枢·五癃津液别》说："虚，故腰背痛而胫酸。"《景岳全书·杂证谟·腰痛》也认为："腰痛之虚证十居八九。"《证治汇补·腰痛》指出："唯补肾为先，而后随邪之所见者以施治，标急则治标，本急则治本，初痛宜疏邪滞，理经隧，久痛宜补真元，养血气。"这种分清标本先后缓急的治疗原则，对临床治疗很有指导意义。本篇在前人的基础上将腰痛证细分为肾虚、肾着、寒湿、湿热、闪挫、劳役、风热、气滞八类，虽然在分类上比丹溪更多出三类，但风热、气滞略显牵强，而肾着与寒湿也有雷同之处。

疝证八

[歌]寒水癥血气狐筋，先哲空留七疝名。盖是肝经原有热，外边却被湿寒侵。或因死血并痰饮，郁在囊中气不行。控引睾丸生肿痛，或如瓜瓠或蛙声。要将标本分寒热，感受仍评重与轻。勿指膀胱心肾气，当知正属厥阴经。

[论]古有七疝之名，不按七疝而治，概用局方辛热燥剂，是泥标而忘本也。或指为小肠气、肾与膀胱气，皆非也。殊不知厥阴之脉循阴器，然其地位皆肝经所主，与小肠、膀胱、肾子无相干，至戴人始辨之详也。丹溪云：疝痛甚者，睾丸连少腹急痛也。或有形，或无形，或有声，或无声，自《素问》以下，皆以为寒，盖经络得寒则收引不行，所以作痛。世有得寒而无疝者，内无热也。余屡踢冰徒涉，不曾病此，以余素无热故也。若醉饱劳役，房室大怒，发动五志之火，郁久湿气便盛，浊液凝聚，并入血隧，流于厥阴肝经；木性急速，火性又暴，为寒所束，宜其痛甚而暴也。此湿热被寒郁而痛明矣，若只作寒治，恐为未备。又云：痰饮、食积、死血郁结为病，及因水气为肿，肿多为湿癥，亦有挟虚者，其脉沉紧而豁大，当以参、术为君，佐以疏导，若概行决裂之法，祸不旋踵。此皆前人所未及，学人引而伸之。今将七疝之形状，开具于后。

[脉]疝脉弦急，积聚在里。牢急者生，弱急者死。沉迟浮涩，疝瘕寒痛。痛甚则伏，或细或动。

寒疝

经云：足厥阴肝经筋中寒，以寒则筋挛卵缩，此寒郁于外也。《原病式》云：疝，少腹控卵肿，急绞痛。寒主拘缩，寒极则土化制之，或肿满，则知其疝为寒者，是外受寒邪也，而内实非寒，丹溪所谓标寒本热明矣。寒疝手足厥冷不仁，疝胀痛及身痛，乌头桂枝汤。寒疝入腹痛，少腹引睾丸痛，泄利胸满，补肾汤；或肾虚，寒疝偏大者，茱萸内消丸。

乌头桂枝汤

乌头五分　白蜜一斤，煎减半，去滓

每用桂枝汤五钱，入蜜半两，水煎，每服二合，得吐为中病。桂枝汤方见恶寒证。

补肾汤　治寒疝入腹痛。

人参一两，去芦　白茯苓一两　黄芪蜜炙，一两　附子炮，一两　白术炒，一两　沉香四钱　木瓜一两五钱　羌活去芦，半两　甘草炙，二钱　川芎二钱　紫苏三钱

上剉，每服五钱，姜三片，枣二枚，水二盏，煎八分服。

茱萸内消丸

山茱萸六两　吴茱萸四两　马兰花四两　木香四两　陈皮四两　肉桂四两　干山药六两　川楝子四两　青皮炒，四两　茴香四两，炒

酒丸，温酒送下。

木肾

心火下降，则肾水不患其不温；真阳下行，则肾气不患其不和。温而且和，安有所谓木强者哉？盖木肾不可绝用燥药，当行温和散利以逐其邪，则邪自消，荣卫流转则愈，枸杞子丸。又方：用楮树叶雄者，曝干为细末，酒糊丸如梧桐子大，每服五十丸，空心盐、酒吞下。楮树不结子者，雄也。

枸杞子丸

枸杞子四两　南星二两　半夏二两　黄柏酒炒，三两　苍术盐炒，三两

山楂二两，去核　　白芷二两　　神曲炒，二两　　滑石炒，三两　　昆布四两　　吴茱萸四两

末之，酒糊丸如梧桐子大，每七十丸，空心盐汤下。

食积湿痰死血

食积与死血成痛疝，栀子、桃仁、山楂、枳实、茱萸、姜汁，顺流水煎，或加香附、茴香。痰饮流下，壅滞囊中作疝，苍术、山栀、海石、南星、山楂、橘核、青皮，姜煎服。湿盛小便涩，五苓散加楝实。方见脾胃。湿痰热疝，橘核散。

橘核散　湿热寒郁作疝。

橘核一两　　桃仁五钱　　栀子三钱　　吴茱萸一两　　茴香一两

每服七钱，水二盏，煎热服。

湿热疝

素有湿热人，或涉水受寒，坐卧湿地，外受寒气所来，其痛甚而暴者，古方以乌头、栀子等分作汤、丸最效。湿热疝痛，小便不通者，葵子汤、消疝散选用。

济生葵子汤

赤茯苓一两　　猪苓一两　　葵子一两　　枳实炒，五钱　　瞿麦五钱　　木通五钱　　黄芩五钱　　车前子一两　　滑石一两，研　　甘草五钱　　每五钱，姜煎服。

消疝散　治湿热疝痛。

苍术炒，半两　　木通半两　　黄柏半两，炒　　青皮炒，半两　　厚朴炒，三钱

末之，每二钱，陈皮泡汤下。

虚疝

诸疝挟虚者，其脉沉弦滑大，参、术为君，佐以疏导，如枳实、青皮、山楂、川棟子、橘核。按之不定属虚，桂枝、炒山栀、乌头，末之，糊丸服，或橘核散加苍术。<small>方见前。</small>虚而挟热疝，栀子饮。

栀子饮　虚而挟热疝。

山栀<small>炒，半两</small>　桃仁<small>炒，半两</small>　枳壳<small>炒，半两</small>　山楂<small>半两</small>

姜汁同顺流水煎服。一方加吴茱萸。

七疝之形状

寒疝者，囊冷结硬如石，阴茎不举，或控睾丸痛。得于坐卧湿地、涉水，以湿剂下之。水疝者，囊肿如水晶，阴汗痒，搔出黄水，或小腹按之作水声。得于醉酒行房，汗出遇风，寒湿结于囊中，以逐水之剂下之。筋疝者，阴茎肿胀，或溃，或脓，或痛，而里急筋缩，或茎中痛，痛极则痒，或挺然不收，白物如精随溺出。得于房中邪术所使而成，宜降心火之剂下之。血疝者，其状如黄瓜，在小腹两旁横骨两端，俗名便痈。得之重感春夏大燠[1]，劳于使内，其气流溢，渗入脬囊，结为痈肿，以和血药下之。气疝者，上连肾区，下及阴囊。或号哭、忿怒，气郁而胀，以散气药下之。狐疝者，状如瓦，卧则入腹，行则出，上下无定，如狐之惑也，故名之。以逐气流经之剂下之。癩疝者，阴囊肿大如升斗，不痒不痛。以受湿气之所生，宜去湿之剂下之。

---

[1]　燠：暖，热。

附　治疝诸方

五叶汤

枇杷叶、椒叶、苍耳叶、野紫苏叶、水晶葡萄叶

水煎，洗。

疝气神方

硫黄_{火中熔化，即投水中去毒，研细}　荔枝核_{为末，炒焦黄}　陈皮_{等分}

为末，饭丸，每用十四五丸，酒下，其疼立止。自觉已疼甚，不能支持，略用六丸，再不可多也。

治疝用仙人对坐草①、青木香捣汁，和酒少许服之，神效。

【点评】作者批评时医"古有七疝之名，不按七疝而治，概用局方辛热燥剂，是泥标而忘本也。"疝气名目虽多，总有一定不易之理。然细推此病，究竟只在厥阴一经也。虽形象、病情不同，而病在睾丸与阴囊，其理断无可移者。睾丸与阴囊上缩，必是阴盛；睾丸与阴囊红肿，必是热增。清代医家郑钦安对疝气有独到的治疗经验："治缩者，重在破阴以回阳，吴萸四逆加桂、砂、小茴，或乌梅丸倍阳药之类。治肿者，法宜破阳以扶阴，鸡子黄连与泻肝汤可施。须知肿缩二字，即盈虚之宗旨，肝气有余便是火，即囊丸肿的实据；肝气不足便是寒，即囊丸缩的实据。阐发至理，畅所欲言，然似断鳌立极，却是叫人何处住脚，余谓医道，须是知得一步，方许再进一步，终身门外，正不知几许人也。……查近来市方，一见疝证，便以小茴、荔枝核、橘核、安桂、附子、麝香之类，屡屡获效，究其所用，皆是温肝之品，取

---

① 仙人对坐草：据考仙人对坐草即入地蜈蚣，又名蛇退梦想、三枝标。是一种生长于山地树林下或水沟溪边稍荫蔽湿地的植物。我国南部和热带亚洲各地均有分布。全草可入药，功能：散毒、消肿、止痛。

核者时，核以入核之意，理实可从。至于囊丸红肿，此法断不可施，务在阴阳攸分处理会可也。《唐诗》曰：欲穷千里目，更上一层楼。如熊氏歌曰：要知返本还原法，须认吾身大药王。"观"疝气神方"所用之药极为简单，仅硫黄、荔枝核、陈皮三味，却能有"其疼立止"之佳效，亦实属难得。

作者对疝证自古皆以为寒也提出了不同意见："此湿热被寒郁而痛明矣，若只作寒治，恐为未备。"不能一见到疝证就一味只作寒治，而是要考虑到湿热被寒郁的问题，才能更有针对性和疗效。"此皆前人所未及，学人引而伸之。"诚如《医宗金鉴》所谓："诸疝厥阴任脉病，外因风寒邪聚凝。内因湿热为寒郁，证皆牵睾引腹疼。胎疝多因禀赋病，总审热纵寒痛疼。血左不移气右动，湿则坠重虚坠轻。"

脚气证九

[歌] 脚气多因清湿致，风寒暑挟须分异。浮弦之脉挟于风，濡从湿兮数从暑。挟于寒者脉必迟，得病必从足上起。头痛身热肢节疼，人皆误作伤寒治。但看足膝多不仁，或软或肿或疼痹。呕逆便秘体转筋，胸膈痞满心中悸。此病根从湿上来，治湿当分南北地。

[论] 夫脚气，始受于湿，复挟风、寒、暑热之邪而成。故先起于腿足，必脚屈弱而举体转筋，肢节疼而足胕肿，小腹不仁，心中悸动，胸满便涩。但发热头痛身疼之候，绝似伤寒，人多误治，故仲景以脚气为类伤寒证，另立篇目以别之。丹溪云：脚气多从于湿，而有湿热、湿寒、风湿之别，食积流注之因。罗谦甫云：南北脚气，受病不同，南方地土卑湿，清湿袭虚而病起于下，此南方脚气从外受也。北方地高陵居无湿，其俗饮潼乳酒面，以饮多快食为能，或奉养太过，亦滋其湿，水性润下，气不能拘，故下注于足，而成肿痛，此北

方脚气之从内受也。学人当推究所因而治之。

谨按：前证乃肾火挟湿见于皮肉，红肿如云痕，或隐见红色，按之热且痛是也。红肿自足起，渐行至股，其势必上升，升至心者不治，急宜治之，勿令上升为妙。

[脉] 脚气之脉，其状有四：浮弦为风，濡弱湿气，迟涩因寒，洪数热郁。风寒热温，热下寒熨。

湿

湿胜者，足重痛，或胫肿，防己饮或除湿丹。湿胜心下痞满，开结导饮丸。二方俱见前湿证。

防己饮 治湿脚气神效。

白术一钱，炒　木通八分　防己八分　槟榔八分　川芎八分　甘草梢七分　犀角一钱　苍术炒，一钱　黄柏酒炒，一钱　生地黄酒炒，一钱

水煎，热服。

挟寒

挟寒湿者，六物附子汤、五积散、方见中寒。健步丸。方见腰痛。

六物附子汤

附子四钱　肉桂四钱　防己四钱　白术炒，三钱　茯苓三钱　甘草炙，二钱

每半两，姜煎服。

挟热

挟湿热者，走痛，当归拈痛汤。湿热甚，大便不通，大黄左经汤或羌活导滞汤。

当归拈痛汤

当归酒洗，一钱　白术炒，一钱　苍术米泔浸，晒干，炒，一钱　黄芩酒炒，一钱　羌活一钱二分　防风去芦，一钱　泽泻去毛，八分　猪苓八分　茵陈一钱　干葛一钱　苦参一钱　人参六分　知母六分　升麻一钱　甘草六分

上剉，作一帖，水二盅，煎八分，空心热服。

大黄左经汤

细辛八分　茯苓七分，去皮　羌活一钱，去芦　大黄煨，二钱　甘草炙，六分　前胡七分　枳壳炒，七分　厚朴姜炒，八分　黄芩炒，一钱　杏仁十四粒，去皮、尖

姜、枣水煎服。

羌活导滞汤

羌活半两，去芦　独活半两，去芦　防己二钱　当归二钱　大黄酒蒸，一两　枳实炒，二钱

每七钱，水煎服。

挟风

挟风者，麻黄左经汤。风湿痹痛足弱，独活寄生汤，方见腰痛。或半夏左经汤。

麻黄左经汤

麻黄去节，一钱　细辛一钱　干葛一钱　白术四分　茯苓八分　防己一钱　肉桂七分　羌活去芦，一钱　防风去芦，一钱　甘草六分

姜、枣水煎服。

半夏左经汤

半夏一钱　干葛一钱　细辛一钱　白术炒，四分　麦门冬八分　白茯苓

八分　桂枝八分　防风去芦，八分　干姜五分　黄芩炒，七分　小草①六分
柴胡八分　甘草炙，六分

姜三片，枣二枚，水煎服。

食积

食积流注于下作脚气，苍术防己丸。食不消，胸痞痛者，开结导
饮丸。

苍术防己丸

苍术一两，炒　防己一两　黄柏一两，酒炒　南星八钱，姜制　川芎五钱
白芷一两　犀角一两　槟榔八钱

肥人加贝母一两，去心　橘皮一两，去白

末之，酒糊丸如梧桐子大，每七十丸，空心白汤下。

开结导饮丸

白术一两，炒　橘皮一两　泽泻一两，去毛　茯苓一两，去皮　神曲炒，
一两　麦芽炒，一两　半夏一两，姜制　枳壳炒，半两　巴豆霜半两　青皮半
两，炒　干姜半两

末之，蒸饼糊丸如梧子大，每七十丸，空心白汤下。

【点评】作者认为脚气病是由湿引起的："此病根从湿上来，
治湿当分南北地。"病因虽然是非常清楚，但如何治疗似乎就不那
么简单了。一个湿引起的脚气证，又有挟寒、挟热、挟风、食积
的不同，需要通过辨证才能最终确定治疗方案。由于对此病的认
识比较晚，所以没有使用经方，而是用唐宋以后的时方。譬如六
物附子汤、大黄左经汤、麻黄左经汤、半夏左经汤均出自《三因
极一病证方论》，苍术防己丸出自《景岳全书》，开结导饮丸出自

---

① 小草：即远志苗。

《医学发明》。《寿世保元·脚气》："湿热脚气为病，肢节烦痛，肩背沉重，胸膝不利，兼遍身疼痛，下注足胫肿痛，脚膝生疮赤肿，及内外生疮，脓水不绝，或痒或痛。"治宜清热利湿，消肿止痛，用当归拈痛汤加减，或以四苓散加苍术、黄连、防己、川牛膝等。

　　古代的脚气病，西医学认为是一种由缺乏维生素 B1 引起的疾病，病症包括体重下降，精神萎靡，感官功能衰退，体虚，间歇性心律失常。西方诸语言中的脚气病多为 Beriberi 一词，它是由僧伽罗语引用过来，在僧伽罗语中是"不能不能"的意思，指为病重得不能做任何事。1901 年荷兰医学家伊科曼和格里金斯发现其致病原因是缺乏某种存在于谷皮中的营养素。需要特别指出的是，这个脚气病（证）与今天所说的"脚气"完全不是一回事。现在的脚气，医学上称为"足癣"，俗称香港脚，是由真菌感染引起的一种常见皮肤病。

痛风证十

　　[歌] 遍体烦疼曰痛风，湿痰风热苦相攻。或因血弱寒凝涩，流注浑身骨节中。

　　[论] 夫痛风者，遍身骨节走痛是也，古人谓之白虎历节风。大率因血受热已自沸腾，或涉冷受湿取凉，热血得寒则污浊凝涩，不得营运，所以作痛。夜痛甚者，行于阴分也。亦有阴湿与痰流注为痛者，有因痰与热者。盖肥人多是湿痰流注经络，瘦人多是血虚与热。大法以行气流湿疏风，导滞血，养新血，降阳升阴。治有先后，须验肿与不肿，及上下部分，引而导之。

痰

因痰者，二陈汤加酒芩、羌活、南星、苍术、竹沥、姜汁。方见痰证。湿痰痛风，酒柏、酒威灵仙、苍术、羌活、甘草、干姜、陈皮、芍药。痰挟死血，一身走痛者，控涎丹。方见胁痛。

湿

因湿者，二术加羌活、白芷、黄柏、防风、竹沥、姜汁，或二妙散。方见脚气。肢节肿痛，脉滑，苍术、南星、木香、枳壳、槟榔、防己、黄柏。风湿相搏痛者，甜瓜子丸。

甜瓜子丸

干木瓜两半　威灵仙两半　甜瓜子二两，炒黄　川乌炮，五钱

末之，酒糊丸桐子大，每三十丸，酒下。

血虚附死血

血虚痛，芎归汤加桃仁、红花、薄桂、威灵仙，取横行手膊。方见头痛。肢节肿痛，脉涩，死血也，四物汤加桃仁、红花。方见血证。寒湿相搏，血郁经络作痛者，麒麟竭散。

麒麟竭散

血竭六钱　乳香六钱　没药六钱　白芍药六钱　当归六钱　水蛭二钱，炒焦　麝香二钱　虎胫骨酥炙，五钱

末之，每服三钱，食前酒调下。

风热

风者，小续命汤去附子，加羌活、防风、酒炒黄芩。在上，威灵仙、桂枝；在下，牛膝、防己、黄柏。<small>方见中风。</small>湿热，当归拈痛汤。<small>方见脚气。</small>瘦人肢痛，血虚火盛也，四物汤加黄芩、黄柏、羌活、防风、柴胡。<small>方见血证。</small>

【点评】痛风，中医称"痹证""白虎病""历节风"。现存最早的中医典籍《素问·痹论》曰："风寒湿三气杂至，合而为痹也。其风气胜者为行痹；寒气胜者为痛痹；湿气胜者为着痹也。"古人认为由于风、寒、湿等外邪侵袭人体，闭阻经络，导致气血运行不畅，致使肌肉、筋骨、关节发生酸痛、麻木、重着、屈伸不利，甚或关节肿大灼热。这包含了西医学所说的许多关节炎和肌肉神经疾患。其后，在汉隋唐代的医籍中，根据所观察到的关节病变表现，又有提出历节病、白虎病等病名的论述，如汉代张仲景《金匮要略》："历节痛，不可屈伸"；隋代巢元方《诸病源候论》："历节风之状，短气自汗出，历节疼痛不可忍，屈伸不得是也"；唐代王焘《外台秘要》："经脉结滞，血气不行，蓄于骨节之间，或在四肢，肉色不变，其疾尽静而夜发，发则彻髓，痛如虎之啮，故名白虎之病也。"由此可知，当时已观察到痛风夜间易发作且疼痛难耐的特点。至于痛风一名，虽然最早在魏晋时期陶弘景《名医别录》即出现："独活，微温，无毒。主治诸贼风，百节痛风无久新者。"但对于痛风的进一步描述则始于金元四大家李东垣和朱丹溪，特别是朱丹溪对其发病机理作出了详细分析："彼痛风也者，大率因血受热，已自沸腾，其后或涉冷水，或立湿地，或扇取凉，或卧当风，寒凉外搏，热血得汗浊凝涩，所以作痛。夜则痛甚，行于阴也。"（《格致余论》）其后明代虞抟在《医学正传》中也说："夫古之所谓痛痹者，即今之痛风也。诸方书又谓之白虎历节风，以其走痛于四肢骨节，如虎咬之状，而以其名名之耳。"从中医的角度来看痛风发生的主要病理机制，可以归纳为湿浊瘀滞内阻所致，多起因于自身脏腑功能失调，引起代谢异常，或者长期饮食不节而损伤脾胃功能，因而助湿生痰，导致气血运行受阻、痰湿瘀毒流注关节，造成痛风。朱丹溪认为痛风肥瘦有别："瘦人多阴虚火旺，血不荣筋；肥人多风湿生痰，流注经络。"李用粹则提出阴火痛风的概念："阴火作痛者，既属虚证而似实证，最宜详辨。"笔者也赞同痛风可分为两种，只有少部分是实证，而大多部分属本虚标实。概言之，痛风是由于正气不足，机体御外能力下降，风邪侵入体内，再加之体内运化和转输不行，无法保证津液的正常代谢，而发为痛风。

斑疹证十一

[歌] 有色有痕明是疹，若无头粒是为斑。究其实火并虚火，更有阴斑与内伤。

[论] 夫斑与疹不同。斑者，疮发瘀肿于外，有色点而无头粒，属少阳相火。疹者，小红靥，有头粒，随出随收，收而复出，或在皮肤中不出者，名曰瘾疹，属少阴君火。然伤寒发斑有阳毒、温毒、胃烂之证。杂病有阴证发斑者，亦出胸、背及手足，稀少而微红。此无根失守之火聚于胸中，上独熏肺而为斑，如蚊迹之状，终不似阳斑之锦纹也。若误作热证，用寒药，非也。亦有内伤发斑，乃胃气极虚，一身之火游行于外，宜补宜降，亦不可用凉药。二者虽十无二三，然亦当辨。阳斑皆属风热挟虚而作，盖红赤甚者，胃热也；紫者，胃烂也，半死半生；黑者死。阴、阳、虚、实，切脉验证可知矣。

醋疹

醋疹出不快者，升麻葛根汤。毒盛而内火炽者，消毒饮子。

升麻葛根汤

升麻—钱半　葛根—钱半　芍药七分，炒　甘草六分

水煎热服。

消毒饮子

防风二钱，去芦　荆芥—钱半　鼠粘子三钱，研　甘草—钱半

水煎热服。

瘾疹

瘾疹者，隐在皮肤不透出者，属脾风兼湿，红者兼火化，黄瓜水调伏龙肝末服之，不已再服。

阳斑

阳斑者，伤寒中之一证也，治方自有本科，此不多赘。

阴斑

阴斑，隐如蚊迹是也，调中汤加茴香、芍药。内伤斑者，胃气极虚，火上熏肺，宜补药降之，大建中汤。见前。

调中汤　治阴斑。

苍术—钱半，炒　陈皮—钱　砂仁—钱　藿香—钱　芍药—钱　甘草炙，—钱　桔梗—钱　半夏—钱　白芷—钱　羌活—钱　枳壳—钱　川芎五分

麻黄_{半钱}　桂枝_{五分}

姜水煎服。

【点评】斑、疹一般不难鉴别，无头粒者者为斑，有头粒者为疹。斑和疹在温热病中多兼挟出现，故医书中每举斑以赅疹，或统称斑疹。然而斑和疹的发病机制有所不同：斑大多由于热郁阳明，胃热炽盛，内迫营血，外溢肌肤而成；疹多系肺热郁闭，波及营分，外窜血络所致。本篇将斑疹分为阳斑和阴斑，体现了辨证论治的优越性，也为后世提供了一条有益的诊治思路，值得借鉴。

疠风证十二

[歌] 癞疾原来即疠风，遍身疙瘩痒生虫。须臾鼻塌眉毛堕，暴酷应知恶气钟。

[论] 夫疠风者，大风也，古名曰癞。受得天地杀物之风，暴悍酷烈可畏。然血随气化，气既不施，血为之聚，血聚则肉烂生虫，须臾鼻崩眉堕，不外乎阳明一经，盖阳明无物不受故也。风之人人也，气受之则上身多；血受之则下体多；气血俱受，上下俱多。甚重，自非医者神手，病者铁心，罕有免于死者。按法治之，尤当绝厚味，忌酒色，不致再发，再发则无救矣。知命者可以守此戒乎？

在上多

在上多者，醉仙散，取臭涎恶血于齿缝出。

醉仙散　治大风之神药。

胡麻仁_{半两}　牛蒡子_{半两}　蔓荆子_{半两}　防风_{半两，去芦}　枸杞子_{半两，}

以上五味同炒黑色　瓜蒌根半两　苦参半两　白蒺藜半两，炒

末之，每一两加轻粉一钱拌匀，大人用一钱，空心，日午、临卧各一服，茶汤调下，五七日效，量大小虚实，加减与之。

在下多

在下多，通天再造散，取陈虫恶物谷道中出。

通天再造散

锦纹大黄一两　角刺一两半，独生黑大者　郁金半两　白牵牛取头末六两，半生半熟

末之，每服二钱，临卧冷酒调，日未出时面东服，以净桶伺候，泄出虫，如黑色，年久根深，赤色日近者，二四日又进一服，直候无虫，则绝根矣。

通治

疬风通用升麻散。取汗，浮萍散。

升麻散

白芷二钱　当归二钱　熟半夏二钱　白茯苓二钱　苍术一两　干葛一两　升麻一两　桔梗一两　枳壳五钱　干姜五钱　大黄五钱，蒸　白芍药七钱　陈皮两半　甘草两半

每服四钱，生姜、灯草煎服。

浮萍散　治癞风。

浮萍一两　荆芥半两　麻黄去根、节，半两　川芎半两　甘草半两

末之，每一两，水二盅，入葱白、豆豉煎服，汗出则愈。

【点评】疬风，即大风也，又谓之癞风，俗又名为大麻风，今谓之麻风。虞抟曰："此病虽名为风，而实非外感之风也。疬风

乃天地间杀物之风，燥金之气也，客于人身，故疮而不脓，燥而不湿，荣卫之行涩，令人麻木不仁，毛脱眉落，最为酷烈。"《证治汇补》云："常见患此者，忽略懈怠，不知绝味断欲，终成无救，深为惜哉。"张景岳认识到此证的难治："由此观之，可见此证非得出奇秘方，鲜能取效。故予逢此证，不敢强以为知，而妄施治疗，亦不敢强言治法，以惑后人。至若古人论治之法，亦甚详悉，用之得宜，虽病根未必可拔，而延保余年，夭枉自亦可免。"并且极力推崇薛己的证治纲领："由是遍求诸说，则惟薛立斋《疠疡机要》论列已全，今择其要，并诸论之得理者，详述于下，以为证治之纲领云。"西医学认为麻风是由麻风杆菌引起的一种慢性传染病，主要病变在皮肤和周围神经。临床表现为麻木性皮肤损害，神经粗大，严重者甚至肢端残废。由于麻风病和某些皮肤病在临床表现上很容易混淆，所以麻风病的诊断是治疗的前提保证。20世纪40年代之前，由于缺乏有效的药物治疗，麻风病被视为不治之症。曾经的麻风病就如当今的癌症一样，严重地危害百姓的身心健康。但随着医学技术的进步，特别是20世纪80年代世界卫生组织（WHO）推行联合化疗（MDT）治疗麻风病，该病已能够彻底治愈。

肠风脏毒证十三

［歌］肠风脏毒从何别？肠胃停寒与蓄热。血浊色黯脏毒因，蕴毒于中几蠠荽。肠风血色清且鲜，外邪随感而随泄。

［论］人之肠胃不虚，则邪气无由而入。或坐卧风湿，醉饱房劳，生冷停寒，酒面积热，以致荣血失道，渗入于大肠之经，此肠风、脏毒之所由作也。故挟热下血暴发者，则血色清鲜，腹中有痛；若挟寒而下血兼积久者，则血色凝浊而色黯，腹内微痛。故暴病则为肠风，

盖肠风者，邪从外入，随感而随见是也；积久始发，浊者为脏毒，盖脏毒者，久积其毒而始发是也。有先血后便者，其血来也近；先便后血者，其血来也远。俗谓粪前、粪后，非也。若脏毒证积热日久，忽郁于寒，实非寒也，不可以标寒而用热剂也。

肠风

丹溪云：肠风独在胃、大肠出。若兼风者，苍术、秦艽、香附之类。便血久远，伤血致虚，并麻风、癣疮见于面者，椿皮丸。又方肠风下血，香附一两，枳壳七钱，芎、归各五钱，槐角、甘草各二钱，姜、枣煎服。

椿皮丸 治肠风致虚。

龟板二两，酥炙 升麻五钱 香附五钱 白芍药两半 侧柏叶一两 椿根白皮七钱半

末之，粥丸桐子大，每服六十丸，以四物汤加白术、黄连、甘草、陈皮作末调汤送下。

脏毒

寒食积毒于肠，日久始发，曰脏毒。积热者，三黄丸。协湿，地榆丸。协寒，败毒散。次以芎归汤随其寒热而调之。热加茯苓、槐花；寒加木香、茯苓。方见头痛。收功，四物汤加参、芪、槐角。

三黄丸 治积热便血。

苍术一两半 陈皮一两半 黄连七钱半 连翘半两
末之，生地捣烂糊丸，桐子大，白汤下。

地榆丸 治脏毒挟湿者。

白术半两 黄柏炒，二钱 生地黄二钱 白芍药二钱 地榆二钱 黄芩

炒，二钱　香附二钱

共末，蒸饼为丸。

败毒散　治协寒便血。

羌活一钱，去芦　独活一钱，去芦　柴胡一钱，去毛　前胡一钱，去芦　枳壳炒，八分　茯苓八分，去皮　川芎七分　甘草五分，炙　桔梗八分，去芦

姜三片，水二盅，煎一盅服。

　　【点评】肠风与脏毒是同一种病的两个不同阶段，共同的症状都是出血，只不过脏毒的血晦暗，肠风的血鲜明而已。肠风系邪从外入，病轻而位浅；脏毒为久积其毒而始发，病重而位深。论中的地榆丸经过了几百年临床的反复验证，已成为治疗肠风脏毒的经典名方。西医学所谓直肠癌在古代书籍中以肠风、脏毒为病名出现。直肠癌是由大肠热毒，湿热郁久，阴液受伤，阴虚和湿热并见，难分难解而成。而比湿热更难解的是湿热未尽，阴液已伤，燥湿相混，形成肿瘤，这才是恶性肿瘤之所以成为头号疑难杂症的原因。直肠癌的中期常常是舌苔花剥，这是燥湿相混非常典型的舌象。直肠癌既有脏毒的特点，也有肠风的表现。当然，肠风有时也是痔疮、内痔造成的大便出血，但当排除了内痔，确诊它是直肠癌的时候，肠风的表现也就有很多。随着现代饮食结构的改变，食物越来越精细化，或者长期久坐少动，或者食物中的毒邪或者有害物质增加，以致这些年直肠癌的发病率逐渐上升，应该引起我们足够的重视。

脱肛证十四

　　[歌] 肺经蕴热肛门闭，肺气虚时脱出肛。更主血虚与血热，须知治疗不相同。肛音工。

[论] 夫肺与大肠相为表里，故肺脏蕴热，则肛门闭结，热极反挺出其肛也。肺气不足，不能收敛，则肛门脱出，故妇人生产用力过者，及小儿痢久不已者，多致脱肛，即可见也。亦有血热、血虚，亦令脱肛也，审而疗之。

气虚

气虚不能收敛，脉虚，或久病后脱肛，补中益气汤。方见内伤。丹溪云：气虚者，宜大补元气兼升提，人参、黄芪、川芎、当归、芍药、升麻、柴胡，外肥皂水洗之。

气热

气热及内有热，脉数者，三补丸加柴胡、升麻。又有气热盛而脱肛者，条芩六两、升麻一两，神曲糊丸，空心白汤下五钱。

三补丸　治热盛脱肛。

黄芩炒，一两半　黄柏炒，一两半　黄连炒，二两半

末之，炼蜜丸如桐子大，每七十丸，空心白汤送下。

血虚

血虚者，或因失血后，脉芤涩，四物汤加黄芪、升麻、柴胡。方见血证。外用五倍子为细末涂之，以手托而上之，至五六次，待收乃止。

血热

内原有热证，血虚，脉数而虚者，四物汤加炒黄柏、柴胡、防

风、秦艽、升麻，或凉血地黄汤加升麻、柴胡、防风、秦艽。方见血证。

【点评】脱肛是一些大病久病的体虚患者才出现的一种脏器脱垂症，一见此证大多会首先想到"气虚下陷"这四个字。也就是说，中医通常认为脱肛是缘于血虚气脱，升举无力。清末庆云阁明确指出："脱肛者，脾肾之气陷也。脾主升，肾主固，脾升可以提摄，肾固可为管钥，如脾气陷而无提摄之力，肾气陷而失管钥之权，则肛门乃脱落矣。如因脾肾气陷而为脱肛者，以补中益气汤主之。"2018年"五一"笔者回老家探亲时就碰到一女患者，脱肛非常严重，每次大便完都要用手塞回去，诊治半年多都没有取效。她自述一年前产下一对龙凤胎，身体一直很虚弱，头晕乏力，四肢不温，睡眠不安，胃口也差。根据她的病情辨证为脾肾阳虚，气虚下陷，治以扶阳健脾，升阳举陷为法，仿补中益气汤重用黄芪60g，服药2周后诸症大减，脱肛明显减轻，精神也有好转，后又守方调治1个月，现已基本康复。本篇将脱肛的原因分为气虚、气热、血虚、血热，对临床辨证也有一定的启迪。气虚、血虚是脱肛之本，而气热、血热为标实之象，临证关键还是要抓住病症的根本，也就是脾肾气陷，导致脏器脱垂（脱肛），然后有针对性的对症下药。

卷　七

痫证一

[歌] 牛马猪羊鸡五痫，治须寻火与寻痰。更将痰火分多少，识得枢机总不难。

[论] 夫痫有五：马痫则张口摇头马鸣；牛痫则目正直视腹胀；猪痫则喜吐沫；羊痫则扬目吐舌；鸡痫则摇头反折善惊。盖以其形之类而名之也。古者既有五痫之名，治无分别，概用香窜镇坠之药，殊为未当。丹溪云：痫病盖因痰涎壅盛，迷瞒孔窍，发则头旋颠倒，手足搐搦，口眼相引，胸背强直，叫吼吐沫，食倾乃苏，大率属痰与火。法当寻火寻痰，分多分少治之。亦有因惊而得者，惊则神不守舍，舍空而痰聚也，宜以行痰为主，佐以定悸宁心安神可也。彼香窜燥剂，宁不助火耗气乎?!

痰

痰者，动则有声，脉滑，涎沫出，必得吐，后用安神丸。大率以行痰为主，二陈汤加南星、瓜蒌、黄连。方见痰证。

安神丸　治痰痫。

黄连一两五钱，酒制　朱砂水飞，一两　生地黄一两　当归一两，酒洗
甘草炙，五钱

蜜丸，每五十丸。

火

火者，有热面赤，脉散。大抵肥人痰多，瘦人火多，宜吐后用平肝、青黛、黄连、川芎、柴胡，或宁神丹。

宁神丹 治火盛痫证。

天麻五钱　人参五钱，去芦　陈皮五钱　白术五钱，炒　当归身五钱　白茯苓五钱　荆芥五钱　僵蚕五钱　独活五钱　远志五钱，去心　犀角五钱　麦门冬　枣仁炒，五钱　辰砂五钱，另研　半夏一两　南星一两　石膏一两　甘草炙，三钱　白附子三钱　川芎三钱　牛黄三钱　珍珠三钱　生地黄五钱　黄连五钱　金箔三十片

酒丸，空心白汤下，五十丸。

惊

因惊而得者，则神不守舍，舍空痰聚，必先行痰，亦用吐痰。吐后安神丸，方见前痰痫下。或三痫丸。

三痫丸 治一切惊痫。

荆芥穗二两　白矾一两，半生半枯
朱砂为衣。

【点评】作者沿袭丹溪等前贤之说，从痰、火、惊归纳痫证病机，既体现了当时学术发展的最高水平，又提出了较为可行的治疗原则："法当寻火寻痰，分多分少治之。"尤其是他总结"肥人痰多，瘦人火多"的发病规律，对于今天痫证的治疗仍有一定的指导意义。句末"彼香窜燥剂，宁不助火耗气乎"，也是一个很好的警示。芳香耗气之品助火，火旺则心神不宁，易造成事与愿违的结果。

癫狂证二

[歌] 谵言歌走忽逾墙，妄自称尊号曰狂。癫者身僵心不乐，须知二证有阴阳。

[论] 夫狂者，阳证，其状少卧而不饥，妄言歌笑，逾垣上屋，弃衣奔走，自高贤也，自贵倨也，自辨智也。癫者，阴证，其状僵仆，直视，意不乐是也。丹溪云：大率多因痰结于心胸间，治当镇心神，开结痰。有中邪而得者，以治邪法治之。盖阳虚阴实则癫，阴虚阳实则狂。扁鹊云：重阴者癫，重阳者狂。故癫狂二证，阴阳之不同也。

[脉] 癫痫之证，阳浮阴沉。数热滑痰，狂发于心。惊风肝痫，弦急可寻，浮病腑浅，沉病脏深。癫脉搏大滑者生，沉小里急者不治。狂脉实大者生，沉小者死。癫脉虚可治，实则死。

癫证

癫者，癫狂如有所见，经年不愈，心经有损，是为真病。若悲哭呻吟，为邪所凭者，非狂也，用蚕故纸一味烧灰，好酒调服二钱。癫风麻仁汤。癫疾失心者，宜助心气，用灵苑方。

癫风麻仁汤

麻仁四升

水六升，猛火煮七合服。

灵苑方 助心气。

朱砂一两，研 枣仁半两，炒，研 乳香半两，研

上作一服，温酒下，以醉为度，勿令吐，服后便令睡，待其自

醒，则神魂安矣。万一惊触，不可复始。

狂证

狂邪者，发作无时，披头大叫，逾垣上屋，不避水火，弃衣奔走，欲杀人，苦参丸。卒狂妄言者，针大拇指甲上去一韭叶许。大抵狂病，宜大吐、下则可愈，大黄一物汤。

苦参丸　治狂邪大叫。

苦参不拘多少

蜜丸，薄荷汤下五十丸。

大黄一物汤

大黄四两，酒浸一宿

水三升，煎之，分三服。必数日后，方可与食，但得宁静，方为吉兆。不可见其瘦弱减食，便以温药补之，及以饮食饱之，病必再作，戒之！戒之！缓与之食，方为得体，故曰：损其谷气，则病易愈。所以然者，食入于阴，长气于阳故也。

按：前二证，必有所因。或因大怒，动其肝风；或因大惊，动其心火；或素有痰，卒为火升，升而不降，壅塞心窍，神明不得出入，主宰失其号令，心反为痰所役，一时发越。若逾垣上屋，持刃杀人，裸体骂詈，不避亲疏，飞奔疾走，涉水如陆者，此肝气太旺，木来乘心，名之曰狂，又谓之大癫，法当抑肝镇心，降龙丹主之。若抚掌大笑，语言不伦，左顾右盼，如见鬼神，片时正性复明，深为赧悔，少倾而状态如故者，此为上膈顽痰泛滥洋溢，塞其道路，心为之碍。痰少降，则正性复明，痰复升，则又发，名之曰癫，法当利肺安心，安神滚痰丸主之。

降龙丹　抑肝镇心。

黑铅一两，熔开，投水银一两，不住手炒，炒至成粉为度，名曰银钞　朱砂五钱

蛇含石_{五钱，火内过}　金箔_{五百片}　银箔_{五百片}

研细，丸如芡实大，每服三丸，茯神汤磨化下。

安神滚痰丸

礞石_{一两}　风化硝_{一两}　朱砂_{一两}　沉香_{五钱}　珍珠_{五钱}

共末，煎天麻膏，丸如芡实大，每服三丸，姜汁、竹沥调下。

【点评】癫狂证是自古即有的典型精神疾病，严重威胁着人类的身心健康，在患者痛苦的同时，也对患者的家庭及社会造成极大的负担，中医学在其数千年的历史发展长河中，从未停止与癫狂证的斗争，并积累了丰富的实践经验。从症状上看，中医的癫证相当于西医学的精神分裂症，狂证则相当于心境障碍中的躁狂症和双相障碍中的躁狂发作。随着医学的发展和社会的进步，癫狂证一般都会主动或被动地接受西医治疗，而很少选择看中医。其实，中医对有些癫狂证的治疗效果还是不错的，关键是要辨证准确和用药到位。所以，现在来看王清任《医林改错》的癫狂梦醒汤（桃仁、柴胡、香附、木通、赤芍、半夏、腹皮、青皮、陈皮、桑皮、苏子、甘草）就是治疗癫狂证的一个好药方，其用药思路为破气行气，疏肝理脾，使肝气调达，以正一身之气。

痉证三

[歌] 痉本非风湿上求，有无汗证见刚柔。角弓口噤如风状，燥剂教君勿妄投。

[论] 仲景云：太阳病，发热，脉沉而迟，曰痉。伤寒发汗过多，因致痉；大发湿家汗，亦成痉；疮家发汗亦成痉；产后去血过多，亦成痉。其证身热足寒，颈项强急，恶寒，时头热面赤，目脉赤，独头

摇，卒口噤，背反张者是也。有汗曰柔痓，无汗曰刚痓。刚痓属阳，柔痓属阴。丹溪云：痓属太阴湿土。故经云：诸痓强直，皆属于湿。盖湿土过极，反兼风化制之。然兼化者，虚象，而实非风也，切不可概作风治而用燥药。大率属气虚，亦有火兼痰者，宜辨之。若身凉，手足冷，脉沉细者，为阴痓。若口眼牵扯，手足战摇伸缩者，为风痰。若发热喘嗽生痰，为痰火，宜随证治之。若目瞪口开，昏冒不知人者，不治。并用如圣饮加减治之。

如圣饮 治刚、柔二痓，与瘈疭同治法。

羌活上 防风中 川芎中 白芷中 柴胡中 芍药中 人参中 当归中 甘草中 半夏下 黄芩中 乌药中

上，用水二盏，姜三片，煎一盏，入姜汁、竹沥温服。

有汗曰柔痓，加白术、桂枝。无汗曰刚痓，加苍术、麻黄，或葛根亦可。痰多加贝母、瓜蒌、枳实、紫苏子。火盛加山栀仁、麦门冬、花粉，去川芎、柴胡、乌药、半夏、羌活、防风、白芷。如口噤咬牙，大便实者，加大黄利之。产后去血过多成痓者，加黄芪、熟地黄。

【点评】历代医家对痓病发病病因的认识，经历了从外感致痓到内伤亦可致痓的过程。《内经》对痓病的病因是以外邪立论为主，认为系风寒湿邪，侵犯人体，壅阻经络而成。如《素问·至真要大论》说："诸痓项强，皆属于湿""诸暴强直，皆属于风"。《灵枢·经筋》也说："经筋之病，寒则反折筋急。"《灵枢·热病》说："热而痓者死。"汉代的《金匮要略》在继承《内经》理论的基础上，不仅以表实无汗和表虚有汗分为刚痓、柔痓，更提出了误治致痓的理论，即表证过汗、风病误下、疮家误汗以及产后血虚、汗出中风等，致使外邪侵袭，津液受伤，筋脉失养而引发本病。《金匮要略》有关伤津致痓的认识，不仅对《内经》理论有所发挥，同时也为后世医家提出内伤致痓的理论奠定了基础。宋代《三因极一病证方论·痉叙论》明确痉病的病位在筋，病机是"筋无所营"。明代对"阴虚血少"导致痉病有较充分的认识："然兼化者，虚象，而实非风也，切不可概作风治而用燥药。"《景岳全书·杂证谟·痉证》说："凡属阴虚血少之辈，不能养营筋脉，以致搐挛僵仆者，皆是此证。如中风之有此者，必以年力衰残，阴之败也；产妇之有此者，必以去血过多，冲任竭也；疮家之有此者，必以血随脓出，营气涸也……凡此之类，总属阴虚之证。"温病学说的发展和成熟，更进一步丰富了痉病的病因病机理论，其热盛伤津，肝风内动，引发本病的论述，使痉病的病因学说渐臻完备。如《温热经纬·薛生白湿热病》说："木旺由于水亏，故得引火生风，反焚其木，以致痉厥。"同时，在外邪致痉中也补充了"湿热侵入经络脉隧中"的观点。痉病古代亦称瘛疭、抽搦、抽风、反折。《张氏医通·瘛疭》说："瘛者，筋脉拘急也；疭者，筋脉弛纵也，俗谓之抽。"《温病条辨·痉病瘛病总论》又说："痉者，强直之谓，后人所谓角弓反张，古人所谓痉也。瘛者，蠕动引缩之谓，后人所谓抽掣、搐搦，古人所谓瘛也。"可见，本节痉病讨论的是全身或局部肌肉强直性或阵发性抽搐发作的病证。《庆云阁医学摘粹》痉证提纲云："邪气乘虚入太阳，足寒身热项偏强。有时面目旋成赤，口噤头摇背反张。"并提出用瓜蒌桂枝汤、葛根汤、大承气汤以及当归补血汤合桂枝汤方来分别治疗不同的痉证。

厥证四

[歌] 厥形有六要消详，痰气尸蛔阴共阳。故使四肢成厥逆，阴阳虚实各分张。

[论] 夫阴厥者，始因泄利，身寒厥冷，足蜷卧，唇口青，自利

溲白不渴，脉迟。阳厥者，身热四肢厥逆，大小便闭涩，脉数，热极反厥也。痰厥者，寒痰迷闷心胸，隧道不行，四肢厥冷，僵仆卒倒，不知人事。厥者，气暴逆也，故卒然厥逆，不知人，僵仆身冷。蛔厥者，胃寒，蛔虫攻胃，手足厥冷，吐蛔。尸厥者，冒犯不正之气，忽然手足厥冷，肌肤起粟，头面青黑，或妄言，或口噤，昏聩不知人，或因吊丧问病，入庙登冢而得。丹溪云：有因气而厥者，身冷脉伏。有血虚而厥者，因血大损故也，脉必芤涩。有因痰滞而厥者，口中流涎，昏不知人，脉沉滑。有气虚而厥者，有所劳伤，气弱不能营运故也。凡此之类，在乎细辨之。

阴、阳厥

阴厥，理中汤，重者四逆汤，<small>二方俱见中寒。</small>外灸关元穴五十壮。阳厥，四逆散。大便闭，热极反厥，大承气汤下之。<small>方见伤食。</small>

四逆散　治阳厥轻者。

甘草<small>炙，一钱</small>　枳壳<small>炒，一钱</small>　柴胡<small>一钱</small>　白芍药<small>炒，一钱</small>

剉一帖，水二盅，煎八分，不拘时服。

气、血厥

气厥，四七汤、调气散、八味顺气散、<small>方见气证。</small>苏合香丸。<small>方见类中风。</small>妇人血厥，仓公散、白薇汤。

仓公散　治血厥。

瓜蒂<small>一钱</small>　藜芦<small>一钱</small>　矾石飞，<small>一钱</small>　雄黄<small>一钱</small>

末之，每用少许，吹鼻中取嚏。

白薇汤　治血厥。

白薇<small>三钱</small>　当归<small>三钱</small>　人参<small>一钱半</small>　甘草<small>炙，七分</small>

剉一帖，水二盏，煎一盏，温服。

蛔厥

蛔厥，理中汤加槟榔、川椒，煎吞乌梅丸。_{一方见中寒，一见心痛。}不止，用乌梅、川椒、黄柏煎服。盖蛔闻酸苦则安。

尸厥

尸厥，苏合香丸、_{方见类中风证。}调气散、_{方见气证。}或追魂汤。

追魂汤　治卒厥不知人。

麻黄_{去节，三钱}　杏仁_{二十五粒}　生甘草_{一钱}

煎服。

痰厥

痰厥昏闷不醒，稀涎散、_{方见中风。}导痰汤。_{方见痰证。}

【点评】厥的含义有多种，有指发病形式："忽为眩仆脱绝"，"突然昏运，不省人事"；有指病理机制："厥者，尽也"，"厥者，逆也"，言其气血败乱，或气机上逆；有指临床表现，四肢逆冷、手足不温者。就本证而言，主要是指前两者。厥证在临床上并不少见，尤其以情志因素为明显诱因而发作者，如情绪紧张、恐惧、疼痛等，时有发生。《内经》论厥甚多，含义、范围广泛，有以暴死为厥，有以四末逆冷为厥，有以气血逆乱病机为厥，有以病情严重为厥。概括起来可分为两类表现：一种是指突然昏倒，不知人事，如《素问·大奇论》说："暴厥者，不知与人言。"另一种是指肢体和手足逆冷，如《素问·厥论》说："寒厥之为寒热也，必从五指而上于膝。"后世医家多在此基础上加以发挥，主要是两种学术观点，一是《伤寒论》《金匮要略》论厥，继承《内经》中手足逆冷为厥的论点，而且重在感受外邪而发厥。此类厥证在伤寒、温病学中均有大量深入的研究，属于外感病中的发厥，对于由外邪而致厥者有重要临床指导价值。一是论内伤杂病的发厥，指突然发生神志改变的临床表现。隋唐以降，历代医家多有论述。《诸病源候论》对尸厥的表现描述，"其状如死，犹微有息而不恒，脉尚动而形无知也"，并探讨其病机是"阴阳离居，营卫不通，真气厥乱，客邪乘之"。从宋《卫生宝鉴·厥逆》至明代《医学入门·外感寒暑》，对外感病发厥与内伤杂病厥证均有明确区分。《景岳全书·杂证谟·厥逆》总结明代以前对厥证的认识，提出以虚实论治厥证，颇合临床实际。皇甫中也主张"故使四肢成厥逆，阴阳虚实各分张"，将厥证分为阴、阳、气、血、蛔、尸、痰。此后医家对厥证的理论不断充实、完善和系统化，提出了气、血、痰、食、暑、尸、酒、蛔等厥，并以此作为辨证的重要依据，进而指导临床治疗。

痿证五

[歌] 诸痿多因肺热生，故云痿独取阳明。分明自是膏粱疾，勿认为风浪立名。

[论] 夫痿有五：脉、筋、骨、肉、痿躄是也。古方多以治风之药通治痿，何其谬也。至丹溪始辨之，以风、痿二证另立篇目，源流不同，治法迥别，此开千古之弊也。丹溪云：《内经》谓诸痿起于肺热。又谓治痿独取阳明。盖肺金体燥，居上而主气，畏火者也。脾土主湿，居中央，主四肢，畏木者也。火性炎上，若嗜欲无节，则水失所养，火寡于畏而侮所胜，肺得火邪而热矣。木性则急，肺受热邪则

金失所养，木寡于畏而侮所胜，脾得木邪而伤矣。肺热则不能管摄一身，脾伤则四肢不能为用，而诸痿作矣。故泻火则肺金清而木不实，何伤脾之有？补肾水则心火降而肺金不虚，何肺热之有？故阳明实则宗筋润而能束骨，关节利矣，治痿之法，莫出于此。然或有湿热，或痰，或血虚，或气虚，或死血，或食积，妨碍不得降者，比比皆然，当审而疗之，尤当淡薄滋味焉。

[脉] 痿因肺燥，脉多浮弱。寸口若沉，发汗则错。足痛或软，专审于尺，滑疾而缓，或沉而弱。

虚痿

大率虚与热，气血两虚者，四物汤加参、芪、知母、黄柏。热多加黄芩。只血虚，四物汤加黄柏、苍术，方见血证。或丹溪补阴丸。方见火证。气虚者，四君子汤加黄柏、知母。方见脾胃。

食积

食积瘀血妨碍不得降者，四物汤对二陈汤加桃仁、红花、黄柏、神曲。湿痰者，二陈汤加苍、白术、芩、柏、竹沥、姜汁。食积者，二陈汤加苍、柏、实、曲。方见血证及痰证。

湿热

湿热成痿，二妙散或健步丸。二方俱见腰痛。六七月间湿热成痿，清燥汤。

东垣清燥汤

黄芪一钱半　苍术一钱　白术五分　陈皮五分　泽泻五分　人参三分
白茯苓五分　升麻三分　麦门冬二分　当归身二分　生地黄二分　酒柏一分

柴胡－分　黄连－分　甘草二分

　　煎服。

　　【点评】痿证系指肢体筋脉弛缓，痿软无力，不能随意活动，或伴有肌肉萎缩的一类病证。以下肢多见，故又称痿躄。有关记载首见于《内经》，其中《素问·痿论》是讨论痿证的专篇。本证病因病机较为复杂，或因外感温热，肺热津伤，不得濡养百脉；或湿热蒸阳明，湿热浸淫，宗筋弛缓；或跌仆损伤，损及肾督带三脉，致经脉瘀阻，气血运行不畅，筋骨失于濡养；或因肝肾精血亏损，不能濡养筋脉，均可发为痿证。针灸治疗痿证在《内经》中即有多处载述，并提出"治痿独取阳明"等重要法则，及"各补其荥，而通其俞；调其虚实，和其逆顺"的治疗大法。《三国志·魏书·方技传》载述了华佗用灸夹脊穴之法，治疗双足痿躄不能行。晋·皇甫谧《针灸甲乙经》明确提出了取穴和针法，在之后的历代医学典籍中，均有包括大小便功能障碍在内的各种痿症证候治疗方法的记载，积累了相当丰富的经验。

痹证六

　　[歌] 风湿寒邪相杂至，袭人经络因成痹。寒者痛而风者行，湿为重着不移处。或中皮脉肌骨筋，内舍心肝脾肾肺。筋挛不仁类乎风，局方风痹同论治。因袭既久未能明，近代明师始分异。内经风痹各有条，诸痹所因出陈氏。

　　[论]《内经》云：风、湿、寒三气杂至合①而为痹。其风气胜者为行痹，寒气胜者为痛痹，湿气胜者为着痹。又云：以冬遇此为骨痹，以春遇此为筋痹，以夏遇此为脉痹，以至阴遇此为肌痹，以秋遇

---

　　① 合：原脱，据《素问·痹论》补。

此为皮痹。久而不已，内舍于合，故骨痹不已，复感于邪，内舍于肾。筋痹不已，复感于邪，内舍于肝。脉痹不已，复感于邪，内舍于心。肌痹不已，复感于邪，内舍于脾。皮痹不已，复感于邪，内舍于肺。所谓痹者，各以其时，重感于风、寒、湿之邪气也。又云：淫气喘息，痹聚在肺。淫气忧思，痹聚在心。淫气遗溺，痹聚在肾。淫气乏渴，痹聚在肝。淫气肌绝，痹聚在脾。故风气胜者易已，留连于筋骨间者病久，其留皮肤间易已，入脏者死。若此者，可以见其浅深之受证也。然五脏痹各有形状之不同，浅深之各异，善治者，审其所因，辨其所形，真知其在皮肤、血脉、筋骨、脏腑浅深之分而调之，斯无危瘤之患矣。若一概混作风治而用风燥热药，谬矣！

[脉] 风湿寒气，合而为痹。浮涩而紧，三脉乃备。

五痹名状

肺痹者，烦满喘呕。心痹者，脉不通，烦则心下鼓暴，上气嗌干而呕，善噫，厥气上则恐。肝痹，夜卧则惊，多饮，数小便，上为引如怀。肾痹，善胀，尻以代踵，脊以当头。脾痹，四肢怠惰，发咳呕汁，上为大塞，五痹汤主之。方见后风痹。

风痹

脉尺、寸俱浮微，身体不仁，血气凝聚，手足拘挛者，风痹也，防风汤。风、寒、湿气客留于脾，手足缓弱，顽痹不仁，三痹汤、五痹汤。

防风汤 治风痹、血痹。

防风一钱半 当归一钱 赤茯苓八分 秦艽八分 赤芍药八分 黄芩八分 独活八分 桂心五分 杏仁十四粒 甘草五分

姜水煎服。

三痹汤　治风、寒、湿痹。

川续断钱半　杜仲姜炒，钱半　防风钱半，去芦　桂心钱半　细辛钱半　人参钱半，去芦　白茯苓钱半　当归酒浸，钱半　甘草钱半　白芍药钱半　生地黄一钱　秦艽一钱，去芦　川芎一钱　独活一钱，去芦　牛膝酒浸，去芦，一钱　黄芪一钱

每服七钱，姜三片，枣二枚，水煎服。

五痹汤　治五脏痹。

羌活一两，去芦　白术一两　片子姜黄去土，一两　防己一两　甘草炙，半两

每服四钱，姜三片，水煎服。

湿痹

湿胜，脉沉缓，留住不去，四肢麻木拘急，浮肿，茯苓川芎汤。风湿痹，脚膝肿痛，行步艰难，腰、膝、臂、髀大骨痛，苍术散。手足流注疼痛，麻痹不仁，难以屈伸，当归拈痛汤。方见脚气。

茯苓川芎汤

赤茯苓一两　桑白皮一两　防风半两　肉桂半两　麻黄去节，半两　川芎半两　芍药半两　当归半两　甘草半两

每用五钱，姜、枣煎服。

苍术散　治湿热成痹。

苍术四两，泔浸　黄柏四两，酒炒　虎胫骨酥炙，二两　防风一两

末之，每服二钱，白汤调下。

寒痹

身体烦疼，项背拘急，或重或痛，举体艰难，手足冷痹，腰腿沉

重无力者，蠲痹汤。痛痹，四肢拘倦，浮肿痛着，故寒气盛者为痛痹，川芎茯苓汤。_{方见前湿痹。}骨节疼痛，皮肤不仁，肌肉重着及四肢缓纵不仁者，附子汤。寒湿痹痛，薏苡仁汤。

蠲痹汤　治寒痹。

当归_{一钱半}　芍药_{一钱半}　黄芪_{一钱半}　羌活_{一钱半}　甘草_{一钱}　片子姜黄_{一钱半}

姜、枣煎服。

附子汤　治寒痹。

生附子_{四钱}　白芍药_{二钱}　肉桂_{二钱}　白茯苓_{二钱}　人参_{二钱}　白术_{一钱二分}　甘草_{一钱}

上剉，作二帖，姜三片，枣二枚，水煎服。

薏苡仁汤

当归_{一两}　芍药_{炒，一两}　薏苡仁_{一两}　麻黄_{一两}　肉桂_{一两}　甘草_{炙，一两}　苍术_{米泔浸，炒，四两}

上剉，每服七钱，生姜三片，煎服。

自汗减麻黄，热减桂。

【**点评**】痹证是一种以肢体、关节等处酸痛、麻木、重着及屈伸不利等为主要症状的病证。痹的病名，最早见于《内经》，如《素问·痹论》："风寒湿三气杂至，合而为痹。"其病因病机，或因风寒湿热之邪，乘虚袭入人体，引起气血运行不畅，经络阻滞；或痰浊瘀血，阻于经隧，深入关节筋脉，皆可以发病。西医学中的风湿性关节炎、骨关节炎、类风湿关节炎以及某些神经痛，均可归属于本证。本篇论痹证既立足于经典，又有独特的学术见解："五脏痹各有形状之不同，浅深之各异。善治者，审其所因，辨其所形，真知其在皮肤、血脉、筋骨、脏腑浅深之分而调之，斯无危殆之患矣。若一概混作风治而用风燥热药，谬矣！"对于五脏痹不能一概混作风治，而要真知其部位浅深之分而调之，才能获得较好的疗效。

虚损劳瘵证七

[歌] 真元斫丧渐成劳，骨热烦蒸气血销。清骨保真除内热，黄芪鳖甲治晡潮。补虚八物滋荣血，虚甚参芪白凤膏。花蕊十灰能止血，劫劳须用炼青蒿。太平治瘵能清肺，消化能令痰自消。男子必须先补肾，女人惟要把经调。传尸急制天灵散，勿使延缠种祸苗。

[论] 夫男子之劳，起于伤精；女子之劳，起于经闭；小儿之劳，得于母胎。盖男子十六而精通，女子十四而天癸至，然未充也。后生少年辈，淫欲太早，斫丧真元，真阴内亏，虚火炽焰，肺金受伤，无以生肾水，肾水枯竭，无以济心火，心火一旺，肾火从之，而梦遗、鬼交之病作。肺气一虚，则腠理疏豁，而盗汗、自汗之病作。火动其血，血随火升，而咳嗽吐红之病作。考之《内经》及上古诸家之说，一曰劳瘵，一曰劳极，一曰阴虚，一曰不足，一曰虚损，然因名以责实，不过气虚、血虚、阴虚之异耳。凡脾、肺不足，皆气虚也。心、肝不足，皆血虚也。肾水有亏，即阴虚也。气属阳，血属阴，血虚亦属阴虚。世有患此者，急绝房欲以养精，内观以养神，毋怒劳以耗气，则其真阴之水自充，而五内之火自息，又何不治之有？惟其嗜欲无节，起居不时，食饮自倍，使神散而精竭，血涸而气亡，直至发热不休，形骸骨立而死，良可叹哉！然而，一人未足怜也，犹有侍奉亲密之人，或同气兄弟、子女之属，受其恶气，多遭传染，名曰传尸，甚至灭门者有矣。又此病最恶，其热毒郁积之久，则生异物恶虫，食人脏腑精华，变生奇状，诚可惊骇。是以劳伤于肝者，则为毛虫，如刺、瓦蛆之属，食人筋膜。劳伤于心者，则为羽虫，如灯蛾、蚊、虻、禽鸟之形，食人血脉。劳伤于脾者，则为裸虫，如婴孩、蚯蚓之类，食人肌肉。劳伤于肺者，则为介虫，如龟、鳖、虾、蟹之状，食

人肤膏。伤于肾者，则为鳞虫，如鱼、龙、蛟、蟊之形，食人骨髓。

或挟相火之势，亦如羽虫之酷者，鸱枭之类，为状不一，不可胜纪。凡有此证，便宜早治，一则杀虫以绝其根，一则补虚以复其元，缓则不及事矣。

骨蒸两颧赤者，不治。盖骨蒸内热本于肾虚。肾属水，水性寒，肾实则寒，肾虚则热。肾热则火蒸于骨而髓亦热矣。肾主骨髓，两颧为骨之本故也。劳瘵喉哑者，为肺绝，不治。盖肺主气，声之所从出也。肺为火烁，金不能鸣故也。劳瘵忽患下部痈肿者死。先痔漏而后瘵者死，先得瘵而后痔漏者亦死。盖痔漏通于大肠，大肠为肺之腑，肺为火烁，遗热于大肠故也。劳瘵犯一侧眠者，不治。盖无血养筋，不能转动故也。劳瘵泄泻不食者死。盖胃为五脏六腑之海，主生化之源，源绝则无以生精血故也。

[脉] 气虚，脉细，或缓而无力，右脉常弱。血虚，脉大，或数而无力，左脉常弱。阳虚，脉迟。阴虚，脉弦。真气虚，脉紧。男子久病，气口脉弱则死，强则生；女人久病，人迎脉强则生，弱则死。经云：脉来细而微者，气血俱虚；脉小者，气血俱少。又曰：虚劳之脉，或浮大，或弦数。大有，劳也；弦者，亦劳也。大者易治，血气未衰，可敛而正也。弦者难治，血气已耗而难补也。若双弦，则贼邪侵脾，加数则危殆矣。

葛可久治劳瘵十神方

葛先师有言曰：万病莫若劳瘵最为难治。庸医不究其源，不穷其本，或投之以大寒之剂，或疗之以大热之药，妄为施治，绝不取效。殊不知大寒则愈虚其中，大热则愈竭其内，所以世之医疗疾者，万无一人焉。今开用药次第于后：如呕吐咯嗽血者，先以十灰散揭住，如极甚者，须以花蕊石散主之，大抵血热则行，血冷则凝，见黑则止，此其理也。止血之后，患人之体必稍疏解，用独参汤一补，容其熟睡一觉，不令惊醒，睡起病势去其五六。却分病用后诸药：保和汤、止嗽宁肺。保真汤，补虚除热。太平丸，润肺扶痿。消化丸，下痰疏气，随证加减。服药之法：每日三食前，服保真汤；三食后，服保和汤，二药间而服之。每日又厚煎薄荷汤灌漱咽口，用太平丸先嚼一丸，徐徐咽下，再嚼一丸，缓缓溶化，至上床时，亦如此用之。盖夜则肺窍开，药味必溜入窍中，此诀要紧！如痰壅盛，先用饧糖拌消化丸一百丸吞下，次却根据前嚼、嚼太平丸，令其仰卧而睡。服前七药后，若肺燥，余嗽未除，可煮润肺膏，如常服之。续煮白凤膏食之，复其真元，完其根本。痊愈后，合十珍丸服之，乃收功起身之药也。

甲字号十灰散 治劳嗽呕吐咯血，先用此揭之。

大蓟一两　小蓟一两　柏叶一两　薄荷叶一两　茅根一两　茜根一两牡丹皮一两　棕榈皮一两　大黄一两　山栀一两

上，烧存性，为细末，用纸包，碗盖地上一夕，出火毒。用时先将藕汁或萝卜汁磨京墨半盏，调灰五钱，食后服下。如势轻，用此立止，如势盛，血成升斗者，用花蕊石散。

乙字号花蕊石散 治劳瘵涌喷血出成升、斗者。

花蕊石不拘多少，存性，研如粉

上用童便一盏，炖温，调末三钱，食后下。如男子则和酒，女子和醋，与童便调药。服后用独参汤补之。

丙字号独参汤 治劳瘵止血后，服此补之。

人参二两，去芦

上咬咀，枣五枚，水二盏，煎一盏，不拘时细细服之，服后熟睡一觉，后服诸药。

丁字号保和汤 治劳证久嗽肺痿者服之。

知母酒炒，三分　贝母去心，三分　天花粉三分　天门冬去心，三分　款冬花三分　薏苡仁二分　杏仁泡，二分　麦门冬去心，三分　五味子二分粉草一分　马兜铃一分　紫菀一分　百部一分　百合一分　桔梗一分　阿胶蛤粉炒，一分半　当归一分半　地黄一分半　紫苏半分　薄荷半分上，用水二盏，姜三片，煎一盏，入饧糖一匙，每日三食后各进一服。

血盛加大、小蓟、茅花、蒲黄、茜根、藕节。虚极加鹿茸、郁金、青蒿。痰盛加南星、半夏、陈皮、大腹皮、茯苓、枳壳、枳实。喘盛加桑皮、陈皮、大腹皮、紫苏子、萝卜子、葶苈子。热盛加山栀、黄芩、黄连、黄柏、连翘。

戊字号保真汤　治劳证骨蒸体热而虚。

当归三分，酒洗　人参三分，去芦　生地黄三分　熟地黄三分　白术三分，炒　黄芪三分，蜜炙　赤茯苓三分　白茯苓三分　天冬二分，去心　麦冬二分，去心　赤芍药分半　白芍药分半　知母二分，盐炒　黄柏二分，盐炒　五味子二分　甘草一分半　陈皮一分半　柴胡二分　地骨皮二分

上，用水二盏，姜三片，枣五枚，莲心五个，每日三食前各进一服。

惊悸加茯苓、茯神、远志、枣仁。淋浊加萆薢、猪苓、泽泻。便涩加木通、萹蓄。遗精加龙骨、牡蛎、莲须、莲心。燥热加鳖甲、石膏、青蒿。盗汗加浮小麦、麻黄根、黄芪、牡蛎。

己字号太平丸　治劳证久嗽、肺痿、肺痈，噙服除根。

天冬二两，去心　麦冬二两，去心　知母二两，去毛　贝母去心，二两　款冬花一两　杏仁二两，泡　当归一两半　生地黄一两半　黄连一两半　蒲黄一两，炒　胶珠一两半　京墨一两　桔梗一两　薄荷一两　麝香少许

上为细末，用白蜜半斤，银锅内炼熟，取起，下诸药末搅匀，再上火熬二三沸，丸如弹子大，每日三食后，厚煎薄荷汤灌漱喉口，细嚼一丸，津唾咽下，再噙一丸，缓缓溶化。临卧时如有痰盛，先用饧糖拌消化丸一百丸吞下，次噙嚼此丸，仰卧而睡，从其溜入肺窍中，则肺清嗽止。

庚字号消化丸　治劳证热嗽壅盛。

礞石二两，硝　明矾飞，二两　猪牙皂角二两，炙，去皮、弦　南星二两，

生用　半夏二两，生用　白茯苓二两　陈皮二两　枳实一两半　枳壳一两半

上为细末，以神曲和丸，如梧子大，每服百丸，临卧将饧糖拌匀吞下，次嚼太平丸，二药交攻即愈。

辛字号润肺膏　治劳证久嗽肺痿，时常服之。

羯羊肺一具　杏仁一两，洗，研　柿霜一两　真粉一两　白蜜二两

上，先将羊肺洗净，次将余药水解薄打扰五味稠黏灌入肺中，白水煮熟食之。此药服前七药后可用，或与七药相兼而服亦佳。

壬字号白凤膏　治一切大劳大怯，极虚甚惫，咳嗽吐痰咯血，发热，火乘金位，此药固真元，全根本。

黑嘴白鸭一只　大京枣二升　参苓平胃散一升　陈煮酒一大瓶

上，先将鸭缚其脚挂起，随患人之酒量多少，倾鸭血于酒中搅匀，一时饮尽，直入肺中，润补其肺，乃止其嗽。却将鸭去毛，就胁边开一孔，出其肚杂拭干，将枣子去核，每个入平胃散令满，以麻皮扎定，填满鸭腹中，入鸭于小坛内，四周炭火慢煨，以一瓶酒尽为度，此酒须三次添入，待酒干取起食之，其枣阴干，随意食之，后合十珍丸服之。

癸字号十珍丸　治一切大劳大怯，极虚甚惫，髓干精涸，血枯气竭，火乘金位。服前药愈后，却服此丸以为收功起身之用也。

猪脊膂一条　羊脊膂一条　鳖一个　乌骨鸡一只

上四味，去骨留肉，用煮酒一大瓶于坛内煮干捣烂用。

大山药五条　莲肉半斤　京枣一百个　霜柿十个

上四味，用井水一大瓶，于坛内煮熟捣烂，与前肉一处再慢火熬，却下后药。

真阿胶四两　黄蜡三两

上二味，逐渐下，与前八味和一处，研成膏子，和平胃散末、四君子末并知母、贝母、柏末各一两，搜和成剂，如十分坚硬，再入白蜜同熬取起，放青石上捣为丸，如桐子大，每百丸枣汤送下，不拘时服。

青蒿膏 治骨蒸劳热。

青蒿一斗五升 童便三斗

上，慢火熬童便减至二斗，去蒿，再熬至一斗，入猪胆汁七枚，再熬数沸，甘草末收之，每用一匙，汤下。

天灵盖散 取劳虫。

天灵盖两指大，以檀香煎汤洗过，酥炙，咒七遍，咒曰："灵公神，灵母圣，逢传尸，便须定，急急如律令" 鸡心槟榔五个，为末 麝香二钱，另研 阿魏三钱，研甘遂三钱，为末 辰砂一钱，另研 安息香三钱，另研

上六味，研极细，和匀，每服三钱，同后汤送下。

薤白二七茎 青蒿二握 甘草五寸，二根 葱白二七茎 桃枝一寸 柳枝一寸 桑白皮一寸 榴根一寸，俱用向东者

上八味，须选洁净处，采童便四升，瓦器内慢火煎至一升，去渣，分作三盏，调前药末，五更初服。男患女煎，女患男煎。服药后，如觉欲吐，即用白梅含之，五更尽，须下虫及恶物，黄水黑粪。如服后不见动静，约人行五七里又进一服，至天明更进一服。如泻不止，用龙骨、黄连等分末之，白水调，及白梅粥补之。

虚损用四物汤、方见血证。四君子汤、八珍汤、十全大补汤、方俱见脾胃。大补阴丸、方见火证。六味地黄丸、集灵膏、琼玉膏。泄泻者，白术膏。

六味地黄丸

白茯苓三两 牡丹皮三两 泽泻三两 干山药四两 山茱萸肉四两
熟地黄八两，酒蒸
末之，炼蜜丸如桐子大，每服六十丸，温酒下。

集灵膏 生精补血消痰。

人参四两，去芦 生地黄 熟地黄 天门冬 麦门冬 牛膝 枸杞半斤
用文武火水煎三日，蜜收成膏子，每三匙，白汤下。

琼玉膏　大补元气。

生地汁十斤　　白蜜十六斤，炼　　人参一斤半　　白茯苓四十九两

拌匀，入坛内封固，桑柴火煮三昼夜，井内一日，去火毒，复煮一日去水气，每服二大匙，白汤或酒任下。

白术膏　止泻，大补元气。

白术一斤

用水一斗，煎至五升，滤去汁听用。复用水五升，再煎，约耗一半，去渣，合前汁一处，慢火熬成膏子，每服三匙，白汤调下。

【点评】葛可久名乾孙，元代医学家（1305—1353），平江路（今江苏吴县）人。世业医，父葛应雷为名医。承家学，其术益精，他医不能治者，往求治，多奇验，因而名重大江南北。其学熟谙刘河间、张从正之说，治劳损吐血诸证尤富经验，著有《十药神书》，载十首治疗虚劳吐血方，反映了他治痨瘵（肺结核）证治的丰富经验。皇甫中非常推崇葛先师治痨瘵的临床经验，所以将那十个神方基本上原方照搬过来了："万病莫若劳瘵最为难治。庸医不究其源，不穷其本，或投之以大寒之剂，或疗之以大热之药，妄为施治，绝不取效。"临睡时服药原本习以为常，但服太平丸时还要"令其仰卧而睡"，所以这个解释还是很有想象力的："盖夜则肺窍开，药味必溜入窍中，此诀要紧！"此外，有的药方所服剂量也是比较大的："每百丸枣汤送下，不拘时服。"要知道无论多么细小，一百丸应该是很可观的。至于癸字号十珍丸纯属善后调理之用："服前药愈后，却服此丸以为收功起身之用也"。皇甫中一再提醒对于虚损劳瘵治疗宜早："凡有此证，便宜早治，一则杀虫以绝其根，一则补虚以复其元，缓则不及事矣。"颇有指导意义的经验之谈。

惊悸怔忡健忘证八

[歌] 惊悸心中常惕惕，如人将捕时惊惑。延缠不已渐怔忡，寤寐神魂多恍惚。精神短少或多痰，健忘之病因而得。皆缘大恐与大惊，触事丧志心神失。

[论] 夫人之所主者心，心之所养者血。心血一虚，神气失守，神去则舍空，舍空则郁而停痰，痰居心位，此惊悸之所以肇端也。或耳闻大声，目击异物，遇险临危，触事丧志，则心为之忤，使人有惕惕之状，始则为惊悸。久而心虚停饮，水气乘心，胸中渗漉，虚气流动，水既上乘，心火畏之，心不自安，故快快然而怔忡也。日久不已，精神短少，心气空虚，神不清而生痰，痰迷心窍，则遇事多忘；亦因思虑过度，病在心脾，故令转盼遗忘，名曰健忘。三者虽有浅深之殊，皆心脾之病，其所由来者一也。而治之之法，必审其脉之虚实，病之浅深，元气之盛衰，则虚实邪正之情自了然矣。

[脉] 惊悸怔忡，寸动而弱。寸紧关浮，悸病乃作。饮食痰火，伏动滑搏。浮微弦濡，忧惊过却。健忘神亏，心虚浮薄。

惊悸

血虚惊悸者，四物汤加贝母、橘红、黄连、山栀，方见血证。安神丸。气血两虚者，益荣汤、方俱见女科。天王补心丹。

天王补心丹

人参四两　玄参二两　杜仲炒，去丝，四两　天门冬三两　麦门冬三两
远志四两　熟地黄六两　百部三两　桔梗三两　牡丹皮四两　柏子仁四两
五味子四两　甘草二两　茯神四两　茯苓四两　石菖蒲四两　酸枣仁四两
末之，蜜丸，每下三钱。

怔忡

心血虚少，惕惕然恍惚怔忡，益荣汤。方见女科。痰火盛，心下怔忡者，温胆汤加炒黄连、山栀、当归、贝母。温胆汤即二陈汤加炒枳壳一钱、竹茹一钱，二陈方见痰证。水气承心而作怔忡，朱雀丸。心气郁滞，痰气结于心下而作怔忡，四七汤加竹沥、姜汁。方见气证。

朱雀丸　治水气怔忡。

白茯苓一两　沉香半两

末之，蜜丸桐子大，每服三十丸，人参汤送下。

健忘

思虑伤脾，作事忘前失后者，归脾汤。心气不定，恍惚多忘者，定志丸。年老神衰，遇事多忘，二丹丸。痰多郁滞于心脾而善忘者，四七汤加竹沥、姜汁、胆星、瓜蒌。方见气证。

归脾汤　治怔忡、健忘。

白术一两　茯神一两　黄芪一两　圆眼肉一两　枣仁炒，一两　人参半两　木香半两　甘草二钱半，炙

每服剉四钱，姜三片，枣一枚，水煎服。

定志丸　治恍惚多忘。

远志一两　人参一两　蒲黄二两　白茯苓三两

末之，蜜丸梧子大，辰砂为衣，每服三十丸，米汤下。

二丹丸　治健忘，开心志。

丹参半两　天门冬半两　熟地黄二两　麦门冬一两　白茯苓一两　人参半两　远志半两　朱砂半两　石菖蒲半两

末之，炼蜜丸如桐子大，每五十丸至百丸，圆眼汤送下。

【点评】心悸因惊恐、劳累而发，时作时止，不发时如常人，病情较轻者为惊悸；若终日悸动，稍劳尤甚，全身情况差，病情较重者为怔忡。怔忡多伴惊悸，惊悸日久不愈者亦可转为怔忡。宋代《济生方·惊悸怔忡健忘门》最早提出怔忡病名，对惊悸、怔忡的病因病机、变证、治法作了较为详细的记述。《丹溪心法·惊悸怔忡》中提出心悸当"责之虚与痰"的理论。明代《医学正传·惊悸怔忡健忘证》对惊悸、怔忡的区别与联系有了详尽的描述。《景岳全书·杂证谟·怔忡惊恐》认为怔忡由阴虚劳损所致，且"虚微动亦微，虚甚动亦甚"，在治疗与护理上主张"速宜节欲节劳，切戒酒色""速宜养气养精，滋培根本"。清代《医林改错》论述了瘀血内阻导致心悸怔忡，其中亦提及用血府逐瘀汤治疗心悸每多获效。

三消证九

[歌] 消证良由燥热过，消中饮食善消磨。肾消溲浊腰肢瘦，消渴便多饮亦多。

[论] 夫天一生水，肾实主之。膀胱为津液之腑，能宣行肾水，上润于肺，故肺为津液之脏。自上而下，三焦脏腑，皆囿于天一真水之中，如水包天地也。经云：水之本在肾，末在肺，然真水不竭，何渴之有？人惟酒色是耽，嗜食辛辣厚味，或饵丹石药，于是火炎上熏，腑脏热炽，津液干枯而三消之病生焉。热气上腾，心受之，故烦渴引饮，小便频数而多，曰消渴。热蓄于中，脾受之，伏阳蒸胃，消谷善饥，能食肌瘦，不甚渴，便数，曰消中。热伏于下，肾受之，腿膝枯细，骨节酸疼，精竭髓枯，引水自救，饮而随溺，稠浊如膏，曰肾消。善治者，补肾水真阴之虚，泻心火燔灼之势，除肠胃燥热之甚，济心中津液之衰，使道路散而不结，津液生而不枯，气血利而不

涩，则渴证自已矣。

消渴

消渴，热在上也，丹溪人乳膏、麦门冬饮子。

丹溪人乳膏

人乳—大盏　黄连半两，为末　天花粉—两，为末　藕汁—大碗　生地黄汁—大碗

以二汁为膏，入前三味，佐以姜汁些少，和蜜为膏，以白汤少许，徐送下。

麦门冬饮子

知母—钱　甘草炙，—钱　瓜蒌仁去油，—钱　五味子—钱　人参—钱　葛根—钱　生地黄—钱　茯神—钱　麦门冬—钱　竹叶十四片

水二盏，煎服。

消中

消中，热在胃也，白虎汤、方见中暑。麦门冬饮。方见前。便结，调胃承气汤。方见痢疾，即大承气汤去枳实、厚朴，加炙甘草一钱。

肾消

肾消，热在下也，大补阴丸。方见火证。肾虚，六味地黄丸。方见劳瘵。肾消小便白如膏，清心莲子饮。大便秘结，大承气汤。方见痢疾。

清心莲子饮

黄芪—两　石莲肉—两　白茯苓—两　人参—两　甘草炙，五钱　地骨皮五钱　麦门冬半两　车前子五钱　黄芩五钱

每服五钱，水煎服。

【点评】三消属于病名，亦称三痟，为三种消证总称。《太平圣惠方》卷五十三谓三消为痟渴、痟中、痟肾，以饮水多而小便少者为痟渴；吃食多而饮水少，小便少而黄赤者为痟中；饮水随饮便下，小便味甘而白浊，腰腿消瘦者为痟肾。《丹溪心法》分三消为上消、中消、下消。《景岳全书·杂证谟·三消》谓："上消者，渴证也，大渴引饮，随饮随渴，以上焦之津液枯涸，古云其病在肺，而不知心脾阳明之火皆能熏炙而然，故又谓膈消也。中消者，中焦病也，多食善饥，不为肌肉，而日加削瘦，其病在脾胃，又谓之消中也。下消者，下焦病也，小便黄赤，为淋为浊，如膏如脂，面黑耳焦，日渐消瘦，其病在肾，故又名肾消也。"作者所论三消是指消渴、消中和肾消，除了各自不同治疗方法之外，他还提出了总体的治疗原则和思路："善治者，补肾水真阴之虚，泻心火燔灼之势，除肠胃燥热之甚，济心中津液之衰，使道路散而不结，津液生而不枯，气血利而不涩，则渴证自已矣。"像这样掌握在补与泻之间找到一个平衡点，也许是中医人必须面临的考验。

自汗盗汗心汗证十

[歌] 表虚血弱汗成流，湿证淋漓不肯休。痰证津津常浃背，亡阳气脱汗如油。阴虚盗汗兼无血，熟睡沾衾觉即收。心汗盖缘思虑得，圆圆一片在心头。

[论] 夫自汗者，朝夕汗自出也。盗汗者，睡而出，觉而收，如寇盗然，故以名之，阴虚火盛也。然心之所藏，在内为血，发出为汗，故汗为心液，所以自汗之证，未有不由心虚而动之也。亦有阳虚

气弱自汗者，此卫气不能固敛也。有湿盛自汗者，有表虚自汗者，有痰证自汗者，有火气上熏胃中湿而自汗者，种种不同，各因其证而治之。盗汗由于阴虚血弱，常补阴降火益气自愈。若别处无汗，独心孔有汗者，名曰心汗，由思虑多而得，故其病在心，治之宜养心血而汗自止矣。

[脉] 汗脉浮虚，或濡或涩。自汗在寸，盗汗在尺。

阳虚自汗

阳虚则腠理疏而自汗者，黄芪建中汤，外用温粉扑法。

黄芪建中汤

黄芪二钱，炙　肉桂一钱　甘草一钱，炙　芍药二钱，炒

姜、枣煎，入饧一匙，再煎烊，温服。

温粉扑法　治自汗。

白术一钱　藁本一钱　川芎一钱　白芷一钱　牡蛎煅，一钱　麻黄根一钱　麸皮一两

末之，一半，糯米粉一半，帕包，于无风处周身扑之。

湿胜自汗

湿胜自汗，调卫汤。风湿，防己黄芪汤。

调卫汤　治湿胜自汗。

麻黄根一钱　黄芪炙，一钱　羌活七分　生甘草七分　当归梢七分　生黄芩八分　半夏五分　麦门冬三分　生地黄三分　猪苓二分　苏木二分　红花二分　五味子二分

到一帖，水煎，食前温服。

防己黄芪汤

防己_{一两}　甘草_{炙，半两}　黄芪_{炙，一两半}　白术_{炒，七钱}

每服一两，加姜三片，枣二枚，水煎服。

表虚自汗

表虚自汗恶寒者，桂枝汤以实其表，_{方见恶寒。}外以温粉扑之。_{方见前。}

虚火自汗

虚火自汗不止，玉屏风散。火盛者，凉膈散。_{方见火证。}

玉屏风散　虚火自汗。

防风_{一两}　黄芪_{一两，炙}　白术_{二两，炒}

每用五钱，姜三片，水二盅，煎八分温服。

痰证自汗

痰证自汗，二陈汤加贝母、胆星、白术、黄芪。_{方见痰证。}

盗汗

盗汗属阴虚、血虚，四物汤加黄柏、知母。_{方见血证。}当归六黄汤，治盗汗之圣药也；或黄芪六一汤、麦煎散。

当归六黄汤

当归_{一钱}　生地黄_{二钱}　熟地黄_{二钱}　黄连_{一钱}　黄芩_{一钱}　黄柏_{一钱}

黄芪_{一钱}

上剉，一剂，水二盏，煎八分，空心服。

黄芪六一汤

黄芪_{六两，蜜炙}　甘草_{一两}

每一两，水煎服。

麦煎散　治盗汗神药。

知母_{二钱}　石膏_{二钱}　甘草_{炙，二钱}　滑石_{二钱}　地骨皮_{二钱}　赤芍药_{一钱}　葶苈_{二钱}　杏仁_{二钱，去皮}　人参_{二钱}　白茯苓_{二钱}　麻黄根_{二钱}

末之，每服一钱，浮小麦煎汤送下。

心汗

心汗者，独心孔有汗，思虑过多所致也。以艾煎汤调茯苓末一钱服。又，用青桑焙干末之，米汤送下。

【点评】那首治湿胜自汗的调卫汤未知出处，笔者推测可能是皇甫中自己的经验方。

既然心汗为思虑过多所致，那么皇甫中治疗心汗的方药就显得过于简略，似乎没有切中思虑过多这个病因，尽管他一再强调"治之宜养心血而汗自止"。通常中医都认为玉屏风散主治肺脾气虚、卫表不固之自汗，而皇甫中却谓其疗"虚火自汗不止"，但究竟是什么样的虚火却没有交待清楚，这似乎与原方宗旨不甚一致，抑或此虚火就是气虚不固所致？笔者推断此"虚火"还是由于气虚所生之火。

赤白浊精滑梦遗证十一

[歌] 湿痰湿火干气血，赤白二浊从此别。更有精滑及梦遗，却

缘相火与湿热。

[论]夫赤白二浊，其色虽殊，总归于火。火郁下焦，精化不清，故有赤白，白者属气，赤者属血。而精者，实血之所化也。好色之徒，勤于御女，精出有限而欲无穷，血为火迫，不及化精，故其色赤，从乎血也。大法，白浊以降火为主，而补次之；赤浊以补为主，而降火次之。寡欲之人，亦患此者，以湿热治。又有肾虚人，小便白如油，光彩不定，尿脚澄下凝如膏糊，为寒。盖因肾虚过欲，膀胱弱而阴寒生，若此者，十无一二，非寻常白浊之比，当审而辨之。梦遗者，梦与人交而遗其精也。精滑者，不因梦交而精自泄出也。皆因真元气虚，虚火流行，以致精海脱滑。遗于夜而不遗于昼者，盖昼为阳，夜为阴，惟阴虚故遗于阴分也。甚则遗于昼者，并阳皆虚也。阴阳皆虚，死期将至矣，不亦殆哉！然求其所属，则心、肝与肾之火相挟而成之耳。盖心藏神，肝藏魂，肾藏精，梦中所主之心，即心之神也；梦中所见之形，即肝之魂也；梦中所泄之精，即肾之精也。要之，心为君，肝肾为相，未有君火动而相火不随之者，故于寐时神游于外，欲为云雨，则魂化为形，从而行焉，而吾之精，亦不容以不泄矣。故治此病者，先治其心火，而后及其余也。寡欲之人亦患此者，以脾湿治。盖脾湿则化气不清，而分注于膀胱者，亦混浊而稠厚，阴火一动，精随而出，故有不待梦而自遗者也。

[脉]两尺洪数或心脉短小，必便浊遗精。

赤白浊

赤浊，湿热乘于血分，四物汤对二陈汤加贝母、樗根白皮、青黛、滑石。二方一见血证，一见痰证。弱者，补阴丸。方见火证。白浊，湿痰流下，宜燥湿，二陈汤加二术。相火盛者，珍珠粉丸。气虚者，清心莲子饮。方见三消。肾水虚寒，尿白如油，光彩不定，凝如糊，厘清饮。

珍珠粉丸　治白浊阴虚火旺之证。

真蛤粉一斤　黄柏一斤，炒赤色

末之，滴水丸如桐子大，空心酒下百丸。

厘清饮　治肾水虚寒浊。

益智五钱　草薢五钱　石菖蒲三钱

梦遗

梦遗者，夜梦交感而泄也。火盛者，珍珠粉丸。方见前。心不宁，温胆汤去竹茹加人参、远志、茯神、莲肉、枣仁。

肾虚者，六味地黄丸，方见劳瘵。或丹溪补阴丸。方见火证。精不固，金樱子膏。因思想而得，其病在心，定志丸或妙香散。方共见女科。

温胆汤

即二陈加枳壳。方见痰证。

金樱子膏

金樱子十斤，剖开，去子、毛

于木臼内杵碎，水二斗，煎成膏子服。

精滑

精滑者，不因交感而自泄也，先服妙香散，方见女科。或威喜丸。精滑因相火动者，珍珠粉丸。方见前。虚者，大补阴丸。方见火证。久不止，必用龙骨、牡蛎涩之。

威喜丸　治泄精。

黄蜡四两　茯苓四两，用猪苓一分，瓷器内同煮二十沸，晒

末之，溶蜡搜和如弹子大，每一丸，空心细咽下。

【点评】此论男科病中比较常见的三种病症，不仅语句精炼，通俗易懂，而且方药兼备，朴实有验。本篇一针见血地指出赤浊是房劳过度所致："好色之徒，勤于御女，精出有限而欲无穷，血为火迫，不及化精，故其色赤，从乎血也。"而白浊多由湿痰下流，所以二者的治法并不相同。梦遗与精滑也是不同，本篇解释为"梦遗者，夜梦交感而泄也"；"精滑者，不因交感而自泄也"。其中的金樱子膏是一首单方膏方，只用金樱子一味药，先在木臼内杵碎，然后加水煎熬成膏。从该药的功效来看，它不但适用于梦遗，精滑也可以应用。

淋证十二

[歌] 血石膏劳肉五淋，便时滴沥痛难禁。细微实滑求虚实，死血阴寒气滞并。

[论] 夫淋沥者，滴沥涩痛也。闭者，急胀不通也。盖心肾气郁，使阴阳乖舛，清浊相干，膀胱蓄热而水道涩焉，所以滴沥涩痛，欲通不通，甚则窒塞其间，令人闷绝。故小便血热，则为血淋。火气煎灼，而为砂石淋，如汤罐中煎之日久而生碱也。气血结聚，而为肉淋。气血凝如膏糊，为膏淋。因劳而作，为劳淋。丹溪云：淋有五，皆属于热。斯得其旨矣。然有气滞而淋者，有气虚而淋者，有死血而淋者。亦有冷气滞于膀胱而作淋者，盖十无一二也。然此之类，有冷、热、虚、实之不同，尤当参之以脉证，则有余不足之候无所逃也。

[脉] 淋病之脉，细数何妨。少阴微者，气闭膀胱。女人见之，阴中生疮。大实易愈，虚涩者亡。

血淋

不痛者，为溺血；痛者，血淋也，通闭散。死血作淋，地髓汤。

通闭散 治血热成淋。

香附五钱　陈皮五钱　赤茯苓一两

上，末之，每服二钱，水煎，空心服。

地髓汤 治瘀血成淋。

杜牛膝一合

水五盅，煎耗其半，去滓，入麝香少许，空心服。

热淋

热淋而痛者，五淋散，或四苓散即五苓散去桂，方见脾胃。加木通、车前子、滑石、灯心、瞿麦、萹蓄，末之，蜜水调下。

五淋散 治诸淋。

赤茯苓八分　赤芍药八分　山栀仁八分　生甘草七分　当归五分　黄芩五分

水煎，空心服。

砂石淋

砂石淋，草豆饮或用寒水石研，水飞，温水调下。

草豆饮 治砂石淋。

黑豆一百二十粒　生粉草一寸

水煎，乘热入滑石末一钱，空心服。

虚淋

肾虚成淋者，八味丸或六味地黄丸。方见劳瘵。

八味丸

即六味地黄丸加肉桂五钱，黑附子炮，去皮、脐五钱。方见劳瘵。

劳淋 附气淋

劳淋，四物汤加黄柏、知母、石苇、滑石、琥珀。方见血证。气淋，沉香散。

沉香散　治气淋。

沉香半两　石苇去毛，半两　王不留行半两　当归半两　滑石半两　葵子七钱半　白芍药七钱半　甘草三钱半　陈皮一两

末之，每服二钱，大麦汤下。

阴寒

冷气凝滞，小便淋痛，木香散。内积寒冷，淋凝如膏糊者，生附汤。凝白如油，萆薢厘清饮。

木香散　治冷淋。

木香五分　木通五分　槟榔五分　大茴香四分　当归五分　赤芍药五分　青皮七分　泽泻七分　橘皮五分　甘草四分

水煎服。

生附汤　治寒淋。

附子半两　滑石半两　瞿麦七钱半　木通七钱半　半夏四钱

每三钱，灯心、姜、蜜水煎服。

萆薢厘清饮

益智—钱　萆薢—钱　石菖蒲—钱　乌药—钱　茯苓八分　甘草七分

上剉，水煎，入盐一捻，空心服。

【点评】尽管自古有五淋之说，后世也都赞同此说，然而皇甫中更加认可朱丹溪的见解："丹溪云：'淋有五，皆属于热。'斯得其旨矣。"从这个意义上来讲，淋证不管如何分型，其发生、发展过程中都与热有着各种瓜葛与密切联系。本篇对砂石淋的解释十分简洁而形象："火气煎灼，而为砂石淋，如汤罐中煎之日久而生碱也。"此外，本篇也特意提到"阴寒"一说："亦有冷气滞于膀胱而作淋者，盖十无一二也。然此之类，有冷、热、虚、实之不同，尤当参之以脉证，则有余不足之候无所逃也。"虽然"阴寒"不太多见，但冷气凝滞或内积寒冷引起的冷淋或寒淋还是会有，临证尤其要高度关注。对此本篇强调参以脉证，断其虚实，如此四诊合参才是名副其实的辨证论治。

癃闭遗溺证十三

[歌] 实热溲便故不通，下焦气结号为癃。气虚血弱兼痰闭，一吐提时便有功。虚热故令便不禁，虚寒遗溺在温中。

[论] 夫肾水潴于膀胱而泄于小肠，此上下相通，故水火既济，则荣卫流行，水窦开阖，便溺通畅，岂有不禁、不利者欤？夫惟心肾不交，水火未济，阴阳不调，则内外关水道窒塞，而有小便癃闭、遗溺之病生焉。盖膀胱与肾为表里，虚则客热乘之，故不能制水，水挟热而行，故数而不通，溺有余沥。肾与膀胱皆冷，内气不充，胞中自滑，故出多而色白。所以热则不通，冷则不禁，理之自然。亦有虚热而遗沥，气虚而不通者，不可不知。

［脉］鼻头色黄，小便必难。脉浮弦涩，为不小便。

虚闭

气虚不能施化，小水不通者，四君子汤加升麻，先服后吐之。_方见脾胃。血虚而小水不通者，四物汤加升麻，先服后吐之。方见血虚。气血两虚，二方合用加升麻。

痰闭

痰气闭涩于下焦，小水不通者，二陈汤加木通、香附，先服后吐，或蒲黄汤。痰盛肥胖之人，导痰汤取吐即通。二陈汤、导痰汤二方俱见痰证内。

蒲黄汤　治小便不通。

赤茯苓五分　木通五分　车前子五分　桑白皮八分　荆芥四分　灯心三分　赤芍药五分　蒲黄生用，八分　滑石一钱，研　甘草梢七分　紫苏五分

上剉，加葱白三个，水煎服。

热闭

下焦实热，小便不通者，八正散，再用通小便法。茎中痛，热盛闷涩者，导赤散加山栀、大黄。

八正散　治热闭。

车前子一钱　瞿麦一钱　萹蓄一钱　滑石一钱　甘草一钱　山栀仁一钱　木通一钱　大黄一钱，面裹煨

灯心二十茎，水煎，空心服。

导赤散　治小便不通。

木通二两　生地黄二两　甘草一两

水煎服。

通小便法

用活田螺一个，连壳捣如泥，入麝少许，置脐内，以蛤蜊壳合之，绢帛扎定，少时即通，治噤口痢亦用此法。

小便不禁

小水不禁，出而不觉，赤者为热，白者气虚。又有虚热、虚寒之不同。内虚湿热，小便不禁，遗沥者，六味地黄丸加牛膝、杜仲、破故纸。方见前劳瘵证。三因韭子丸乃治虚寒遗溺之要药。自汗脉弱者，秘元丹。若虚热不禁，补阴丸加益智、人参、干山药。方见火证。

三因韭子丸

韭子六两，炒　鹿茸四两，酥炙　肉苁蓉酒浸，二两　牛膝二两　熟地黄二两　当归二两　巴戟两半，去心　菟丝子两半　杜仲一两　石斛一两　干姜一两　桂心一两

末之，丸梧子大，每服百丸，空心酒下。

秘元丹　固精止溺。

龙骨三两，煅　砂仁二两　诃子十个，泡去核　灵砂二两

末之，煮糯米粥，丸如麻子大，空心临卧各用酒下五十丸。

【点评】癃闭遗溺证分癃闭、遗溺两种截然不同情况，前者有虚闭、痰闭、热闭，后者就是小便不禁。俗话说：活人哪能让尿憋死。癃闭就是活人有尿尿不出，医学上称作尿潴留，这种不能主动排尿的滋味，真不是常人所能感受的。一千多年前的唐朝孙思邈就发明了插葱管排尿法，这可以看作是医学导尿管的雏形。当然，能辨证施治内服方药解决最好，多数人还是不愿大动干戈地插管子。如活田螺通小便法就符合简、便、验、廉的原则，应该也是来源于民间的一种自然疗法。小便不禁，亦称作小便失

禁,是由于肾阳不足、命门火衰导致膀胱失约的表现,本篇认为又有"虚热、虚寒之不同",但临床上所看到的还是以虚寒者居多,治以固精缩尿止遗为主,如三因韭子丸"乃治虚寒遗溺之要药"。临证可参。

卷　八

杂　科

喉痹证一 咽喉十八证附

[歌] 喉痹皆因二火攻，风痰壅热在喉咙。因生血泡咽关闭，性命危于旦夕中。砭血搅痰为上策，寒凉直治定收功。咽喉亦有阴经证，误服寒凉立见凶。

[论]《内经》云：一阴一阳结，谓之喉痹。王太仆云：一阴者，手少阴君火心主之脉气也；一阳者，手少阳相火三焦之脉气也，二脉正络于喉。然气热则内结，甚则肿胀，肿甚则痹，痹甚则不通而死。《原病式》云：痹者，不仁也，俗作闭，由闭塞也。火主肿胀，故热客上焦而咽嗌肿胀也。咽喉之疾，死生反掌，肿胀甚者，急宜砭出血为尚，然后用寒凉药随证调之。子和云：喉痹不归之火，相去远矣。以上之说，属火热明矣。亦有伏气病，名肾伤寒，谓非时暴寒，伏毒于少阴，始衰不病，旬日乃发，脉微弱，法当咽痛，次必下痢。当以辛热药攻其本病，顺其阴阳，则水升火降，而咽痛自已。又有少阴伤寒，不传太阳，寒邪抑郁，内格阳气为热，上行于咽门经会之处，寒热相搏，而成咽痹。当以辛温甘苦治其标病，以通咽嗌。二者若误用寒凉，卒致不救，呜呼，冤哉！学人可不深究之？其咽喉十八证，人多未明，开于后，括成歌，以便后学之记诵也。

附：咽喉十八证

[歌] 十八咽喉君要通，双单乳蛾生喉中。牙蜞风毒牙龈肿，蝉舌之风舌必重。鱼口风如鱼吸水，舌黄舌肿色黄厚。牙根作蚌咬牙噤，木舌肿如猪舌同。聚毒塞喉风热壅，缠喉风证绕喉攻。连珠五七相连起，更有悬蜞蛊毒风。抢食口中多发泡，崩砂甘口齿断崩。毒名蜂子腮痒烂，松子风令满口红。走注瘰疬风连颈，腮肿连牙猎颊风。

[论] 古有咽喉十八证，后学多不能记，故括成歌。夫单蛾风者，其形圆如小荙头，生于咽喉关上，或左或右，可治；生于关下不见者，难治。双蛾风，两个生于喉间关下是也，难治。蝉舌风者，一名子舌，舌下再生一舌是也。牙蜞风者，牙龈上肿甚，聚毒成疮是也。木舌风者，其舌肿大如煮猪舌，不能转动是也。舌黄风者，自舌上肿痛，黄色是也。鱼口风者，如鱼吸水是也，不治。聚毒塞喉风，喉痹聚毒，涎垂稠实而发寒热是也，关上可治，关下难治。悬蜞蛊毒风者，上眶肿，水食不下，形肿如鸡卵是也。抢食风者，亦名飞丝毒，生口中，或食鲤鲶恶物，发泡是也。猎颊风者，腮颊结肿，牙尽处肿破是也。缠喉风者，风自颐缠绕，赤色，寒热者是也。松子风者，口内满喉，赤如猪肝，张口吐物则气逆关闭，饮食不能是也。崩砂甘口风，自舌下牙龈上肿赤，口内作礜如汤热，牙龈渐烂者，亦能脱齿是也。连珠风者，自舌下起，初起一个，又起一个，而甚者三五、七九个，连珠生起是也。蜂子毒者，或在脸腮痒烂，或在喉关舌下作礜，其色黄如蜂是也。走注瘰疬风者，颈项结核五七个，皮肤赤肿作寒热是也。

[脉] 咽喉之脉，两寸洪溢，上盛下虚，脉忌微伏。

咽喉热证

咽喉热肿，吞水妨碍，语塞，桔梗汤。喉痹及时疫毒，牛蒡子散。风热肿痛，射干汤。缠喉风卒然失音，不省人事，痰壅口噤，解毒雄黄丸。腮肿、单双乳蛾、木舌、重舌，如圣金锭。咽喉肿闭，舌根肿痛，麝香朱砂丸。喉闭不通，二圣散吹之，或吹喉散、密钥匙。喉痹痛，水谷不下者，通关散，或用射干逆流水吐之，或服千两金丸。喉痹、乳蛾诸证在关上者，必有血泡，用喉针点破即宽。在关下不见者难治，用芦管削尖快，令病患含水一口，从鼻孔中放芦管进击一下，出血妙。

桔梗汤　治热肿喉痹，饮水妨碍，言语不出。

桔梗一钱，去芦　甘草一钱，生用　连翘仁一钱　山栀子仁炒黑，一钱　薄荷叶一钱　生黄芩一钱

水二盅，竹叶十片，煎服。

牛蒡子散　治风热上壅，咽喉肿痛，时疫毒气所致。

玄参一钱　升麻一钱　桔梗去芦，一钱　牛蒡子研，一钱　犀角镑碎，一钱　黄芩生用，一钱　木通一钱　生甘草一钱

上判，一剂，水二盏，生姜三片，煎八分，徐徐细咽下。

射干汤　治咽喉因风热壅盛，疼痛，难进水饮。

射干五钱　升麻五钱　牙硝三钱五分　马勃三钱五分
煎服。

解毒雄黄丸　治缠喉风急证，双蛾肿痛，汤药不下。

雄黄一两　巴豆十四粒，去壳，去油　郁金一钱

末之，醋糊丸绿豆大，热茶汤送下七丸，吐出顽涎即苏，大效。如牙关紧闭，以物斡开灌之，起死回生。

如圣金锭　咽喉急闭，腮颔肿痛，双单乳蛾，重舌、木舌。

硫黄研，三钱　川芎三钱　腊茶三钱　薄荷叶三钱　川乌泡，三钱　硝石五钱　生地黄五钱

末之，用生葱汁拌匀为锭如指大，每用一锭，先以凉水灌漱，次嚼薄荷叶五七片，却用药同嚼极烂，以井花水下。甚者连进三锭，并

口内噙化之。

麝香朱砂丸　治咽喉肿闭，舌根肿痛，勺饮难进。

马蹄硝七钱　铅白霜三钱　龙脑三钱　寒水石烧，一斤　硼砂三两　麝香二钱　朱砂一两五钱　甘草十两，另自熬膏

研细，甘草膏丸梧子大，朱砂为衣，每噙化一二丸。

二圣散　治缠喉风、急喉痹，牙关紧急，痰涎壅盛。

胆矾二钱五分　白僵蚕炒去丝，五钱

末之，少许吹入喉中。

吹喉散　治三焦火热，口舌生疮，咽喉肿痛，汤水不入。

蒲黄一两　青黛一两　盆硝①二两　薄荷汁一盅，和匀前药。

用瓷罐盛，慢火熬干，研细，每半钱，吹喉内，涎出妙。

密钥匙　治一切风热咽喉闭塞，口噤不开，牙关紧急。

朴硝一两　大黄一钱　雄黄五钱

末之，吹入喉内。

通关散方见中风条下。

千两金丸　大治喉风，不问阴阳、内外危急恶证。

蚵蚾草②半两　铜青半两　大黄半两　牙硝半两

末之，以白梅肉捣烂和匀，作二十丸，丝绵裹噙化。

咽喉阴证

疫疠病，夏寒变，及非时暴寒少阴证，脉微细而沉，自汗咽痛不利，名肾伤寒，半夏桂甘汤或苦酒汤。脏寒咽闭吞吐不利，蜜附子。

---

① 盆硝：即芒硝。古代本草将芒硝结晶之形如圭角状而明净者称为马牙硝，实与芒硝为一物。

② 蚵蚾草：为菊科植物天名精的根及茎叶。

半夏桂甘汤　治疫疠夏为寒变，及感非时暴寒之证。

半夏_{二钱}　桂枝_{二钱}　甘草_{二钱}　姜_{三片}

水煎服。

黄芪芍药桂枝苦酒汤　治肾伤寒脉沉咽痛自汗。

黄芪_{五钱}　芍药_{三钱}　桂枝_{三钱}

水煎，苦酒和服。

三因蜜附子　治脏寒喉闭吞吐不利。

大附子_{一个，去皮脐，切作大片，蜜炙令黄}

每含一片，味尽再易。

咽喉痰证

一切缠喉风证，牙关紧急，痰涎壅盛者，必用吐法搅去痰即宽。用珠子草，_{俗名五爪龙草。}取根捣入陈米醋调灌下，用牙皂、桐油、鹅翎探吐，或千两金丸、二圣散、白矾散、一字散选而用之。吐痰后服甘桔汤甚妙。

千两金丸

二圣散_{俱见前咽喉热证条内。}

白矾散　吹急喉痹、缠喉风人事不省，牙关紧闭。

白矾_{三钱}　巴豆_{二粒，去壳，研}

将矾于铫内慢火熬化为水，置巴豆于内，候干去巴豆，取矾研末，每用少许，吹入喉中，顽痰出立愈。

一字散　治时气缠喉风，牙关紧急，水谷不下，人事不省。

白矾_{飞过，一钱}　藜芦_{一钱五分}　雄黄_{一钱五分}　全蝎梢_{一钱五分}　猪牙皂荚_{去皮、弦，一钱半}

末之，每用一豆大，鼻内搐之。

甘桔汤 方见咳嗽条下。

【点评】鉴于"古有咽喉十八证，后学多不能记"，故本篇"开于后，括成歌，以便后学之记诵也"，并概括分为咽喉热证、咽喉阴证、咽喉痰证三类，或许还不能尽详其证，但临危处置能有此一定之章法，也可以救治不少。一般来讲，咽喉热证比较多见，虽来势汹汹，但应对得当好得也快。皇甫中把咽喉阴证称作疫疠病："夏寒变，及非时暴寒少阴证，脉微细而沉，自汗咽痛不利，名肾伤寒。"咽喉阴证治疗比较棘手，往往是失治或误治所致，不仅需要辨证准确，而且还要有一定的胆量，关键时刻敢用热药。2018年6月初笔者接诊一咽喉阴证患者沈某，她是某中学的老师，因为感冒发热而住院3天，其后又因口舌生疮而服用大量抗生素，引起咽喉肿痛、吞咽困难、咳痰不爽、声音沙哑等，自觉情况不妙而拒绝再服抗生素，经人介绍求治于我。她当时见我时连话都不愿讲，不时低咳几声，因寝食不安而情绪极度低落，更恐怖的是在她充血红肿的咽喉壁上竟然敷布着一层白膜。我辨证属于咽喉阴证，投以半夏桂甘汤加减，服3剂药后咽喉痛明显减轻，食欲稍增，不仅大便通顺，而且排痰增多，精神转佳。继续调治2周而基本告愈。正如本篇所分析的那样，此病例属于"寒邪抑郁，内格阳气为热，上行于咽门经会之处，寒热相搏，而成咽痹。当以辛温甘苦治其标病，以通咽嗌。二者若误用寒凉，卒致不救，呜呼，冤哉！学人可不深究之？"其实，这也是治疗咽喉诸证的最高境界："水升火降，而咽痛自已"。目前临床上常用的喉症丸、双料喉风散、开喉箭等均有其咽喉用药的特色和适应证。临证可参。

口齿证二

[歌] 齿牙由是骨之余，齿龋须知肾气虚。龈断动摇生肿痛，阳明风湿热寒殊。口为脾窍能知味，臭恶应知热在脾。口舌生疮心壅热，究其虚实病根除。

[论] 夫齿者，肾之标，骨之余也。口者，脾之窍。舌者，心之苗。诸经多会于口齿，齿为手足阳明之所过。上齿隶于坤土，足阳明胃脉贯络也，止而不动，喜寒饮而恶热饮。下龈属手阳明大肠脉贯络也，嚼物动而不休，喜热饮而恶寒饮，故为病不一。热甚则动摇，龈断袒脱作痛不已也，虚则齿龋焦槁而摇落，所疗不同。故有恶寒作痛者；有恶热作痛者；有恶寒又恶热作痛者；有恶寒饮少热饮多而作痛者；有牙齿动摇作痛者；有齿袒作痛者；有齿为疳所蚀缺少，血出为痛者；有齿肿龈宣为痛者；有脾胃中有风邪，但觉风而作痛者；有牙齿为虫所蚀缺少而色变作痛者；有胃中气少，不能御于寒，袒露其齿而作痛者；有齿痛而臭秽不可近者。其痛非一，治疗各异，当究其经络虚实，寒热之候调之。口舌生疮臭恶者，心脾之热也；唇口肿胀动者，风热为患也。各审其证而治之，无不验也。

[脉] 齿痛肾虚，尺虚而大。火盛尺洪，疏摇龋坏。右寸关数，或洪而弦，此属肠胃，风热多涎。

齿病

因服热药，上下齿疼不可忍，引头脑痛，满面发热，喜寒恶热，清胃汤。阳明受风，引烟熏之。热烦颊车连口唇肿痛，犀角升麻散。大寒犯脑连齿痛，白芷散、梧桐泪散。牙痛不可忍，姜黄散、羊胫灰散。肾虚齿黑烂肿痛，安肾丸、牢牙散。虫牙，天仙子烧烟，竹筒抵牙引烟熏之，或砂糖丸塞。风蛀牙痛，腮颔浮肿，细辛散、立效散、玉池散选用。

清胃汤方见火证条下。

犀角升麻汤 治阳明受风热，口唇颊车连牙肿痛。

犀角锉碎，七钱 升麻五钱 防风去芦，五钱 羌活去芦，五钱 川芎五钱 白芷五钱 黄芩三钱 白附子一钱五分 甘草一钱五分

每服七钱，水二盏，煎一盏，食后漱服。

白芷散 大寒犯脑，牙齿疼痛。

羌活八分，去芦 麻黄一钱，去节 黄芪一钱 草豆蔻一钱，炒 升麻八分 吴茱萸一钱 白芷一钱 当归一钱 熟地黄五分 藁本三分 桂枝二分半

末之，漱净擦齿。

梧桐泪散 治阳明风热，齿龈攻注，肿痛烦闷。

梧桐泪五钱 石胆矾五钱 黄矾五钱 芦荟五钱 升麻五钱 血余煅，三钱 麝香三钱 朱砂二钱五分 细辛二钱五分 当归二钱五分 川芎二钱五分 牛膝二钱五分

末之，先以甘草汤漱口，后用药敷之，尝用擦牙效。

姜黄散 治一切风热、虫蛀牙齿疼痛不可忍。

姜黄一钱 细辛一钱 白芷一钱

末之，擦患处，须臾吐涎，盐汤漱口，极效。

羊胫灰散 治牙齿疼痛难忍，用之擦齿立止，神效。

地骨皮五钱 羊胫灰五钱 石膏五钱，煅 升麻五钱

共为末，擦齿上。

安肾丸 肾虚牙齿疼痛。

苁蓉酒浸，一两 白术一两 干山药一两 桃仁去皮、尖、炒，一两 石斛一两 草薢一两 川乌去皮，一两 补骨脂炒，一两 白蒺藜炒，去刺，一两

巴戟_{去皮、心，一两}

　　蜜丸，盐汤下。

牢牙散　注颜补肾，牢牙固齿。

青盐_{七钱}　细辛_{七钱}　当归_{酒洗，一两}　川芎_{一两}

　　末之，每用少许，清晨擦牙漱满口，连药咽之即愈。

砂糖丸　治虫蛀牙齿疼痛不休，此药神效。

矿灰_{不拘多少}

　　末之，砂糖和丸，如米粒大，塞蛀孔中。

细辛散　治风蛀牙疼，腮颔肿胀。

荆芥穗_{一两}　细辛_{一两}　砂仁_{五钱}　白芷_{二两}　川椒_{二两，去目}　草乌_{二两}　鹤虱_{五钱}　猪牙皂角_{五钱}　荜茇_{五钱}

　　末之，每用少许，频擦患处。

立效散　治一切牙齿疼痛。

川椒_{一两，去目}　露蜂房_{一两}　青盐_{一两}

　　水煎，漱口即愈。

玉池散　治风蛀牙疼，肿痒动摇，溃烂宣露出血，口气。

地骨皮_{八分}　白芷_{八分}　升麻_{七分}　防风_{去芦，七分}　细辛_{七分}　川芎_{七分}　槐花_{一钱}　当归_{一钱}　藁本_{七分}　甘草_{六分}

　　为末，每用一字擦之即止。或痛甚，取二钱，水一盏半，黑豆半合，姜三片，煎服。

口病

　　口疮，阴阳散敷之。口舌生疮，桃花散，内服甘桔汤。内热口疮及咽喉肿痛，升麻汤。口疮烂臭，赴筵散、黄丹散。口热臭气，芎芷散。唇口瞤动或生核，薏苡仁汤。口舌生疮，冰柏丸。

阴阳散　口舌生疮，疼痛臭烂，用之即效，如神药也。

干姜五钱　黄连五钱

末之，干掺舌上。

桃花散　治证同前。

玄胡索一两　黄柏五钱　黄连五钱　青黛二钱　密陀僧二钱

末之，用竹管吹入口内。

甘桔汤方见咳嗽条下。

升麻汤　治上膈热毒，口舌生疮，咽喉肿痛。

升麻八分　白芍药一钱　人参一钱，去芦　桔梗一钱，去芦　干葛一钱
甘草一钱

姜三片，水二盏，食后频服。

赴筵散　治口疮舌烂，臭秽不可近。

铜绿一两　白芷一两

末之，掺于舌上，温醋漱之。

黄丹散　治满口疮烂。

黄丹一两　蜜一两

盏盛甑内蒸一伏时①，鹅翎刷上。

芎芷散方见头痛条下。

薏苡仁汤　治风热在脾，唇口瞤动，或结核浮肿。

赤小豆三钱　防己三钱　甘草三钱　薏苡仁三钱

上剉，每服七钱，生姜三片，水二盏，煎八分，食远服。

冰柏丸　治口疮。

片脑一钱　薄荷二钱　黄柏二钱　硼砂二钱

---

① 一伏时：同一复时，指24小时，出自《本草纲目》。

末之，生蜜丸弹子大，每用一丸，噙化。

唇舌病

舌忽然肿硬如石，血出如涌泉，蒲黄散。舌衄、齿衄，必胜散。舌疮，绿云散。舌连喉痛，薄荷煎。茧唇，黄柏散。脾经风热燥烈，金色泻黄饮。

蒲黄散　治舌上出血。

海螵蛸－钱　蒲黄－钱，炒

末之，干掺舌上。

必胜散　治舌衄、齿衄。

蒲黄炒，一钱　螺青①－钱

掺舌上，盐汤漱。

绿云散　治口舌疮烂。

黄柏蜜炙，五钱　青黛－钱

末之，掺于患处。

薄荷煎　治口舌生疮，咽喉肿痛，痰涎壅盛。

薄荷二钱　甘草－钱　川芎二钱　片脑五分

末之，蜜和成剂，随意嚼服。

黄柏散　治茧唇②。

黄柏皮二两　五倍子二钱，为末　密陀僧二钱，为末　甘草二钱，为末

三味为末涂柏上，炙干，刮片贴唇上。

金色泻黄饮

白芷二钱　升麻二钱　枳壳炒，二钱　黄芩炒，二钱　防风去芦，二钱

---

① 螺青：青黛。
② 茧唇：指嘴唇上长出茧一样的肿块。

半夏_{二钱}　石斛_{二钱}　甘草_{一钱}

分作二帖，每帖加生姜三片，食后服。

【点评】作者此篇口齿证实际上分为齿病、口病、唇舌病三种病来论述，每种病之下又有寒热虚实等不同情况，相应地也就有外用和内服的不同处置方式，既反映了专科专病的治病思路，又体现了辨证论治的用药宗旨。今天看到的这篇口齿证，内容十分丰富，几乎涵盖了当时作者所能了解到各种常见口齿病证，其中不乏有特效的良方妙药，值得进一步发掘整理出来，以造福更多黎民百姓。譬如治口疮舌烂，臭秽不可近的"赴筵散"：铜绿一两，白芷一两，不仅药方的名字很有蕴意，而且其疗效也很令人期待的。如果条件许可的话，我还真想试试"赴筵散"治此类口疮舌烂的效果究竟如何。

鼻证三

[歌] 鼻窍应知与肺通，鼻血热准头红。鼻疮鼻痔皆因热，热结从教发鼻痛。衄血依经从火治，鼻渊浊涕脑流空。鼻中息肉能填窍，鼻塞风寒与热攻。

[论] 夫鼻为肺之窍，所以司嗅也。鼻，赤鼻也，由饮酒血热熏肺，外遇风寒，血凝不散而赤色。亦有不饮自赤者，肺风血热故也。鼻疮、鼻痔、鼻痛者，皆肺热所致，但有浅深之不同。日久不已，结成肉，如枣塞滞鼻中，气息不通，不知香臭。丹溪云：胃中有食积，热痰流注，故浊气凝结而生肉也。衄者，鼻流清水也。衄者，鼻流血也。《原病式》云：皆以为属少阴君火之病。鼻渊者，浊涕流下不止，如彼水泉。《内经》云：胆移热于脑，则辛頞鼻渊，传为衄蔑瞑目，故得之气厥也。鼻塞者，有外伤风寒鼻塞流涕者；有风热壅盛郁于肺而

鼻塞声重者。凡此之类，皆鼻病也，故并及之。

[脉] 右寸洪数，鼻衄鼻。左寸浮缓，鼻涕风邪。

鼻塞

鼻塞外感证及内火炽盛证。俱详伤风条下。鼻塞不闻香臭，通草膏主之。

通草膏 治鼻塞。

通草一钱　附子炮，一钱　细辛一钱

蜜丸，绵裹塞鼻。

鼻疮痈

鼻中生疮，辛夷为末，入麝香、冰片少许，绵裹塞鼻中，或枇杷叶拭去毛煎汤调消风散方见咳嗽。服。鼻痈有息肉，不闻香臭，通草膏。见前。鼻痔，以瓜蒂甘遂丸塞之。

瓜蒂甘遂丸

瓜蒂二钱　甘遂二钱　枯白矾二钱五分　螺青二钱五分　草乌二钱五分

末之，芝麻油搜合，硬不可烂，旋丸，纳鼻孔中，到痔上，其痔化为臭水，皆烂下。

鼻鼽衄

鼻鼽者，鼻中流水不止，千金细辛膏。肺热鼻塞流清水，抑金散。鼻衄证。详见血证衄血条下。

千金细辛膏

黑附子炮，去皮、脐，一钱五分　川椒去目，炒，一钱五分　川芎一钱五分

细辛—钱五分　　干姜—钱五分　　吴茱萸—钱五分　　桂心三钱五分　　皂角—钱二分

用猪脂二两煎油，先一宿用米醋浸药，取入猪油内同煎，以附子色黄为度，用绵蘸药塞鼻中。

抑金散　治肺热鼻塞。

细辛八分　　白芷八分　　防风去芦，八分　　羌活去芦，八分　　当归—钱　　半夏八分，姜制　　川芎八分　　桔梗去芦，八分　　陈皮七分　　茯苓去皮，八分

加薄荷、姜煎服。

鼻渊息肉

鼻渊不止，辛夷荆芥散。鼻流浊涕不止者，苍耳散、防风散或防风通圣散。方见中风。鼻中息肉，由胃中食积热痰流注者，蝴蝶散纳鼻中，或用轻黄散纤鼻中。

辛夷荆芥散

辛夷—钱　　荆芥八分　　黄芩酒炒，八分　　神曲炒，七分　　南星八分，姜制

半夏八分，姜制　　苍术米泔浸，炒，八分　　白芷八分

剉一剂，水二盏，煎至八分，食后温服。

苍耳散

苍耳根茎苗子烧灰，醋泥调涂极效。

防风散　治鼻渊。

防风去芦，三两　　黄芩二两　　麦门冬去心，二两　　人参去芦，二两　　甘草炙，二两　　川芎二两

末之，每服二钱。

蝴蝶散　去鼻中息肉。

蝴蝶—味，不拘多寡

绵裹一字，纳入鼻中。

轻黄散　治鼻臭、息肉。

杏仁_{去皮，一钱}　轻粉_{一钱}　雄黄_{五分}　麝香_{少许}

研细末，临卧时以箸点一米许于内。

鼻衄

鼻衄，四物加酒芩、酒煎，调炒五灵脂末服。_{方见血证。}

【**点评**】鼻证属于耳鼻喉科疾病之一，有时在内科也会经常遇到。司外必揣内，外证皆由内因而起。很多鼻证患者通过中医药的积极干预治疗，往往都能获得比较理想的效果。治鼻息肉的蝴蝶散和轻黄散都是外用药物，前者很像是一首民间偏方，后者药仅四味，但似乎更加靠谱。因为其中的轻粉、雄黄均有去腐蚀疮作用，而且组方明确、思路清晰，针对性也强，值得进一步挖掘。

目证四

[歌] 目为五脏之精华，五轮八廓总虚夸。白睛属肺目纲土，黑水神光肝肾家。赤脉属心须体认，五行生克勿令瘥。大凡赤肿羞明痛，隐涩难开泪若麻。冒昧本当从火疗，随经用药免咨嗟。昏蒙黑暗迎风泪，内障多生五色花。视远不能兼雀目，滋阴壮水却为佳。时人不究阴阳理，漫把辛香浪点搽。

[论] 经云：诸脉者，皆属于目。又云：目得血而能视。针经云：五脏六腑之精华上注于目，故目为宗脉之主。目之内及上纲，太阳之所过也。目锐，少阳也。目下纲及两旁交頗之中，阳明也。足厥阴连于目系，故目总统于肝。白睛属肺，若白睛变赤，火乘于肺也。肉轮

属脾，上下纲赤肿者，火乘于脾也。黑水属肾，五色花翳遮黑睛，肾不足也。神光属肝，青睛被翳，肝虚火旺也。赤脉属心，目中血贯痛涩，火自甚也。凡暴赤肿痛，赤翳羞明，泪出不止，隐涩难开，冒昧不明，皆火为病，经云热盛则肿是也。能审其经络部位泻之，可使立已。若久病昏暗，雀目不能远视，及内障目蒙，五色花翳，迎风出泪，头昏目眩，皆血虚之候，宜壮水滋阴可也。亦有服寒凉太过，以致阳虚，其火转甚，则当温剂从治，其火自降，目自明。经云：益水之源，以制阳光；壮火之主，以消阴翳，此之谓也。今人治目，但知以寒药伐火，而不知有益水、壮火之法。专以龙脑辛香石药搽点，而不知有辛散损明之戒也，悲夫！

〔脉〕眼赤火病，心肝数洪，右寸关见，相火上冲。

实热

暴发赤肿疼痛，泻热黄连汤。上焦壅热，鼻塞，头目不清利，上清散。肝火盛目赤涩痛，龙荟丸或四物龙胆汤。肺经壅热，白睛赤肿，桑白皮散。赤翳肉攀睛者，决明子散。

泻热黄连汤

黄连<small>酒炒，一钱</small>　黄芩<small>酒炒，八分</small>　草龙胆<small>一钱二分</small>　升麻<small>八分</small>　柴胡<small>八</small>分　生地黄<small>酒蒸，一钱</small>

水二盏，煎服。

上清散　清上热。

川芎<small>五钱</small>　荆芥<small>五钱</small>　薄荷<small>五钱</small>　盆硝<small>一两</small>　石膏<small>一两</small>　片脑<small>三分</small>

上末之，每用一字，口噙水，以药鼻内搐之即愈。

龙荟丸　治肝火旺目痛。

草龙胆<small>一两</small>　当归<small>一两，酒洗</small>　山栀子<small>炒，一两</small>　黄连<small>炒，一两</small>　黄芩<small>炒，一两</small>　大黄<small>五钱</small>　芦荟<small>五钱</small>　木香<small>一钱五分</small>　麝香<small>五分</small>

末之，蜜丸，生姜泡汤送下。

四物龙胆汤

四物汤_{方见血证条下} 加羌活_{三钱，去芦} 防风_{三钱，去芦} 龙胆草_{二钱} 防己_{二钱}

作数帖，水煎服。

桑白皮散

玄参_{一两} 桑白皮_{一两} 枳壳_{炒，一两} 杏仁_{一两，去皮} 旋覆花_{一两} 升麻_{一两} 防风_{一两，去芦} 赤芍药_{一两} 葶苈_{炒，一两} 甘菊花_{一两} 炙甘草_{一两} 黄芩_{炒，一两}

每服半两，姜三片，水二盏，煎八分服。

决明子散

黄芩_{一两} 甘菊花_{一两} 木贼草_{一两} 决明子_{一两} 石膏_{一两} 赤芍药_{一两} 川芎_{一两} 羌活_{一两，去芦} 甘草_{一两} 蔓荆子_{一两} 石决明_{一两}

上剉，每服七钱，水二盏，姜三片，煎至八分，食后服。

虚眼

肝血不足，眼昏生花，久视无力，生眵者，养肝丸、羊肝丸。肾水不足，视不分明，渐成内障，熟地黄丸、滋阴丸。血虚目昏，明目地黄丸。能近视不能远视，地芝丸。能远视不能近视，定志丸。

养肝丸 治肝虚不足。

当归_{酒浸，二两} 防风_{去芦，一两} 车前子_{酒蒸，二两} 川芎_{二两} 楮实子_{二两} 熟地_{酒蒸，二两} 蕤仁_{汤泡，去皮，一两} 白芍药_{二两}

末之，蜜丸梧子大，每服七十丸，汤下。

羊肝丸 补肝明目。

羊肝_{一具，生用} 黄连_{去须，二两}

将羊肝去筋膜，于石臼内捣烂，入连末，杵为丸，桐子大，白汤送下。

熟地黄丸　补肾明目。

熟地黄一两　当归酒洗，五钱　地骨皮五钱　黄芩五钱　枳壳麸炒，三钱
生地黄一两　天门冬八钱，去心　五味子七钱　炙甘草三钱　黄连酒炒，六钱
人参去芦，二钱　柴胡三钱

末之，蜜丸梧子大，每百丸，白汤送下。

滋阴丸即六味地黄丸，方见虚损证条下。

明目地黄丸

牛膝酒浸，五两　石斛五两　枳壳炒，三两　防风去芦，二两　杏仁去皮，
二两　生地黄一斤　熟地黄一斤

上末之，蜜丸如梧桐子大，每七十丸，空心盐汤下。

地芝丸　治能近视，阴有余；不能远视，阳不足。

生地黄四两　天门冬去心，四两　甘菊花二两　枳壳炒，二两

蜜丸桐子大，茶清下百丸。

定志丸方见惊悸怔忡条下。

养阳

浑身及手足麻木不仁，两目紧急羞明，或视物无力，黄芪汤。内
伤脾胃不足，内障耳鸣，多年目昏，不能视物，益气聪明汤。阴盛阳
虚，九窍不利，青白翳见于大眦，补阳汤主之。久服凉药过多，目转
昏者，补胃汤主之。

黄芪汤　治视物无力。

黄芪二两，蜜炙　人参八钱，去芦　甘草炙，一两　蔓荆子二钱　白芍药
一两　陈皮五钱

每五钱，水煎服。

益气聪明汤

黄芪五钱　甘草五钱　人参五钱　升麻三钱　葛根三钱　蔓荆子一钱
芍药酒炒，一钱　黄柏酒炒，一钱

每服五钱，水煎，临卧服，五更时再服。

补阳汤　治阴盛阳虚。

羌活一两，去芦　甘草一两，炙　人参一两，去芦　生地黄一两　熟地黄
一两　黄芪一两，蜜炙　白术炒，一两　泽泻五钱　陈皮五钱　白茯苓三钱
知母三钱，酒炒　柴胡三钱　防风三钱，去芦　白芍药五钱　肉桂一钱　当归
三钱，酒制　独活五钱，去芦

每服五钱，水煎，空心热服。

补胃汤

即黄芪汤减黄芪、陈皮一半，加酒一两。

障翳

肝经积热，肺受风邪，眼障黑白等花，还睛丸。翳膜眼皮赤烂，
蝉花无比丸。风热，蝉花散。

还睛丸　明目退翳。

人参二两，去芦　熟地黄二两　知母二两，去毛　桔梗二两，去芦　防风
二两，去芦　茺蔚子二两　车前子二两　黄芩二两　细辛二两　五味子二两
玄参五钱

末之，炼蜜丸如桐子大，每二十丸，空心时白汤下。

蝉花无比丸

茯苓去皮，四两　炙甘草四两　防风去芦，四两　石决明二两　川芎二两
羌活去芦，二两　当归二两，酒洗　赤芍药二两　蒺藜炒，一两　蝉蜕二两
苍术米泔浸，晒干，炒，二两　蛇蜕一两

末之，蜜丸梧子大，每三十丸，白汤下。

蝉花散

即前方加谷精草、甘菊花、龙胆草各一两。

点洗

肝经上壅，目赤涩痛，汤泡散洗之。风热攻目，隐涩难开，羞明立胜散，或珍珠散。

汤泡散 洗风热眼。

赤芍药一钱　当归一钱　黄连一钱

泡洗。

羞明立胜散

黄连二钱　秦皮二钱　防风二钱　黄芩二钱

水煎，用新羊毛笔蘸刷洗眼。

珍珠散 点一切眼。

朴硝净者，一钱　炉甘石一钱　麝香少许　片脑少许

研极细，点眼内。

【点评】此篇目证像一本中医眼科小手册，一些常见眼科疾病的治疗基本上都可以从中找到答案。无论是普通"上火"的目赤肿痛、目暗昏花，还是年深病久的翳膜遮睛、眼皮赤烂，作者都尽力去搜罗相关方药，使读者对眼科疾患有所了解的同时，也能在不得已的时候敢于出手医治，特别是在中医不分科的那个年代。益气聪明汤是出自李东垣的名方，它以"养阳"为主治疗内伤脾胃、内障耳鸣、不能视物，应该要比黄芪汤更技高一筹。考黄芪汤未知出处，疑是作者自拟的一首验方，其药物组成与益气聪明汤仅仅相差几味药，也就是说黄芪汤去陈皮加升麻、葛根、黄柏即等于益气聪明汤了。蝉花无比丸最早见于《太平惠民和剂

局方》，其后很多明清医书也均有引录，由此可见，其明目退翳的疗效还是不错的。至于点洗眼睛的三首药方，都是历代医家从实践中总结出来的，应该是很有实用价值。记得当年笔者刚上临床不久曾遇到一例眼科病人，他是在附近工地施工的民工，不慎被电焊灼伤了眼睛，攥着10元钱就近到中医诊所看病。当他摘下墨镜露出双眼时，只见上下眼皮红肿、结膜充血严重，眼睛都睁不开，所以笔者建议他去医院看眼科急诊，但他说还能看得见想先用中药试试。情急之下笔者首先想到的是清肝明目的桑叶，于是给他开了3天熏洗的剂量，嘱咐他每天要用干净的器皿，而且每天要洗2～3次，如果3天以后没有缓解就一定要去看眼科。3天后该病人来复诊，欣喜告知红肿已消大半，热痛也明显减轻了。通过这个病例的小试牛刀，笔者不仅认识到一味单方的药性价值，而且更增强了做中医的勇气和决心。

耳证五

[歌] 肾虚精脱耳应聋，气厥无闻自不同。更有劳聋与虚闭，风邪入耳不能聪。气风相搏嘈嘈响，热气乘虚耳出脓。风气热虚何以别？浮沉数涩脉中穷。

[论] 夫耳属足少阴肾之经，肾家之寄窍也。经云：肾气通于耳，肾和则知五音矣。耳所主者精，精气调和，肾气充足，则耳闻而聪。若劳伤气血，风邪袭虚，使精脱肾惫，则耳转而聋，是肾虚耳聋也。十二经脉上络于耳，其阴阳诸经通有交并，则脏气逆而厥，厥气搏入耳，是谓厥聋。耳为宗脉之所附，脉虚而风邪乘之，风入于耳脉，使经气痞而不宣，是谓风聋，必有头痛之证也。有劳碌伤其血气，淫欲耗其精元，瘦瘁力疲，昏昏惯惯，是谓劳聋。能将息得宜，血气平和，则其聋渐轻。又有耳触风邪，与气相搏，其声嘈嘈而鸣，眼中流

火，谓之虚聋。热气乘虚随脉入耳，热聚不散，脓汁出，谓之脓耳。人或耳间有津液，轻则不能为害，若风热搏之，津液结成核，塞于耳窍，亦令暴聋，谓之耵耳。盖风则肾脉必浮，热则肾脉必数，虚则肾脉涩弱，气郁肾脉沉滞。风者疏散之，热者清利之，虚者补之，气郁开导之，治之活法，不过此也。

[脉] 耳病肾虚，迟濡其脉。浮大为风，洪动火贼。沉涩气凝，数实热塞。此久聋者，专于肾责。暴病浮洪，两尺相同。或两尺数，阴火上冲。

风耳

风触耳鸣及聋，防风通圣散。方见中风。风虚耳聋，桂香散。风入耳中虚鸣，芎芷散。方见头痛。风热搏成耵耳，生猪脂、地龙、釜底墨等分，细研，葱汁和，捏如枣大，绵裹塞耳中数日，待软即挑出。

桂香散 治风虚耳聋。

辣桂二分　川芎五分　当归六分，酒洗　细辛三分　石菖蒲八分　木香三分　木通五分　麻黄去节，三分　甘草三分，生用　南星炮，二分　白蒺藜炒，三分　白芷四分　紫苏五分

剉一剂，水二盏，葱煎服。

热耳

耳聋者，少阳、厥阴热多，通圣散。方见中风。耳鸣酒遏者，加枳、桔、柴胡、干葛、南星。阴虚火动耳鸣者，四物汤。方见血证。加黄柏、知母。痰气耳鸣者，滚痰丸。方见痰证。内热耳聋，桃花散塞之，蔓荆子散内服。

桃花散 治耳中出脓。

枯矾一钱　干胭脂一钱　麝香少许

共为末，吹耳内。

蔓荆子散

甘草炙，五分　升麻三分　木通三分　赤芍药五分　桑白皮五分　生地黄一钱　麦门冬去心，四分　前胡三分，去芦　蔓荆子七分　赤茯苓六分　甘菊花四分

上剉，一剂，水二盏，姜三片，枣一枚，煎八分，食后服。

虚耳

肾虚耳聋者，益肾散或六味地黄丸、补阴丸。方见虚损。劳损耳聋者，地黄丸、人参养荣汤。方见虚损。大病后元气损伤，精血虚耗，耳聋及鸣，调中益气汤。方见内伤。

益肾散　治肾虚耳聋。

磁石制，一两　巴戟去心，一两　沉香一两　石菖蒲一两　川椒一两，去目

末之，每二钱，用猪肾一枚，细切，和以葱白、食盐，并药用湿纸裹煨，空心酒下。

气耳

气怒厥逆耳聋，和剂流气饮。气壅于上而聋者，清神散。气实人耳聋或鸣者，槟榔丸、神芎丸。气闭耳聋，用甘遂为丸，如枣子大，塞耳内，服甘草汤。

和剂流气饮

陈皮四两　青皮四两，炒　甘草炙，四两　厚朴姜炒，四两　香附醋炒，四两　紫苏四两　木通二两　大腹皮二两　丁香一两五钱　槟榔一两五钱　木香一两五钱　草果一两五钱　莪术炮，一两半　藿香一两五钱　肉桂一两五钱

人参_{去芦，一两}　白术_{炒，一两}　木瓜_{一两}　麦门冬_{去心，一两}　赤茯苓_{一两}
石菖蒲_{一两}　白芷_{一两}　半夏_{一两}　枳壳_{炒，一两}

每服三钱，生姜三片，枣二枚，葱煎服。

清神散　气壅耳聋。

甘菊花_{五钱}　羌活_{去芦，五钱}　僵蚕_{炒去嘴，五钱}　木通_{四钱}　荆芥_{四钱}
川芎_{四钱}　防风_{去芦，四钱}　木香_{四钱}　甘草_{炙，四钱}　石菖蒲_{四钱}

末之，每服三钱。

木香槟榔丸

郁李仁_{一两}　半夏曲_{一两}　皂荚_{去皮，炙，一两}　槟榔_{五钱}　枳壳_{炒，五钱}　木香_{五钱}　杏仁_{去皮，炒，五钱}　青皮_{五钱}

末之，别用皂荚三两去皮、弦、子，浆水半碗，搓揉，熬膏，入蜜少许，丸如桐子大，每五十丸，食后姜汤送下。

神芎丸　气实人耳聋。

大黄_{一两}　黄芩_{一两}　牵牛_{一两}　滑石_{一两}

末之，滴水丸梧子大，每服六七十丸，白汤送下。

【点评】作者从风耳、热耳、虚耳、气耳四个方面来阐述耳证，几乎汇总了当时治疗耳证最先进的临床经验，不但有论有方，言简意赅，而且突出气机升降，可操作性很强。临证可参。

外　科

痈疽证六

[歌] 疽发恶深其状小，浅而大者是为痈。要看部位分虚实，薄

处尤当大补荣。

[论]《原病式》云：痈者，浅而大者也。疽者，深而恶者也。热盛血则为痈疽。丹溪云：痈疽须看六阳经、六阴经，有多气少血者，有多血少气者，有血气俱多者，不可以一概论。若夫要害处，近虚怯处，如少阴、厥阴经生痈，以其气多血少，恐肌肉难长，疮口未合，必成大害。所以戒用驱毒利药以伐其阴分之血，当大补气血，方可收功。又如中年人生痈疽，才有痛处，参之脉症，但见虚弱，便与滋补血气，可保终吉。河间云：肿焮于外，根盘不深，形证在表，其脉多浮，病在皮肉。非气盛必侵于内，急须内托以救里，宜复煎散除湿散郁，使胃气和平，或未已，再煎半料与之。如大便秘，烦者，少少与黄连汤。如微利而烦，热少退，却复与复煎散半料，如此使荣卫俱行，邪气不能内伤。世俗多用排脓内补十宣散，若用于些少疮及冬月则可，若溃疡于夏月用之，其桂、附辛热温散，佐以防风、白芷，吾恐虽有参、芪，难为倚仗，不若复煎散之愈也。学人临用斟酌，斯无弊也。

托里复煎散

防风三两，去芦　地骨皮二两　白茯苓二两　黄芩二两　白芍药二两人参二两，去芦　白术二两，炒　黄芪二两，蜜炙　肉桂二两　甘草二两　防己二两　当归二两

先以苍术一斤，水五升，煎至三升，去术，入前药煎至四盏，分四次饮之，术渣还可再煎。

背发发脾肚，在肩下脊上，因饮食而感其毒，广一尺，深一寸，溃虽在骨，不穿膜不死，急治脾肚之毒。内当托里护心，外当拔毒散肿，内外夹攻之。若发于右脾中，恐其毒奔心，大要服药截住，不令攻心。如通脊背肿者，不可救也。

蜂窠发者，正当脊心，头在上，最不宜，乃为反证，全要托里生肌定痛，恐毒攻心难治，心火未发故也。

散走流注发，此毒气乘风热而走，急用疏风定热，则气自息。治

之者流注于手、足、腿、膝者，必死无疑。

背发，两头小，四边散攻，乃因饮食所致而气食相关，合阴虚而成之。气虚而散者，所以开口而阔，急服内消药，亦宜补阳也。

肺痈发于左膊间，初可用灯火点破，追疗汤汗之而散。

右搭肩发，骨上生者，以动之处，可治。若串于左肩，难治。左搭肩发，骨上以动处，可治。串于右肩，难治。二证并用雄黄散，及絮，焙干为末，香油调，搽患处。

对心发，因心火盛而热气会，生于此，其毒壮盛走之，急用疏导心火药解之。

肾俞发，因受湿并怒气饮热酒而得之，伤于内肾之间，流毒在肾俞，宜解内肾之毒，若阴发伤肾膜者，不治。肾俞双发，阳发于外，可治。阴发伤肾膜，及脓稀者死。

臁疮久不痊，肾水虚愆，下流故也，可服苦参丸，外用隔纸膏贴之，红玉散敷之。

红丝疮，人多不识，无治法，害人甚速。其疮生于手、足间，有黄泡，其中忽紫黑色，即有一条红丝迤延血上而生，若致心腹则使人昏乱不救。或有生两三条红者，以针横截红丝，所到之处刺之，使血出，以膏药贴之愈。此证得之喜怒不节，血气逆而生也。

内疳疮，生上腭，初发如莲花痔，根蒂小而下垂，及大，治法以勾刀决其根，烧铁烙之以止其血。次以雄黄、轻粉、粉霜、白芷、白蔹末之敷其上，以槐杖作枕支其牙颊间，毋使口合，一、两时疮瘢定合，口自便。次日出脓，以生肌散敷之，仍以乳香膏护之。不支其牙则津液冲动，不能敷药，此劳气虚愆故也。

便痈，血疝也，俗呼为便毒，以其不便处生故也。乃足厥阴肝之经络及冲、任、督脉，亦属肝之旁络，是血气流行之道路也，今壅而为痈，当以玉烛散或桃仁承气汤下之。

乳痈，由忿怒所逆，郁闷所遏，厚味所酿。盖乳房，阳明所经；乳头，厥阴所属。厥阴之气不通而汁不出；阳明之热沸腾，故热甚而化脓。亦因乳子膈有痰滞，口气热，含乳而睡，热气所吹，遂生结核。初起须忍痛，揉令稍软，吮令汁透，自可消散，失此必成痈。故用青皮疏厥阴之滞；石膏清阳明之热；当归、川芎、甘草节行污浊之血；瓜蒌、没药、橘叶、皂角刺、金银花消肿导毒；少佐以酒，行药力也，更以艾灸两、三壮尤捷。若有不得于夫，不得于舅姑者，忧怒郁闷，朝夕累积，遂成隐核如棋子，不痛不痒，数十年后为陷空，名曰乳癌，其疮形凹嵌如岩穴，难治。

蜂窠发于胸乳间，乃心热盛，急用疏导心火药，迟则不救。

颈后蜂窠发，宜急救，若初起焮赤肿痛，可疗。痰发及流两肩者，难治。

两胁下痈疽，切不可用补阳药。盖虚中得，绝不可受热剂，虚甚，易于伤骨膜。

两边发际发，在颈后两边发际，如核发起，急宜取去病根。如脑心发，看热气上攻于脑四畔边，焮赤肿硬，连于耳项，寒热疼痛，不急治，毒入于血肉，多腐为脓水，不治。

脑后发，名夭疽，其状大而紫黑色，若不急治，则毒入渊腋，前伤任脉，内熏肝肺，十余日死，急用化痰消肿托里散，及内托千金散。

耳后发，耳后一寸三分发之必死，名锐毒，不治。

胸发，名井疽，状如豆，三四日起，不早治，入于腹，十日死，急服内固清心散。外发可治，内发必死无疑。

九发肺疽在募中；肝疽在期门；肾疽在中脘；脾疽在章门；胃疽在贲门；大肠疽在天枢；三焦疽在丹田；小肠疽在关元。其气穿溃在外可治，若发于内，伤膜者，流脓大肠出，不治。

外肾阴发，名肾痈，又名悬痈，阴囊上肿痛，乃膀胱与肾经及足厥阴肝经感寒湿邪，偏肾于阴之经络，致血气凝滞，寒湿气不散，而为此病。即服托里散加车前子、木通、淡竹叶、牵牛、何首乌，复用内消散及生肌定痛散敷之。此证外溃去子亦无害也。

下瘰疬，秘传一味千金散立效，外以葱白炒热熨之，如冷再热，熨三五次后，敷消毒消肿药加大黄、木鳖子、南星、草乌敷之。破用生肌散敷之。

人面疮，此证是冤业所致，可以善事解之，然后服流气饮。久不已，苦参丸，或用贝母研末敷之。

托里护心散

大黄三钱　牡蛎三钱，煅　天花粉三钱　皂角刺三钱　朴硝三钱　连翘三钱　当归一两五钱　金银花一两　芍药二钱，炒　黄芩二钱，炒

每半两，水、酒煎。

托里十补散

黄芪二钱，蜜炙　人参二钱，去芦　当归二钱五分　厚朴一钱，炒　桔梗一钱，去芦　川芎一钱二分　防风一钱，去芦　桂心一钱　甘草一钱，炙　白芷一钱五分

剉一剂，水煎服。

内托千金散

白芷一钱二分　人参二钱，去芦　当归二钱　黄芪炙，二钱半　川芎一钱二分　防风一钱二分　甘草炙，一钱五分　芍药炒，二钱半　天花粉一钱五分　官桂一钱二分　桔梗去芦，一钱二分　金银花三钱

水煎，入酒半盏，再煎沸，温服。

内固清心散

辰砂一钱　白茯苓一钱　人参一钱二分，去芦　白豆蔻一钱　雄黄一钱　绿豆一撮　朴硝一钱　甘草一钱，炙　片脑一钱　麝香一钱　皂角刺八分

末之，每服一钱，蜜汤调下。

一味千金散

用黑蜘蛛一个，过街者为妙，入杵钵中研烂，热酒搅匀，通口服。

雄黄散

雄黄—钱　巴豆—粒

同研如泥，入乳香、没药各少许，再研匀、细，少上，恶肉自去。

拔毒散

陈皮—两　甘遂—两　当归尾—两五钱　川芎—两　红花酒洗，—两

桃仁去皮、尖，一百个

水、酒煎服。

玉烛散

即大承气对四物汤。二方—见伤食，一见血证。

生肌散

枯白矾—两　槟榔—两　密陀僧钱半　黄丹—钱　血竭—钱　轻粉五分

末之，敷疮上。

乳香散

赤石脂五钱　白胶香五钱　枯白矾五钱　黄丹二钱　乳香二钱　没药

二钱　轻粉二钱

俱末之，敷疮上。

流气饮方见耳证条下。

苦参丸

苦参不拘多少，炼蜜丸如梧桐子①大，每服五六十丸，薄荷煎汤送下。

红玉锭子

干胭脂三钱　枯白矾三钱　轻粉三钱　砒霜—钱　黄丹三钱　片脑五分

麝香五分

———————————

① 梧桐子：种子呈球形，状如豌豆，直径约7mm。

末之，糊为锭子，临用井花水磨，涂患处。

隔纸膏

龙骨_{煅，一两}　铅粉_{一两}　铅丹_{一两}

末之，香油或桐油调，油纸夹隔贴之，次日又翻过贴，须先以葱、椒煎汤洗净，然后贴之。

乌龙膏

小粉①_{四两}　半夏_{一两}　木鳖子_{去壳，一两}　草乌_{半两}

铁锅内炒焦，研细，出火毒，水调敷，日一换。

【点评】痈疽是古代中医外科的主攻病症，在那没有抗生素的年代，中医凭借其独特的医疗技术和手段与痈疽一直在作顽强的斗争，取得了令人瞩目的成就。明清时期是中医外科发展的鼎盛阶段，也出现了很多外科专著，由于客观上的需要，激发了治疗手段的不断探索与创新，各种外治法也不断涌现出来。这从本篇专论痈疽证可窥见一斑。皇甫中引经据典论述痈疽，对于不同部位的痈疽均有不同的病名及发病机制、处置办法，几乎是面面俱到，无有遗漏。如治背发及蜂窠发，他特别强调"内当托里护心，外当拔毒散肿，内外夹攻之"；而"红丝疮，人多不识，无治法，害人甚速"，要以针横截红丝，所到之处刺之，使血出，以膏药贴之愈。并进一步指出导致红丝疮的发病原因是："此证得之喜怒不节，血气逆而生也。"

又如红玉锭子："干胭脂三钱，枯白矾三钱，轻粉三钱，砒霜一钱，黄丹三钱，片脑五分，麝香五分，末之，糊为锭子，临用井花水磨，涂患处。"从药物组成和加工方法来分析，这是一个治疗各种痈疽的外用特效药。此外，还有的病名稀见，治法也很奇特："下瘟痼，秘传一味千金散立效，外以葱白炒热熨之，如

---

① 小粉：即小麦粉，《本草便读》和《本草分经》有"小粉"载录。

冷再热，熨三五次后，敷消毒消肿药加大黄、木鳖子、南星、草乌敷之。"而这个一味千金散，竟是"用黑蜘蛛一个，过街者为妙，入杵钵中研烂，热酒搅匀，通口服。"这就是活生生地一个"生物制品"入药的实例，但不知为何要"过街者为妙"？很值得进一步研究。

疔毒证七

[歌] 十三疔毒要精通，麻子盐肤牛狗同。水洗刀镰三十六，浮沤蛇眼及雌雄。更兼石烂皆其数，体弱因令暴沴钟。手足初生黄泡起，或时紫黑热寒攻。眼中流火心惊惕，痒痛无时呕逆凶。初见病时当速疗，勿教稍慢致疲癃。

[论] 古方所载疔毒十三种，曰麻子疔，曰石疔，曰雄疔，曰雌疔，曰火疔，曰烂疔，曰三十六疔，曰蛇眼疔，曰盐肤疔，曰水洗疔，曰刀镰疔，曰浮沤疔，曰牛狗疔者是也，皆缘感天地暴沴而生。然阴阳二气互相击怒，必成暴气，如卒然大风、大雾、大暑、大寒，遇之袭于皮肤，入于四体，传注经脉，腠理壅隔，荣卫不得通行，发为痈疽疔毒之患。或开死兽，钟其毒气尤甚。经云：膏粱之变，足生大疔。恣食辛辣厚味，炙煿荤腥，蕴毒于中故也。然疮之始发也，必先痒而后痛，先寒而后热，热定则多寒，四肢沉重，头痛心惊，眼花见火，甚则呕逆者，多危。其麻子疔者，始末皆痒，不得触犯，触犯即难治。众疔之中，惟三十六疔可畏，其状头黑浮起，形如黑豆，四畔赤色，初生一个，日增一个，若满至三十六个，则药所不治，急疗之得生。若石疔、火疔、烂疔、蛇眼疔、水洗疔、刀镰疔、雄雌疔、盐肤疔之类，皆因形象而名者，不急治，亦危殆也。独浮沤、牛狗二疔，虽不疗，亦不杀人也。凡疔不可触犯，若瘮强痛极，不可忍者，是触之候也。

疔疮外治法

凡疔疮，先以针刺四围及中，然后用雄、雌二黄末醋调涂之，或紫金散敷，不过二次愈。

疔毒内治法

疔疮初见憎寒壮热，赤芍药汤。毒气入里，烦闷不已，食不下，或紫黑内陷，飞龙夺命丹。疔始发，脉洪弦、洪实，肿甚欲作脓，托里汤。重者飞龙夺命丹、返魂丹。取疔用紫金丹。

紫金散　外敷之药。

信石一钱　雄黄一钱五分　硼砂炒，一钱五分

末之，拨开疮口敷之，不过二次瘥。

赤芍药汤　内服之剂。

金银花三钱　赤芍药三钱　大黄四钱　瓜蒌一个　当归一钱五分　甘草一钱五分　枳壳一钱五分

分作二帖，每一帖，水、酒各一盏，煎，不拘时服。

飞龙夺命丹

大南星一钱　雄黄一钱　巴豆一钱　硇砂一钱　黄丹半钱　信石半钱　乳香半钱　斑蝥十六个，去翅、足　麝香少许

末之，取蟾酥和丸如黍米大，每服十一二丸或十四五丸，看疮大小、上下，食后好酒送下。

圣济托里汤

乳香明者，一两　真绿豆粉四两

末之，和匀，每服一两，甘草汤调下。

返魂丹　治十三种疗疮。

朱砂五钱　胆矾五钱　血竭一两　铜绿一两　蜗牛一两　雄黄二两　枯白矾二两　轻粉五钱　没药五钱　蟾酥五钱　麝香少许

末之，和捣蜗牛、蟾酥极烂，如芡实大，每服一丸，令病患先嚼葱白三寸，吐在手心，将药丸裹在葱白中，用热酒吞下，如重车行五里许，有汗出即瘥。

紫金丹　治疗疮毒气入里，烦闷不已。兼治痈疽发背恶疮神效。

即返魂丹无蜗牛、麝香、没药和丸。

如前服法。

【点评】《经》云：膏粱之变，足生大疗。古方所载疗毒十三种，若问为什么会生疗？皇甫中一言以蔽之："皆缘感天地暴疹而生"，"恣食辛辣厚味，炙煿荤腥，蕴毒于中故也"。他还进一步分析病因病机："然阴阳二气互相击怒，必成暴气，如卒然大风、大雾、大暑、大寒，遇之袭于皮肤，入于四体，传注经脉，腠理壅隔，荣卫不得通行，发为痈疽疗毒之患。"阴阳、经脉、腠理、荣卫等中医词汇，看似很朴素、无形，实则蕴含着大智慧。疗毒内治法的第一首方"赤芍药汤"的方名令人有点费解，它既不同于《圣济总录》的几首同名方，又和芍药汤完全不一样，而且方中第一味药竟然是清热解毒的金银花，因此称作"金银花汤"似乎更为贴切一些。

瘿瘤证八

[歌] 五瘿多缘气与痰，结于颈项两颐间。若生身体肌肤内，气聚成瘤不等闲。

[论] 夫瘿有五：气、血、石、筋、肉是也。瘤有六：骨、肉、

脓、血、脂、石是也。瘿但生于颈项之间；瘤则遍身体头面、手足，上下不拘其处，随气凝结于皮肤之间，日久结聚不散，累积而成。若人之元气循环周流，脉络清顺流通，焉有瘿瘤之患也，必因气滞痰凝，隧道中有所留止故也。瘿气绝不可破，破则脓血崩溃，多致夭枉，但当破气豁痰，咸剂以软其坚结，自然消散。丹溪云：瘿气先须断厚味。只此一言，深达病机之旨也。盖瘿初起如梅、李，久则滋长如升、斗，大小不一，盖非一朝一夕之故也。然六瘤中惟脂瘤可破，去脂粉则愈，余皆不可轻易决破也。慎之！慎之！

瘿

五瘿，破结散。男女项下瘿，不分久近，神效开结散。项下结核如梅、李，不消，以大蜘蛛不拘多少，酒浸研烂，酒调，临卧服。五瘿，用昆布一两，切碎，醋浸，徐徐咽下自消。

破结散　治五瘿。

海蛤三分　通草三分　昆布三分　海藻三分，洗　胆草三分　枯矾三分
松萝三分　麦面四分　半夏二分　贝母二分

末之，酒调服，日三次，忌鲫鱼、猪肉。

神效开结散

沉香二钱　木香三钱　陈皮四两　珍珠四十九颗，炒，内泥封口　海藻二
钱　猪靥肉子生雄猪项，红色，四十九个，瓦上焙干

末之，服二钱。

瘤

治瘤大如拳，小如栗，或软或硬，无药可疗，不可骤用针破，用南星膏。一切瘿瘤，不问新久，昆布丸。

南星膏　治头面生瘤，大如拳，小如枣，不知痛痒。

大南星一个

为末，醋调如膏，以针轻刺患处，令气透，然后敷之，南星若得新鲜者尤佳。

昆布丸　治一切瘿瘤，不拘久近。

昆布洗一两，小麦醋煮干　海藻一两，小麦醋煮干

末之，蜜丸弹子大，每一丸嚼化下。

【点评】作者提出治瘿"当破气豁痰，咸剂以软其坚结，自然消散"，已成为中医治疗甲状腺肿大（古称瘿）的用药指南。他还援引朱丹溪的话强调此病忌口的重要性："丹溪云：'瘿气先须断厚味。'只此一言，深达病机之旨也。"笔者不久前接治一例患此病的黄女士，经用破气豁痰、软坚散结法不到2个月，左侧肿大明显缩小，虽然右侧维持原样，但令患者看到了希望，该患者目前还在治疗中。

瘰疬马刀证九

[歌]项颐结核名为疬，胸胁间生是马刀。手足少阳经络部，久成遗漏速当消。

[论]夫瘰之病者，即古谓九漏也。形状不一，生颈项者曰瘰，生乳腋者曰马刀，累累然结核，大小无定，发作寒热，脓水溃漏，其根在脏腑。盖肝主野狼漏，胃主鼠漏，大肠主蝼蛔漏，脾主蜂漏，肺主蚍蜉漏，心主蛴螬漏，胆主蜉蛆漏，肾主瘰漏，小肠主转脉漏。一本漏作瘘，原其所自，多因寒暑不调，或饮食乖节，遂致气血壅结而成也。巢氏所载决其死生者：但反其目而视其中，有赤脉从上下贯瞳子者死，不下贯者可治。治之大法，以祛风热，溃坚结，消痰降火，

则肿消而核散，决不致溃漏之地也。

瘰疬

瘰疬或破或不破，升麻调经汤。不破，坚硬如石，散肿溃坚汤，结核肿痛，皂子仁丸、连翘散。

升麻调经汤

升麻八钱　生黄芩四钱　葛根三钱　胆草三钱　三棱三钱，酒炒　桔梗三钱　酒黄芩三钱　连翘三钱　甘草三钱，炙　黄连三钱　莪术三钱　当归三钱　白芍药三钱　知母一两　黄柏一两

每服半两，水煎服，卧须略使足高于首，药可入膈。

散肿溃坚汤

柴胡四钱　升麻二钱　胆草酒炒，三钱　瓜蒌根三钱　黄柏酒炒，三钱　知母酒炒，三钱　昆布五钱　莪术酒炒，二钱　三棱酒炒，二钱　连翘三钱　白芍药二钱，酒炒　归尾酒洗，五钱　葛根二钱

每服六钱，煎服如前法。

皂子仁丸　治瘰结核。

皂子仁一升　玄参一两　连翘一两

水五升，慢火熬，水尽为度，捣烂，蜜丸弹子大，嚼化。

连翘散　治瘰马刀。

连翘一斤　瞿麦一斤　大黄三两　甘草二两

每服五钱，水煎服。十日后于临泣穴灸二七壮穴在目上直入发际五分陷中，再服药至六十日愈。

马刀

耳下至缺盆，肩上为马刀，溃坚汤、见前。连翘散坚汤。

连翘散坚汤

柴胡一两二钱　　木瓜根一两　　胆草酒炒，一两　　连翘一两　　芍药酒炒，一两　　当归酒洗，一两　　生黄芩七钱　　酒黄芩七钱　　广茂酒炒，五钱　　三棱五钱　　炙甘草三钱　　黄连酒沙，一钱　　苍术一钱

服法如前升麻调经汤。

【点评】据本文转述，"九漏"是指："盖肝主野狼漏，胃主鼠漏，大肠主蝼蛔漏，脾主蜂漏，肺主蚍蜉漏，心主蛴螬漏，胆主蜉蛆漏，肾主瘰漏，小肠主转脉漏。"真是让人大开眼界！"巢氏所载决其死生者"中的巢氏应该是指巢元方《诸病源候论》。木瓜根首载于《日华子本草》曰："治脚气。"此药宋以前从未出现过，明清医书中也不多见用到。可进一步挖掘。

疮疡疥癣证十

[歌] 疮疡痛痒皆心火，疥癣多缘血热生。干湿两端分湿热，轻扬发散郁须伸。

[论] 经云：诸痛痒疮疡，皆属心火。盖疮者，疥癣之总名，疡者，有头小疮也。《原病式》云：热甚则灼而为疮，溃而为脓水，犹谷、肉、果、菜，热极则腐而为污水也。又云：热胜于阴，则为疮疡。然疥有五：干疥、湿疥、虫疥、沙疥、脓窠疮之别。干者以开郁为主，湿者以燥湿为主，虫疥以退热杀虫为主，沙疮以活血清心为主，脓窠以治热燥湿为主。癣亦有五：风癣、顽癣、湿癣、马癣、牛皮癣之别，皆由肺受邪毒，运于四肢，以生肉蛊。治之之法，不过清热驱湿，疏风散郁，凉血杀虫之剂，治之无不效。虽然疥癣皮肤之恙，非心腹之疾，不足为患，久而不已，元气因而亏损，以致羸者多矣。

疥疮

干疥，开郁为主，吴茱萸散敷，或黄连、大黄末猪胆调敷。湿疥，一上散。沙疮，剪草散。脓窠，三黄散。

吴茱萸散　干疥用之。

吴茱萸二钱　白矾二钱，枯　寒水石二钱五分　蛇床子三钱　黄柏一钱

大黄一钱　硫黄一钱　樟脑五分　轻粉五分　槟榔一个

末之，油调敷。

一上散　治湿疥。

雄黄三钱五分　寒水石一两　白胶香一两　黑狗脊一两　蛇床子一两

枯白矾五钱　黄连五钱　吴茱萸三钱　硫黄三钱　斑蝥十四个，去翅、足

末之，和匀，洗疮令汤透去痂，用蜡脂油调，手中心擦热，鼻中嗅二三次，却擦上，一上即愈。

剪草①散　治沙疮。

寒水石二钱　芜荑二钱　剪草一钱　枯白矾一钱　吴茱萸一钱　黄柏

一钱　苍术五分　厚朴五分　雄黄五分　蛇床子三钱　轻粉二钱

末之，香油调，敷患处。

三黄散　治脓窠

芜荑半两　枯白矾半两　软石膏半两　大黄半两　樟脑半两　贯众一两

蛇床子一两　硫黄二钱五分　雄黄二钱五分

末之，油调敷。

---

① 剪草：首载于《本草拾遗》，别名：蒨草、四块瓦、土细辛、四叶对、银线草、四对草。系金粟兰科植物，生山坡林下阴湿处或草丛中。功能祛风活血，解毒消肿。主治风湿痹痛，跌打损伤，疮疖癣疥，毒蛇咬伤。

诸疮癣

干癣，羊蹄根汁调腻粉涂之；又，狼巴草[①]、川槿皮、海桐皮末之，河水调敷；或白胶香末入轻粉少许，油调擦之，铁锈油调涂之。头疮，黄丹、轻粉、枯白矾等分，油调敷。甲疽疮，绿矾散。月蚀疮，胡粉散。上疳疮，轻粉散。下疳疮，炉甘石散；或灯心灰入轻粉少许干贴；或熊胆、片脑、轻粉等分，末之，贴。大带疮，百合根研烂，频敷。火丹疮，遍身赤肿痛，寒水石、石膏各三两，黄柏、甘草各一两，末之，巴蕉汁调敷。征肤疮，遍身如鱼目，无脓，升麻煎百沸，入蜜二匙，鹅翎蘸敷。疮及杖疮，翠玉膏。汤火疮，白蛤壳存性，研末，油调搽极效；或保生救苦散、黑白散。

绿矾散　治甲疽疮。

绿矾炒，五钱　芦荟生，一钱　麝香一字

研极细，以小绢袋盛药，纳指于袋中，扎定，瘥，去之。

胡粉散　治月蚀疮。

胡粉炒，一钱　枯白矾一钱　黄丹炒，一钱　黄连一钱　轻粉一钱　胭脂五分　麝香少许

末之，洗疮净，拭干敷之。干者，油调敷。

轻粉散　治上疳。

黄柏蜜炙，三钱　密陀僧三钱　黄丹三钱　高末茶三钱　轻粉三钱　乳香三钱　麝香少许

末之，葱汤洗疮净，此药敷之。

炉甘石散　治下疳。

炉甘石一两六钱　黄连八钱

---

① 狼巴草：为菊科植物狼把草、矮狼杷草的全草。

用砂罐内煮，去黄连，晒干细研，入片脑半钱同研，敷患处。

翠玉膏　治疮。

沥青一两　黄蜡二钱　铜绿二钱　没药一钱

上，将铜绿末入油调匀，将黄蜡火上熔开，下铜绿搅匀，入没药匀，倾河水盆内扯匀，油纸裹，用时口噙水洗了，旋捻作饼子，贴疮，纸封，三日一易。

隔纸膏　治疮，不问久近，虽腐烂至骨，此药神效。

龙骨煅，三钱　铅粉三钱　铅丹三钱

末之，香油或桐油调，用油纸夹隔贴之，次日又翻过贴，洗净后方可贴。

保生救苦散　治火烧、汤烫或热油烙及脱肌肉者。

寒水石三钱　大黄三钱　黄柏三钱

上为末，香油调，涂患处。如湿烂，干掺之。

黑白散　治汤烫、火烧烂去肌肉见骨者。

百草霜三钱　轻粉一钱五分

为末，狗油调，搽患处。

【点评】隔纸膏虽然在痈疽证中也有，但没有如此表述其疗效："治疮，不问久近，虽腐烂至骨，此药神效。"历来就有"内不治喘，外不治癣"之说，可见喘、癣二病确实难治，治不彻底留下病根者还大有人在。西医早就有了抗生素和激素，可外科疗癣依然是顽疾痼症，这不能不引起我们的反思！在日渐式微的中医外科领域，是否还能从上述这些药方中挖掘出有价值的东西呢？或许至少对治疗有所启迪和借鉴呢？治湿疥的"一上散"疗效如何，我们从方名即可了解，所谓一上散就是一上即愈的意思。再看保生救苦散，药虽寻常三味，但其发愿却是极其的朴实。以上这些可供进一步研究。

痔漏证十一

[歌] 气血脉肠牝牡虫，七般痔状要精通。或因风湿侵于外，醉饱过伤热蕴中。

[论] 经云：因而饱食，筋脉横解，肠澼为痔。盖人之脏腑本虚，外伤风湿，内蕴热毒，醉饱交接，多欲自戕，以故气血坠下，结聚肛门，宿滞不散，冲突为痔，故古人有七痔之目。牡痔者，肛边发，露肉珠，状如鼠乳，时时滴溃脓血。牝痔者，肛边生疮，肿痛出血，其头反陷入。脉痔者，肠口频频发瘑，且疼且痒，出血淋漓。肠痔者，肠内结核，有血，寒热往来，登圊脱肛。血痔者，每遇大便，清血随下不止。虫痔者，肛门浸淫湿烂，内有蛲虫蚀其肠为疮。气痔者，大便难，强力努之则肛出不收。此七痔之状虽殊，大抵以解热、凉血、顺气为主。盖热则血伤，血伤则经滞，经滞则气不运，气与血俱滞，乘虚而坠入大肠，所以为痔。凡诸痔久不愈，必至穿肠而为漏，此因痔而成漏也，当凉血宽大肠自愈。亦有外伤四气，内窘七情，与夫饮食乖常，染触蠢动含灵之毒，未有不变为疮，穿孔一深，脓汁不尽，得冷而风邪并之，涓涓而成漏矣。盖漏者，诸瘘之溃也。诸瘘者，如野狼瘘、暴瘘、蚁瘘、蝼蝈瘘、蚍蜉瘘、蜂瘘、蛴螬瘘、蜉蛆瘘、转筋瘘、瘰疬瘘之类。《内经》云：瘘即漏也。所谓漏者，以其穿孔而流脓水与血水，象缸瓮之漏孔故也。瘘者，如虫豸之穿蠹蛀孔也。如《巢氏病源》所谓十瘘、三十六瘘之说，名虽不同，其理一也，不必悉举。大抵漏有新久，新者带鲜红，或微肿，或小核。久者上槁，白肉黑烂，淫虫恶臭生焉。丹溪云：漏疮先须服补养血气药，外用附子饼按疮上，以艾炷灸之，直至肉平为效。

诸痔疮

痔疮专以凉血为主，参芪槐角汤。痔及肠风下血脱肛，槐角丸。翻花痔，荆芥、朴硝煎汤洗，次用木鳖子、郁金末入龙脑敷；或以熊胆、片脑和匀贴之；或以米醋沃烧红新砖熏之，日三五次。

参芪槐角汤

人参一钱五分　黄芪一钱五分　生地黄一钱　川芎一钱　当归一钱二分　升麻一钱　条芩一钱,炒　枳壳一钱,炒　黄连一钱,炒　槐角一钱

剉一剂，水煎服。

槐角丸　治诸痔及肠风。

槐角一两　防风五钱,去芦　地榆五钱　当归五钱　枳壳五钱　黄芩五钱

末之，丸，米汤下。

诸漏疮

漏有三十六种，名状极多，而治法则一。丹溪云：漏须大补气血，人参、白术、黄芪、川芎、当归为主，佐以刺猬、蛇蜕、牛角、蜂房之类，大剂服之。外用附子末，以人津唾和作饼，如钱厚，放疮上，以艾灸之，令微热，但略觉有微痛即止，每日三四次，逐次换药饼，直灸至肉平为效。一人原有痔，又于肛边生一块，皮厚肿痛作脓，就在痔孔中出者，当作食积注下治之，黄连散。

黄连散　痔漏仙方。

黄连三钱　阿魏三钱　神曲三钱　山楂三钱　桃仁三钱　连翘三钱　槐角三钱　犀角三钱

末之，以少许置掌中，时时舐之，津液咽下。如消，止后服。

【点评】作者从诸痔疮与诸漏疮两个方面论述痔瘘证，既引经据典，又简明扼要，还有非常清晰的治疗路径，可操作性强，为临证治疗此类肛肠外科病症提供很好的示范。如果说这是一本中医肛肠外科小手册，我相信很多人都会同意，因为它确实展示了除手术之外的各种治疗方法。文中引丹溪云："漏疮先须服补养血气药，外用附子饼按疮上，以艾炷灸之，直至肉平为效。"可见朱丹溪是一位非常全面的医学大家，后世一直将其视作滋阴派的代表有失公允，或许存在误读或曲解，其在治诸漏疮方面的贡献可能是被后人忽视的一个部分。

卷　九

妇人科

一切众疾与男子同，惟经水、带下、血崩、胎产等证不同，故古人另立妇人科以别之。

经候一

[歌] 妇人天癸有常经，血满冲任匝月行。不及期来知是热，过期血少自分明。若然色淡因痰滞，热极多来紫黑形。气滞临行先作痛，虚时行过腹中疼。去多不住加凉血，来少无疼大补荣。经闭要推虚实候，血枯气隔热痰因。

[论] 夫经者，常也。然冲、任二脉，为经脉之海，血气之行，外循经络，内荣脏腑，气血调适，营运不息，一月之间，冲任血溢而行。经云：月事以时下，此常经也。其或太过不及，或多或寡，或紫或淡，则失其常候而为之病也，故有虚、实、冷、热之殊。善治者，必审其因而调之，复令充其元气，以复其初，斯无病患也。

按：褚氏云：女人天癸既至，逾十年无男子合，则不调。未逾十年，思男子合，亦不调。不调则旧血不出，新血误行，或渍而入骨，或变而为肿。寇氏亦云：室女经闭成劳者，多由积想在心故也。王节斋曰：妇室经脉不行，多因脾胃伤损，不可便作经闭血凝轻用通经破血之药。遇有此证，便须审其脾胃如何，若因饮食劳倦损伤脾胃，少食恶食，泄泻疼痛；或因误服汗、下攻克之药，伤其中气，以致血少而不行者，只宜补养脾胃，用白术为君，茯苓、芍药为臣，佐以黄芪、甘草、陈皮、麦芽、川芎、当归、柴胡等药，脾旺则能生血，而经自行矣。又有饮食停滞，致损脾胃者，亦宜消食补脾。若脾胃无病，果有血块凝结者，方宜行血通经。

[脉]经曰：寸关调如故，而尺脉绝不至者，月水不利，当患少腹引腰痛，气滞上攻胸臆也。寸口脉浮而弱，浮则为虚，弱则无血。关脉沉，主月水不利，腹胀满。尺脉滑，血气实，妇人经脉不利。少阴脉弱而微，微则血少，弱则发热。

虚

经候行过而作痛者，血气俱虚也，八珍汤。经水过期而行，血不足也，四物汤加黄芪、陈皮。经水不调而血色淡黄者，血少也，四物汤加人参、黄芪、香附，腹中痛再加蕲艾、阿胶。血气受伤，或生育多而瘦弱，经闭不行，四物汤加桃仁、红花。

四物汤　此汤为妇人、室女补血之要药也。

当归二钱　熟地黄二钱　川芎一钱五分　白芍药炒，一钱五分

上剉，一剂，水二盏，煎八分服，加减法见血证。

八珍汤　此汤大补气血两虚，一名八物汤。

白术炒，二钱　白茯苓二钱　人参一钱五分　甘草炙，八分　当归二钱熟地黄二钱　川芎一钱五分　白芍药一钱五分

上剉，一剂，水二大盅，煎至八分，空心服。

热盛

经水不及期来者，血热也，四物汤加黄芩、黄连、柴胡、香附。

经水来而血色紫黑者，丹溪云：血紫黑，热极从火化故也，经水去必多，或作痛，四物汤加黄芩、黄连、黄柏，倍芍药。经水去多，十数日行不止，此血热也，三补丸加莎草根、败龟板、荆芥、生地、柴胡。

三补丸　治三焦热火之要药，使火邪退而血自清。

黄连<small>三钱，去毛，炒，真川者佳</small>　黄芩<small>三钱，炒</small>　黄柏<small>三钱，去皮，炒褐色</small>

上为极细末，蜜丸白汤下，加山栀名栀子金花丸。

四物汤<small>方见前。</small>

痰多

痰多占住血海地位，因而下多，目必渐昏，星芎丸。肥人经闭是痰隔，导痰汤加黄连、川芎。瘦人经闭是气滞，四物汤加木香、槟榔、枳壳、香附、桃仁、红花。经水过期色淡，痰也，二陈汤加川芎、当归、贝母、天花粉。临行腹先痛，气滞血实也，四物汤加玄胡索、蓬术、枳壳、木香、桃仁、香附。

星芎丸　治女人脂肥，痰多占住血海，因而下多者。

南星<small>制，四两</small>　苍术<small>甘浸，四两</small>　川芎<small>四两</small>　香附<small>童便浸三日，炒，四两</small>

上为细末，蒸饼糊丸绿豆大，每服百丸，白汤送下。

二陈汤　此汤治痰之都管，但引用不同，随宜斟酌。

陈皮<small>一钱半</small>　半夏<small>姜制，一钱</small>　茯苓<small>一钱，去皮</small>　甘草<small>炙，六分</small>

上剉，一剂，水二盅，生姜三片，煎至八分，空心温服。

导痰汤

即二陈汤加南星<small>炮一钱</small>　枳壳<small>炒，一钱</small>

【**点评**】仅仅从虚、热盛、痰多来讨论经候今天看来似乎过于简单，至少还有肝郁和血瘀对经候的影响比较大。他提出的"肥人经闭是痰隔，瘦人经闭是气滞"确实也是经验之谈，对临床用药具有一定的指导意义。治女人脂肥，痰多占住血海，因而下多者的星芎丸，看上去和丹溪越鞠丸非常相似，二者似乎有一定的渊源关系。此外，邵氏按语所提到的"褚氏""寇氏"究竟是谁，还有待进一步研究和探讨。

带下二

[歌] 妇人带下为何因？风寒气热乘胞门。精气累滞于带脉，因而带下得其名。湿痰下注或湿热，赤白须将气血分。

[论] 夫带下者，由湿痰流注于带脉而下浊液，故曰带下。《良方》以为起于风气寒热之所伤；或不避风邪，入于胞门；或中经脉，留传脏腑而发；或伤于五脏，而见五色之带。但专用燥热治之，其谬甚矣。《机要》以赤者热入小肠，白者热入大肠，其本实热郁结不散，则为赤白带下，多用寒凉攻下之剂。东垣以血少复亡其阳，故白滑之物下流；亦有湿痰流注于下焦；或肾、肝阴淫之湿胜；或缘惊恐而木乘土位，浊液下流；或思慕为筋痿，所谓二阳病也，多用补剂而兼升提。丹溪专主湿热下注，故以化痰而兼止涩之剂。古人立论，殆尽病情，而治法无定，后学弗知所措，不能无疑。大抵属痰与热者居多，阴寒者十无一二。学人仍须精察虚、实、迟、数之脉，细审寒、热、湿、痰之证，治之斯无执一之患也。

[脉] 带下崩中，脉多浮动，虚迟者轻，实数者重。

寒

白带腥臭，多悲不乐者，寒也，阳气极虚，桂附汤。妇人赤白带下，脉息沉微，腹痛，阴中亦痛，经水愆期，子宫虚冷，不能成孕者，元戎六合汤。

桂附汤　治妇人白带腥臭，多悲不乐，大寒之证。

肉桂_{一钱}　附子_{炮，三钱}　知母_{酒炒，五分}　黄柏_{盐、酒炒，五分}　甘草_{炙，五分}　升麻_{五分}　人参_{七分}　黄芪_{蜜炙，一钱五分}

上剉，一剂，水二盏，煎八分，食前温服。

元戎六合汤　治妇人带下，腹中疼痛，阴中亦痛。

即四物汤_{四钱，见前经候条。}加肉桂、附子_{各五分}

食前煎服。

虚

白带久不止，脐腹冷痛，阴中亦痛，经水不止，或因崩后，脉弱无力，酸痛，东垣固真丸。产后去血过多，经水不调，白带如倾，淋沥腥秽，卫生汤。

东垣固真丸　治白带久不止，脐腹冷疼，阴中亦然。

白石脂_{烧赤，一钱，另研}　柴胡_{酒制，一钱}　黄柏_{去皮，酒炒，一钱}　当归身_{二钱}　白芍药_{一钱}　干姜_{炮，四钱}　白龙骨_{煅，二钱，另研}

上为细末，水煮糊丸如梧桐子大，每十丸，空心下。

卫生汤　治带下不止，脉微而弱，脐腹疼痛。

白芍药_{三两}　当归身_{三两}　黄芪_{蜜炙，三两}　甘草_{一两}

上剉，一剂，水二盏，煎至八分，空心服。

热

内热脉数，赤白带下不止，枸杞根一两、生地黄五两、酒一斗，煮至三升服。赤白带，内火盛，阴虚烦热，二黄三白丸益母草末酒调服，或白芷散。

二黄三白丸　治白带，因七情所伤而脉数者。

扁柏①酒蒸，五钱　黄柏炒，五钱　香附醋炒，一两　白芍药炒，一两　白术炒，一两　黄连炒，五钱　椿皮炒，二两　白芷煅存性，二两

上为末，粥丸如梧桐子大，每服七十丸，米汤送下。

白芷散　治女人赤白带下，火热内盛。

白芷一两　胎发一团，煅　海螵蛸二枚，煅

为末，酒送下。

湿痰

湿痰结注于下，白带淋漓，先以小胃丹开导闭郁，后用白术丸。湿痰下注，半夏、南星、海石、炒黄柏、苍术、樗根皮、青黛、香附、滑石、蛤粉、陈皮、茯苓。

小胃丹　取膈上湿痰热积，以意消息之。欲利，空心服。

芫花半两，好醋拌一宿，瓦器内炒，不住手搅，令黑不要焦　甘遂半两，湿面裹，长流水浸半月，再用水煮，晒干　大戟半两，长流水煮一时，再用水洗，晒干　大黄一两半，湿纸裹煨勿令焦，切片焙干，再用酒润，炒熟　黄柏三两，炒褐色

为细末，粥丸如麻子大，白汤送下。

白术丸　治赤白带，先以小胃丹开导，后用此补之。

白术二两，炒　黄芩五钱　白芍药七钱　红白葵花二钱半

上为极细末，蒸饼糊丸，空心，煎四物汤下五十丸。

湿热

肥人白带，阴户痛，身黄，皮缓身重，阴中如水湿也，升阳燥湿

---

①　扁柏：侧柏。

汤。湿而挟热者，大便或泄或闭，小便涩，脉实而气盛，湿热者，十枣汤下之。

升阳燥湿汤 治白带阴中痛，身重如山，身黄皮缓。

黄芩炒，一钱 柴胡八分 防风一钱，去芦 甘草六分 陈皮八分 良姜一钱 干姜一钱 郁李仁一钱 白葵花七朵

剉一剂，水二盏，煎至八分，空心服。

十枣汤 治湿痰猛烈之剂，用之者，当以意消息。

甘遂五分 大戟五分 芫花五分 枣十枚

上，用水二盏，煎八分温服，以利为度。

【点评】此论带下之病，因寒、虚、热、湿痰、湿热所致，所谓"风寒气热乘胞门"，如此诠释带下确有其独特之风格。作者给带下做了这样的定义："由湿痰流注于带脉而下浊液，故曰带下。"这是古代文献中对带下最精准的描述。他虽综述各家之说，但不迷信权威，强调看病应当精察细审，也反映了其严谨的治学精神："学人仍须精察虚、实、迟、数之脉，细审寒、热、湿、痰之证，治之斯无执一之患也。"

崩漏三

[歌] 妇人何故有崩中？只为劳伤任与冲。经为气虚无约制，故令暴下若山崩。因寒因热因劳损，带补兼升自有功。

[论] 夫妇人气血调和，则经水依期而来，何崩漏之有？若劳动过极，脏腑俱伤，冲任之脉气虚，不能约制其经血，故忽然暴下，若山崩然，故曰崩中。丹溪云：血崩证有因劳损而致者，有挟热者，有挟寒者，有因气血不足者之不同，当辨明而治之。

[脉] 经曰：妇人漏血下赤白，日下血数升，脉急数者死，迟者

生。妇人漏下赤白不休，脉小虚滑者生，大紧实数者死。

劳损

因劳损冲任脉虚，血非时下，脐腹冷痛，崩中脉迟，伏龙肝散。先因劳役，脾胃虚损，气短气逆，自汗身热，懒食，大便或泄或秘，体倦无力，崩中不止，当归芍药汤。劳损气血，参、芪、当归带升提之药治之。

伏龙肝散 治劳伤气血，冲任脉虚，以致崩中不止。

伏龙肝一两　赤石脂一两　麦门冬一两　甘草炙，半两　川芎三两　当归七钱　干姜七钱　桂半两　艾叶三两　熟地黄四两

上，每服四钱，水煎服。

当归芍药汤 治崩漏不止，气短气逆，自汗乏力。

黄芪一钱，蜜炙　白术一钱，炒　甘草炙，一钱　苍术一钱，米泔浸，晒干，炒　白芍药一钱　熟地黄五分　陈皮五分　当归身三分，酒洗　生地黄三分　柴胡二分

上，用水煎服。

虚而挟热

气血两虚，四物汤加参、芪。崩不止，小蓟汤、荆芥散、如圣散之类选而用之。血虚甚者，四物汤加焦姜。崩不止，香白芷、百草霜、棕榈灰之属。肾虚不能镇相火而崩，凉血地黄汤。阳盛阴虚，血热沸溢，黄芩汤。经漏下血，脉虚洪，其血紫黑，此热极反兼水化制之，故紫色成块，热之极也，生地黄散或四物汤加黄芩、黄连、黄柏、知母。

四物汤方见前经候条下。

小蓟汤　治气血两虚，内热太甚，崩中不止。

小蓟茎叶汁一盏　生地黄汁一盏　白术半两

入水一盏，煎至半盏，温服。

荆芥散　治女人崩中不止。

荆芥一味，不拘多寡，于麻油灯上烧灰存性

末之，每三钱，童便下。

如圣散　治血山崩。

棕榈一两，煅存性　乌梅一两，煅　干姜一两五钱，煅

上为末，每服二钱，乌梅酒调下，空心时服。

生地黄散　治女人经漏下血，脉洪，血色紫黑成块。

生地黄一钱　熟地黄一钱　枸杞子一钱　天门冬去心，一钱　柴胡八分
黄连去毛，一钱　白芍药八分　地骨皮去骨，一钱　甘草七分　黄芩一钱　黄
芪一钱，蜜炙　下血加地榆一钱

上剉，作一剂，水二大盏，煎至一盏，空心温服。

凉血地黄汤　治因阴虚不能镇守相火，以致崩漏。

黄芩三分，炒　荆芥三分　蔓荆子三分　黄柏二分，盐水炒褐色　知母二
分，酒炒　藁本二分　细辛二分　川芎二分　黄连一钱，炒　羌活五分　柴胡
三分　升麻三分　防风三分　生地黄钱半　当归五分　甘草五分　红花二分

剉一剂，水二盏，煎八分，空心温服。

黄芩汤　治内热，凉血分。

黄芩炒，二钱　芍药　炒，钱半　甘草一钱

剉一剂，水煎服。

挟寒湿

崩挟寒湿，升麻除湿汤。崩中，脐腹冷痛，脉迟弱，身寒，伏龙

肝散。

升麻除湿汤 治漏下恶血，由饮食失节，水湿所致。

羌活—钱　柴胡—钱，去毛　苍术—钱，泔浸　黄芪—钱，蜜炙　防风—钱，去芦　甘草炙，—钱　升麻—钱　藁本—钱　蔓荆子七分　独活五分　当归五分

剉一剂，水煎服。

伏龙肝散方见前。

【点评】崩漏是妇科的一种常见病症，相当于西医所谓的功能性子宫出血，由于发病原因不同，病机也不一样。中医从整体观出发，往往强调患者自身的体质因素更多一些，所以劳损首当其冲被列在第一位。作者明确列举了伏龙肝散和当归芍药汤治疗劳损引起的崩漏，但后者并非经方当归芍药散，而是一首以止崩漏为主的补气养血方。如果要说美中不足的话，就是其中没有用到大补元气的人参。关于崩漏的解释，此句"因阴虚不能镇守相火，以致崩漏"还是比较符合中医思维的一种说法。

胎前四

[歌] 胎前众疾要须知，恶阻当从痰火推。胎上凑心胸胀闷，子悬芩术炒山栀。妊娠漏下名胎漏，血热而成或气虚。胎动芎归及胶艾，安胎顺气勿教迟。子淋须觅安荣散，胎水还当用鲤鱼。肿满遍身如水气，但煎防己自宽舒。足趺浮肿身无恙，皱脚安胎大腹皮。五月以来烦躁甚，子烦知母麦冬医。妊娠腹痛分虚实，寒热温清可辨之。子痫急用羚羊角，儿晕芎归荆芥奇。泄泻砂苍入二白，热须芩术倍之宜。风寒感冒参苏饮，不解黄龙汤勿疑。胸满本方加枳桔，热而无汗葛根驱。里热甚时罩胎散，热极谵言解毒施。脉迟四逆理中治，热泄

柴芩半夏除。汗吐下温须仔细，安胎为主勿差池。清脾疗疟须除半，四兽祛邪更补脾。痢疾香连汤有验，胃风止痢补其虚。伤风咳嗽参苏饮，去半加芩杏白皮。便秘不通大腹散，小溲不利用冬葵。怔忡恍惚心惊悸，气闷喧呼大圣祛。心痛火龙汤可定，腰疼通气更谁如。达生散可将胎束，欲服须当九月时。

[论] 夫妇人妊娠，贵乎冲任之脉旺盛，元气充足，则饮食如常，身体壮健，色泽不衰，而无病患相侵。故月水以时下，始能受孕，血气充实，则可保十月满足，分娩无虞，母子坚牢，何疾之有？若血气不充，冲任之脉虚弱，则经水愆期，岂能受孕？纵然得孕，则胞门子户虚寒而受胎不实。或冲任之脉虚而协热，轻则胎动而不安，重则三、五、七月而即堕。遇阳月份而堕者，火能消物也。更兼以外挟六淫之邪；内因七情之气；或饮食太过，致伤中州；或淫欲无度，内损元气，如斯之类，鲜有不致疾者也。故凡胎娠众疾，必先以安胎为主，驱疾次之。盖病去则胎自安，胎固则病自愈矣。

[脉] 阴搏于下，阳别于上，血气和调，有子之象。手之少阴，其脉动甚，尺按不绝，此为有孕。少阴属心，心主血脉。肾为胞门，脉应于尺。或寸脉微，关滑尺数，往来流利，如雀之啄。或诊三部，浮沉一止，或平而虚，当问月水。妇人有病，而无邪脉，此孕非病，所以不月。

男女之别，以左右取，左疾为男，右疾为女。沉实在左，浮大在右，右女左男，可以预剖。离经六至，沉细而滑，阵痛连腰，胎实时脱。血瘕弦急而大者生；虚小弱者，即是死形。半产漏下，革脉主之，弱即血耗，立见倾危。

怀妊六七月，脉实大牢强弦急者生，若沉而细者死。

恶阻

妊娠二三月以来，吐逆不食，心虚烦闷者，名曰恶阻，人参橘皮汤主之。丹溪云：肥人恶阻因痰，二陈汤加黄芩、白术、竹茹、贝母，去半夏。瘦人是火，前方再加黄连、山栀仁。

人参橘皮汤　治妊娠三月恶阻吐逆，不食烦闷。

赤茯苓钱半　橘皮钱半　白术炒，一钱　麦门冬汤泡，去心，一钱　厚朴姜炒，一钱　人参一钱　甘草炙，八分　竹茹一钱二分

上判，一剂，水二盏，生姜五片，煎至八分，空心温服。

二陈汤方见前经候条下。

子肿

妊娠五六月以来，浮肿如水气者，名曰子肿；俗呼为琉璃胎是也，防己汤主之。妊娠面目俱浮，身肿如水，气急而虚者，白术散。

防己汤　治妊娠通身肿满如水气，喘促，小便不利。

防己一钱五分　桑白皮一钱五分　赤茯苓去皮，一钱五分　紫苏一钱五分
木香九分

姜三片，水二盏，煎服。

白术散　治妊娠面目俱浮，身肿如水，气急而虚者。

白术一两　生姜皮五钱　大腹皮五钱　陈皮五钱
上为细末，每服二钱，米饮调下。

子烦

妊娠五六月，乃少阴君火以养精。六七月，乃少阳相火以养气。平素有火人，内外之火相感，而作烦躁闷乱不安者，名曰子烦，麦门冬汤或安神丸。

麦门冬汤　治妊娠五六月烦闷不安，名曰子烦。

麦门冬汤泡，去心，一钱　防风一钱　茯苓一钱　黄芩一钱，炒　竹叶

一钱

剉一剂，水二盏，煎服。

安神丸 安胎孕，除烦热。

黄连一两五钱，去须，酒炒 朱砂水飞，一两 生地黄酒洗，五钱 当归身酒洗，五钱 甘草炙，五钱

上为末，蒸饼糊如黍米大，朱砂为衣，每服五十丸。

漏胎

妊娠经血不时而来者，名曰漏胎。气虚者，四君子汤加黄芩、阿胶。血虚者，四物汤加黄芩、黄连、益母草主之。

四君子汤 大补气虚胎漏。

白术炒，一钱半 人参二钱 白茯苓一钱 甘草一钱，炙

上剉，一剂，水二盏，煎八分，温服。加减见脾胃证内。

四物汤方见前经候条下。

皱脚

妇人妊娠七八月以来，胎气渐粗，两足浮肿，头目不浮者，名曰皱脚，平胃散。怀孕五六月，两足肿上腿膝，或足指间出黄水，名曰水气，天仙藤散。

平胃散 除湿行气，消肿安胎。

苍术一斤 陈皮十二两 厚朴十二两 甘草六两

末之，每服二钱，入盐一捻，白汤调下，或用水煎服。

天仙藤散 治妊娠三月以后，两足浮肿，步履艰难。

天仙藤洗，略炒，八两 香附醋炒，六两 陈皮六两 乌药五两 甘草四两

末之，每服三钱，姜三片，木瓜三个，紫苏三叶煎服。

子悬

妊娠至四五个月以来，君、相二火养胎。平素有热，故胎热气逆，胎上凑心不安，胸膈胀满，名曰子悬，严氏紫苏饮加炒山栀、黄芩、香附之类。

严氏紫苏饮　治胎气不和，上凑心腹，胀满疼痛。

大腹皮—两　川芎—两　白芍药—两　陈皮—两　紫苏—两　当归—两
人参半两　甘草半两

每服四钱，生姜三片，葱白一茎，水二盏，煎八分服。

子淋

妇人因酒色过度，内伤胞门，或饮食积热，水道秘涩，小便淋沥涩痛者，名曰子淋，安荣散。虚者六味丸或参术饮。内热而淋者，五淋散。

安荣散　治妊娠小便涩少，名曰子淋。

麦门冬三钱　通草三钱　滑石三钱　当归五钱　灯心五钱　甘草五钱
人参二钱　细辛二钱

上为细末，每服二钱，白汤调下。

六味丸　治妊娠因虚，以致水道不通，淋沥涩痛。

山药二两　熟地黄三两，酒蒸　山茱萸去核，二两　白茯苓二两　丹皮
一两五钱　肉桂五钱　附子炮，去皮、脐，五钱

末之，炼蜜丸如桐子大，每服六十丸，空心盐汤下。

参术饮　治妊娠转胞。

四物汤六钱　加人参一钱，去芦　白术一钱，炒　半夏制，八分　陈皮八

分 甘草七分

姜、水煎服。

五淋散 治妊娠小便不通，淋沥涩痛。

赤茯苓两半 赤芍药两半 山栀仁两半 生甘草两半 当归五钱 加
黄芩五钱

每服五钱，空心，水煎服。

子疟

妊娠发疟，名曰子疟。热多寒少者，清脾饮去半夏。寒多热少
者，人参养胃汤去半夏。虚者，四兽饮或胜金丹截之。

清脾饮 治妊娠疟疾，去半夏。

柴胡一钱二分 半夏一钱，去之 黄芩一钱 白术一钱，炒 陈皮一钱
茯苓八分 厚朴八分 青皮七分 草果六分 甘草四分

姜三片，枣二枚，水煎热服。

人参养胃汤 治妊娠疟，寒多热少。

人参一钱，去芦 藿香叶一钱 厚朴姜炒，一钱 苍术一钱，米泔浸，晒干，
炒 茯苓一钱二分 陈皮一钱五分 草果六分 半夏八分，去之 甘草五分，炙

加乌梅一个，生姜三片，水二盏，煎服。

四兽饮 治孕妇虚疟，久不得愈，必用此药主之。

人参一钱，去芦 白术土炒，一钱 陈皮一钱二分 白茯苓一钱二分，去皮
甘草五分，炙 草果八分，去壳 半夏六分，去之 枣子三枚 乌梅三个 生
姜三片

水二大盏，煎八分，温服。

胜金丹 治妇人怀孕，疟疾久不已，以此截之。

川常山酒蒸，四两 鸡心槟榔一两

上为细末，醋糊丸如豌豆大，未发前三更时先吞三十丸，至五更

时再吞十五丸，俱用好酒冷送下。

胎动

妇人胎动不安，已有所见者，芎归汤加阿胶、蕲艾。无所见者，安胎饮。元气虚者，加人参、白术，若气不顺者，本方加砂仁、大腹皮、蕲艾、香附、枳壳。

芎归汤一名芎汤一名佛手散。

川芎二钱　当归一钱

水二盏，煎八分，空心服。

安胎饮　治妇人胎不安，气不利。

紫苏一钱　当归身一钱　白术炒，一钱　条黄芩略炒，一钱　川芎八分　陈皮五分　香附六分　白芍药七分，微炒　甘草五分　大腹皮六分　砂仁炒，六分

水煎，温服。

胎水

妇人胎孕至五六个月，腹大异常，不分男女，胸腹胀满，气逆不安者，此胞中蓄水也，名曰胎水。若不早治之，决然生子手足软短，形体生理残障，或生下即死。此证人多不识，鲤鱼汤治之，以泄其水。

鲤鱼汤　治妊娠腹大异常，若不早治，必致母子难保。

当归酒浸，三钱　白芍药三钱　白茯苓四钱　白术五钱

上剉，二剂，用鲤鱼一个，不拘大小，破去鳞、肠，白水煮熟，去鱼，每帖用鱼汁盏半，生姜七片，陈皮少许，同煎至一盏，空心煎服。如水未尽，再令服之。

子喑

妇人妊娠，三五个月以来，忽然失音，不能言语者，名曰子喑。岐伯曰：无治也，当十月复，乃胎气使然，非药可疗，直待分娩后，即能自言也。

儿晕

妇人妊娠七八月以来，忽然卒倒僵仆不知人，倾刻即苏者，名曰儿晕，葛根汤。若气血两虚，因而卒倒者，八珍汤加黄芪。

葛根汤 治妇人妊娠二三月以来，忽然卒倒僵仆。

葛根三钱　麻黄连节，三钱　桂枝二钱　芍药二钱，酒炒　甘草炙，二钱
姜三片，枣二枚，水煎服，覆取微汗。

八珍汤 见前经候条下。

泄泻

妊娠泄泻不渴，小便清白者，三白散加砂仁、厚朴、苍术、甘草。若泄泻肠垢，小便赤涩，烦渴内热者，黄芩汤加白术、木通、茯苓。腹痛加芍药、砂仁、黄连。俱炒。

三白散 治孕妇泄泻，益气健脾，和中养胃。

白术炒，三钱　白芍药酒炒，三钱　白茯苓去皮，三钱五分
上㕮咀，作一剂，水二盅，煎至一盅，空心温服。

黄芩汤 见崩漏条下。

痢疾

妊娠痢疾，初起腹中痛，后重里急者，香连化滞汤。热甚，下迫窘痛，里急，黄芩芍药汤。日久不止，元气渐虚者，胃风汤、香连丸。

香连化滞汤　治娠妇积滞不行，里急后重，频欲上圊。

青皮炒，一钱　陈皮一钱二分　厚朴姜炒，一钱　枳实炒，一钱　黄芩略炒，一钱　黄连炒，一钱　当归酒洗，一钱　白芍药炒，一钱　滑石一钱二分　槟榔八分　木香五分　甘草四分，炙

上剉，作一剂，用水二大盏，煎至八分，空心时温服。

黄芩芍药汤　治妊娠痢疾，腹痛口渴，后重里急之证。

白芍药一钱　当归一钱二分　黄芩一钱二分　黄连去须，酒炒，一钱二分　肉桂四分　槟榔八分　木香六分　甘草四分，炙　大黄生用，量人虚实临时斟酌

用水二盏，煎至一盏温服。

胃风汤　治孕妇久痢，元气虚耗，日夜频作无度之证。

人参一钱二分　白术土炒，钱半　当归一钱，酒洗　白茯苓去皮，一钱　川芎一钱二分　肉桂四分　白芍药酒炒，一钱二分

水煎温服。

香连丸　治妊娠痢疾，久而不已，此方主之，甚验。

黄连一斤四两，剉碎，用吴茱萸十两同拌，以沸汤少许，倾入碗内，泡一时，取出同炒，去茱萸，用黄连　木香四两半，不见火

上，俱为末，用鸡子清少许，入醋糊丸，每用二钱。

二便不通

妊娠大小便不通者，乃脏腑积热所致也，四物汤加枳实、厚朴、

黄芩。若小水不通者，胞中有热故也，冬葵子汤。

四物汤 _{方见经候条下。}

冬葵子汤　治妊娠小便不利，身重恶寒，起则头眩。

冬葵子_{两半}　茯苓_{二两}

末之，每服三钱，米汤调下。

腰痛

妊娠腰痛，最为紧要。盖女人胞胎系于腰，故腰痛酸急者，胞欲脱肾，必欲产也。若挫闪气不行腰痛者，通气散。肾虚腰痛者，青娥不老丸，大抵要固胎为主。

通气散　治孕妇因挫闪或气滞腰内疼痛。

补骨脂_{不拘多少，瓦上炒}

上末之，先嚼胡桃肉一个，空心温酒调下二钱。

青娥不老丸　治妊娠因肾虚腰痛，或风寒乘之。

杜仲_{一斤，姜炒}　破故纸_{半斤，炒}　胡桃肉_{二十个}

上末之，蒜四两，捣烂，丸如桐子大，每三十丸，酒下。

腹痛

妊娠腹痛，须辨其寒热虚实。寒者脉迟，理中汤加砂仁、香附。热者脉数，黄芩芍药汤加白术、桂枝。虚者，乃血滞不能养胎，脉无力，四君子汤加炒芍药、当归。实者脉有力，香壳汤，大便不通加厚朴、芍药、黄芩。

理中汤　治孕妇触冒寒气腹中痛，必用此汤主之。

人参_{一钱二分}　白术_{炒，一钱半}　干姜_{炮，一钱半}　甘草_{炙，一钱}

上剉，一剂，生姜三片，水二大盏，煎至八分，空心服。

香壳汤 治妊娠气不清爽，心腹胀满或痛，为实也。

香附五钱，炒　枳壳四钱，炒

末之，每服二钱，白汤送下。

黄芩芍药汤方见前痢疾条。

四君子汤方见前胎漏条内。

心痛

妊娠心痛，非心痛也，乃胎气上升所致，名曰子悬，用顺气养血安胎饮。又有客热、客寒。若客热犯胃而痛者，二陈汤加炒山栀、香附、白术、黄芩、苍术，去半夏。客寒犯胃而痛者，火龙汤、草豆蔻丸。

二陈汤方见前恶阻条内。

火龙汤 治妇人妊娠心痛，因客寒邪气犯胃而作。

艾叶五钱，盐炒熟　茴香五钱，炒　川楝肉五钱，炒

上剉，作二剂，水二大盏，煎至八分，空心时热服。

草豆蔻丸 治孕妇寒邪犯胃，心腹疼痛，必用此丸。

草豆蔻一钱四分，面裹，煨熟，去心　益智八分，炒　白僵蚕八分　陈皮广者，八分　人参去芦，八分　黄芪蜜炙，八分　吴茱萸洗，去芦，八分　甘草生、炙各三分　当归身六分　青皮六分，去穰，炒　神曲炒，四分　姜黄四分　柴胡四分　半夏五分，姜制，宜去之　泽泻六分，去毛　麦芽炒，六分　桃仁七个，去皮、尖

上为末，蒸饼丸如梧子大，每服三十丸，白汤送下。

怔忡

妊娠怔忡，脉乱，惊悸不安，夜卧不宁，恍惚，气急促者，大圣

散。血少神虚，心不宁者，益荣汤。火盛者，安神丸。虚而心不宁，怔忡者，定志丸。

大圣散　治孕妇因惊而发，使心神不定，恍惚怔忡。

川芎一两　黄芪蜜炙，一两　当归酒浸，一两　木香一两　人参去芦，一两　甘草炙，一两　白茯苓一两　麦门冬一两

上剉，每用七钱，生姜三片，水二盏，煎八分，空心服。

益荣汤　治娠妇心神不宁，怔忡惊悸，恍惚悲忧。

当归一钱二分　黄芪蜜炙，一钱　远志去心，一钱　酸枣仁炒熟，一钱　茯神去木，一钱　紫石英八分　木香八分　柏子仁炒熟，一钱　人参去芦，一钱　白芍药炒，八分　甘草炙，三分

上剉，一剂，水二大盏，生姜三片，煎八分，空心温服。

安神丸　抑火宁心，安神定志，妊娠患此，必用此丸。

黄连两半，酒炒　朱砂一两，水飞　生地黄一两　当归身一两，俱用酒洗　甘草炙，五钱

末之，蒸饼丸如黍米大，朱砂为衣。

定志丸　治妇人妊娠心虚不足，恍惚多忘之证。

远志一两，去心　人参一两，去芦　蒲黄二两　白茯苓三两，去皮

上末之，蜜丸梧子大，辰砂为衣，每三十丸，米汤下。

咳嗽

妊娠咳嗽，因外感风寒者，参苏饮去半夏，加桑皮、杏仁。火乘肺金而咳嗽者，二陈汤去半夏，加黄芩、黄连、枳壳、桔梗、贝母，有痰加瓜蒌仁、前胡、桑白皮。

参苏饮　治娠妇外感风邪，咳嗽痰涎，鼻塞声重。

紫苏叶一钱　陈皮去白，一钱　前胡七分　白茯苓去皮，七分　枳壳微炒，七分　桔梗七分　半夏七分，去之　干葛七分　人参六分，去芦　甘草四分

木香_{三分}

姜三片，水煎服。

二陈汤_{方见经候条下。}

中风

妊娠中风，头项强直，筋挛语涩，痰涎壅盛，人事不省者，名曰子痫，羚羊角散。中风筋挛，强直，不省人事，昏闷，口牵者，举轻古拜散主之。

羚羊角散　治妊娠中风，头项强直，语言謇涩。

羚羊角_{镑碎，五分}　川独活_{五分}　酸枣仁_{炒熟，五分}　五加皮_{五分}　薏苡仁_{五分}　防风_{去芦，五分}　当归_{五分，酒洗}　川芎_{五分}　茯神_{五分}　杏仁_{五分}　木香_{二分半}　甘草_{二分}

剉一剂，水二盏，煎八分，不拘时服。

举轻古拜散　治妇人胎前、产后中风俱用此汤。

荆芥穗_{焙燥}

末之，每用二钱，豆淋汤调服。

伤风

妊娠伤风，头痛鼻塞，声重咳嗽，甚至发热者，参苏饮去半夏取微汗。如肺火旺盛，风热不清，壅热于肺，亦有头痛身热，鼻塞声重，咳嗽音哑，流涕之候，双解散去大黄、朴硝、石膏。

双解散　治娠妇一切风热之证，又名防风通圣散。

防风_{一钱五分}　当归_{一钱二分}　川芎_{八分}　白芍药_{炒，八分}　薄荷_{八分}　山栀_{炒黑，八分}　黄芩_{炒，八分}　大黄_{量虚实用，娠妇去之}　石膏_{一钱，去之}　桔梗_{八分}　白术_{一钱二分}　连翘仁_{七分}　荆芥_{七分}　滑石_{七分}　麻黄_{六分}

芒硝_{五分，去之}

上剉，一剂，水二盏，葱白一茎，煎至八分，空心温服。

参苏饮_{方见前咳嗽条内。}

伤暑

妊娠正当炎暑，忽冒暑气，烦渴，闷乱不安，香薷饮加黄连、白术、人参，或十味香薷饮。渴甚热极者加麦门冬、五味子、石膏、黄芩、知母、天花粉。

香薷饮 治孕妇伤暑，渴闷不安，身热烦躁之证。

香薷_{二钱} 白扁豆_{一钱} 厚朴_{炒，一钱} 甘草_{五分}

上剉，一剂，水二盏，煎至八分，冷服。或加黄连一钱。

十味香薷饮 治妊娠中暑，益气和中，安胎保孕。

香薷_{二钱} 扁豆_{八分} 白术_{八分} 茯苓_{八分} 陈皮_{八分} 厚朴_{一钱} 甘草_{五分} 木瓜_{五分} 人参_{六分} 黄芪_{七分}

水二盅，煎八分，冷服。

伤食

妊娠伤饮食，胸满胁痛，脉右手寸口紧盛，枳术汤加山楂、麦蘖、神曲、黄连、厚朴。如伤冷物而胸膈劣闷，欲吐，脉迟，本方加砂仁、木香、丁香，呕吐加生姜。

枳术汤 治孕妇饮食过度致伤胃气，胸膈膨胀。

枳壳_{炒，八分} 白术_{炒，三分} 紫苏叶_{六分} 五灵脂_{炒，一钱} 木香_{六分} 陈皮_{八分} 槟榔_{八分} 桔梗_{七分} 肉桂_{五分} 半夏_{姜制，七分} 白茯苓_{六分} 甘草_{五分}

上剉，一剂，水二盅，姜三片，煎八分，空心服。

安胎

妇人内原有热，继而受孕，以致内火旺甚，胎气不安，丹溪安胎丸。气血虚而不能营养，胎气不安者，紫苏饮加砂仁、枳壳、木香行其气。

安胎丸　妊娠四五月，常堕不安，内热甚故也。

白术二两，炒　沉水黄芩二两

末之，粥丸，下五十丸。

紫苏饮方见前子悬条内。

束胎

妊娠七八月以来，胎肥大者，宜束其胎，达生散。若奉养太过，安逸之人，膏粱身肥，胎又不运，必然难产，须服瘦胎散。气不运动，枳壳散。

达生散　又名束胎散，至八个月服十数帖甚效。

大腹皮三钱　白术一钱，炒　白芍药一钱　紫苏茎叶八分　人参去芦，半钱　陈皮半钱　甘草半钱，炙　当归身酒洗，一钱二分

上剉，一剂，加葱五茎，黄杨脑七个，水二盅，煎服。

春加川芎，夏加黄芩，秋冬加砂仁、枳壳。

瘦胎散　奉养太过以致胎肥，预服此药可使易产。

血余即发灰，钱半，用猪心血和　当归酒洗，一钱　川芎一钱　白芍药一钱　木香一钱　甘草一钱　枳壳炒，一钱　乳香另研，五分

水二盅，煎八分，食前温服。

枳壳散　瘦胎抑气，易产。凡孕肥胖者，宜预服之。

枳壳四两，麸炒　甘草二两，炙

末之，汤调，食前服。

胎寒

妇人怀孕，不守禁忌，纵恣口腹，过食生冷瓜、桃、梨、果，及当风取凉，以致胎冷不安，胸腹胀满或痛，肠中虚鸣，胎孕冷伏，四肢拘急，便泄欲死，安胎和气饮主之。

安胎和气饮　治娠妇过食生冷，当风取凉，胎寒之证。

诃子_{面裹，煨}　白术_{炒，各三钱}　陈皮_{一钱五分}　良姜_{炒，一钱五分}　木香_{一钱五分}　白芍药_{一钱}　陈粟_{炒，一钱半}　甘草_{炙，一钱五分}

剉一剂，水一大盏，煎至八分，加姜汁三匙，热服。

胎热

妊娠将及临月，两眼失明，不见灯火，头痛晕，腮颔肿，不能转项，此肝经热毒上攻，盖是姜、椒、热酒、荤腥、炙煿热积于中也，消风散、天门冬饮、四物汤加荆芥、防风、黄芩、黄连。

消风散　治妇人妊娠多食辛辣厚味之物，此汤主之。

荆芥穗_{一两}　甘草_{炙，一两}　川芎_{一两}　羌活_{一两}　人参_{一两，去芦}　茯苓_{一两，去皮}　僵蚕_{炒，一两}　防风_{去芦，一两}　藿香叶_{一两}　蝉蜕_{炒，一两}　陈皮_{一两}　厚朴_{姜汁拌匀，炒，一两}

上为末，每服二钱，荆芥汤或茶汤调下。

天门冬饮　治妊娠蕴热，忽然两目失明，内热烦躁。

天门冬_{一钱二分}　知母_{一钱二分}　益母草子_{一钱二分}　五味子_{一钱}　白茯苓_{一钱}　羌活_{一钱}　人参_{去芦，一钱}　防风_{一钱，去芦}

水二盏，煎一盏，温服。

四物汤_{方见前经候条下。}

伤胎

妇人因顿仆，腰腹疼，或胎上抢心，去血腹痛，阿胶蕲艾丸。妊娠从高坠下，或为重物所压，触动胎气，腹痛下血，胃虚呕逆，缩砂仁二钱，炒为末，酒调下，或佛手散。

佛手散即芎归汤，见前胎动条内。

阿胶蕲艾丸

四物汤加阿胶炒，一钱　艾叶炒，一钱　甘草炙，一钱

作一剂，水二盏，酒半盏，煎一盏，空心热服。

死胎

妇人舌青黑及胎上冷者，子已死，或指甲青，胀闷甚者，口中作屎臭，先以平胃散，投朴硝半两，酒与水各半盅，煎服，胎化血水下。鹿角散下死胎。

平胃散方见前皱脚条内。

鹿角散　治孕妇因伤寒、热病以致胎死腹中。

鹿角屑一两，入葱、豉煎服。

伤寒

妊娠外感寒邪，头痛身热无汗，轻则参苏饮去半夏，重则十神汤汗之。汗后热不解者，黄龙汤。若胸满呕逆口苦或寒热往来，本方加枳壳、桔梗。发热无汗，不得汗，本方加干葛。烦渴，再加天花粉。胸满加枳实、黄连。如自汗身热烦渴，唇焦舌燥，谵语，人参白虎汤。大热烦渴，错语呻吟，干呕，黄连解毒汤。热甚不退，胎动不安

者，罩胎散。如五六日不解，大便不通，不恶寒，反恶热，或日晡潮热，微恶寒者，大柴胡汤去半夏。服后不通，烦热盛甚，小承气汤。如六七日汗下后不解，病传阴分，手足冷，脉细小者，理中汤加人参。

参苏饮 方见前咳嗽条内。

十神汤 发散瘟疫及时感风寒。

川芎一钱 甘草七分 麻黄去节，一钱 干葛一钱 紫苏一钱 升麻八分 赤芍药八分 白芷一钱 陈皮八分 香附一钱

上剉，一剂，生姜三片，葱白三个，水煎热服，取微汗。

黄龙汤 治妊娠及新产后伤寒，和解退热之药。

柴胡二钱 黄芩一钱五分 人参一钱 甘草五分

上剉，作一剂，生姜三片，水二盏，煎一盏，空心热服。

人参白虎汤 治娠妇伤寒，身热自汗，烦渴唇焦。

石膏五钱 知母二钱 人参一钱 甘草一钱

上剉，一剂，加粳米一撮，水二盏，煎八分，不拘时服。

黄连解毒汤 治伤寒大热烦渴，错语呻吟，干呕。

黄连炒，二钱 黄芩炒，一钱半 黄柏炒，一钱半 山栀子炒，一钱半

上剉，一剂，水二盏，煎八分，温服。

大柴胡汤 治孕妇伤寒，阳明六七日，大便难，带表。

柴胡二钱 黄芩一钱 半夏一钱 白芍药八分，炒 大黄钱半 枳实炒，一钱

上剉，一剂，姜三片，枣二枚，水二盏，煎八分，温服。

小承气汤 六七日不大便，腹胀满，潮热，不恶寒。

大黄三钱 厚朴炒，二钱 枳实炒，二钱

上剉，一剂，水二盏，煎一盏，热服。

【点评】胎前病证会有多种多样，作者逐一列举，以便能让读者比较全面地了解孕妇可能出现的一些问题。由于多数病证在其他各科里已有述及，所以这里会有略嫌雷同或重复之处。尽管如此，有的病证还是令人耳目一新，如"皴脚"（两足浮肿，头目不浮者）、"子喑"（忽然失音，不能言语者）、"胎水"（胸腹胀满，气逆不安者）等，其治疗方法也是可资借鉴的。一个带"胎"字的病证就多达八种：胎动、胎水、安胎、束胎、胎寒、胎热、伤胎、死胎，其中存在界限模糊、可以重新整合之处。现在都提倡科学育儿养胎，如果孕妇吃得太好，把胎儿养得过大，那临产时就不容易生，可能会出现难产。束胎的目的就在于此，像这首瘦胎散即主治"奉养太过以致胎肥，预服此药可使易产"。正如作者一开始所说的："凡胎娠众疾，必先以安胎为主，驱疾次之。盖病去则胎自安，胎固则病自愈矣。"

临产五

[歌] 临产之时勿易看，蓦然气凑目珠翻。唇青口噤流涎沫，母子双双入死关。舌色鲜红唇面黑，子存母死片时间。面红舌黑儿难保，佛手仍须夺命丹。横逆催生龙蜕散，滑胎可救漏胞干。死胎欲下芎归散，更捣蓖麻脚底摊。血入胞中时胀闷，上冲心胃死何难。朴硝散共红花酒，夺命神丹逐下安。产下血迷成血晕，清魂急灌命须还。血山一倒心无主，目暗头眩汗雨漫。气随血脱多难救，姜桂参芪大剂堪。血抢心闷成狂妄，喘绝蒲黄不等闲。儿枕痛时缘恶露，当归失笑效非凡。忽然口噤言颠倒，见鬼原非风与寒。败血上冲心血耗，妙香散共黑龙丹。

[论] 夫妇人临产，死生反掌，若善于救治者，实可以起死回生；稍不急救，多致夭枉；救之不得其法，药之不能应手，亦莫能全其生

也。将产努力过多，儿转未逮，以致胎落于胯不能育者。有因子横、子逆而难产者。有体肥脂厚，平素安逸而难产者。有子壮大而难产者，有矮石妇人交骨不开而难产者。有胞破一二日，胞内干涩而难产者。有胎死腹中不下者，其腹冷、舌黑可验。有胞中积水，其腹大异常，脉息细弱，名曰胞水。医者不识，疑为双娠，临产必去水斗余方产。其儿手足软短，多不育，纵不死，亦为生理残障，盖水渍其胎故也，医者识此，早用药行去其水，则无恙矣。有产下去血太多，产下即死者；有血奔上而昏晕者；有子下而胞不下，败血灌满胞中，胞不得下者，须行去胞血则下。有因取胞稳婆误伤五内，轻则带疾，重则即死。慎之！慎之！凡此之状，莫能悉举。大抵贫贱妇人生育极易者，以其劳役，胎气流动故也；富贵之家，厚养安逸，身体肥壮，决难生育也。

[脉] 临产六至，脉号离经。或沉细滑，若无即生。浮大难产，寒热又频。此时凶候，急于色征，面颊唇舌，忌黑与青。面赤母活，子命必倾。若胎在腹，子母归冥。

难产

坐草早，努力多，儿转不逮，或胞破水干难产者，滑胎散。若横逆及胞干难产，神应散三服，如鱼得水，决自转生。或产不下，及矮石妇人交骨不开，芎归汤。横逆难生欲死，益母丸。如手足先出，以针刺儿手足，入二分许，得痛惊转，即缩回顺生也。

滑胎散　治坐草太早，努力太多，以致难产。

滑石六钱，水飞　冬葵子五钱　甘草一钱

上末之，每二钱，白汤调下或酒下。

神应散　治横逆难产或胞浆先破，此药如鱼得水。

白芷一两　百草霜一两

末之，童便、米醋调下三钱。

益母丸　治横逆难生欲死。

益母草<small>不拘多少</small>

阴干，末之，蜜丸弹子大，童便、酒下。

芎归汤<small>方见胎前条下。</small>

催生

临产腰痛见红，催生如意散。如生理不顺，产育艰难，或横或逆，催生丹温水服下，即产儿手中握出药丸为验也，或催生龙蜕散。如小儿手足先出，即以盐涂儿手足底，急搔之，并以盐涂母腹上，服神应散。

催生如意散　临产腰痛方可服之。

人参<small>一钱，去芦</small>　乳香<small>一钱</small>　辰砂<small>五分</small>

上，用鸡子清一个调药，再用生姜汤调下。

催生丹　治生理不顺，或横或逆，生产艰难者。

兔脑髓<small>一个，取腊月内者，研如泥</small>　乳香<small>五分，另研</small>　麝香<small>五分，另研</small>　母丁香<small>二钱五分，末之</small>

以兔脑和丸如芡实大，阴干，油纸裹，每用一丸，温水下，即产儿手握出此丹为验。

催生龙蜕散　催生易产如神药也。

大蛇蜕<small>一条，存性</small>　蝉蜕<small>一两，存性</small>　滑石<small>五钱</small>　葵子<small>一两，炒</small>

末之，每一钱，顺流水煎，调服。

催生神应散<small>方见前难产条内。</small>

胞衣不下

胞衣不下，为血入胞中，上冲心胸，气血胀闷不出，欲死者，必用逐其血，酒煎红花服，或朴硝散，甚则夺命丹。胞衣不下，脐腹坚胀，急痛欲死，牛膝汤服即烂下。产后一切危急证候，及胞衣不下急证者，黑龙丹。

朴硝散　下死胎，取胞衣、产后败血。

朴硝末之，每服三钱，童便调下。

夺命丹　死胎不出及胞衣不下欲死之候用此丹。

蛇蜕一条，煅　千里马即路上左脚草鞋，洗净，存性，一钱　金箔七片　银箔七片　血余煅，一钱　马明蜕即蚕蜕，二钱　乳香五分，另研　黑铅二钱五分，火熔，投水银七钱半，急搅，结成砂子，细研

上为末，猪心血丸桐子大，每服二丸，倒流水灌下。

牛膝汤　治胞衣不出，脐腹坚胀急痛，服此烂下。

牛膝四两，去芦　瞿麦四两　当归三两　通草六两　滑石八两　葵子五两

剉，水九升，煎三升，三次服。

黑龙丹　治产后一切血疾及胎衣不下危急之证。

当归二钱　五灵脂二钱　川芎二钱　熟地黄二钱　良姜二钱

一两，以沙盒盛赤石脂以泥缝纸筋，盐泥固济炭火十斤，煅令通赤，火候冷，取开看，成黑糟色，研细，却入后药。

百草霜五两　硫黄一钱半　乳香一钱半　花蕊石一钱　琥珀一钱

并研细，与前药再研匀，以米醋糊丸如弹子大，每服一丸，炭火煅令通赤，投于生姜自然汁，与童便入酒漉出控干，研细，只此酒下。

血晕

产后去血多，晕闷不醒者，芎归汤。产后火载血上，血迷、血晕昏不知人，清魂散。如不醒，以韭菜一二斤捣烂，入茶壶中，沸醋倾入壶内，盖壶头，以壶嘴放鼻中熏；或用醋、炭频淬熏之；或用干漆烧烟，令闻烟。如不醒，急掐人中，提顶心中头发，灌以童便、姜汁自醒。

芎归汤方见胎前条下。

清魂散　治血迷、血晕昏不知人。

泽兰叶—两　人参—两，去芦　荆芥穗四两　甘草炙，八分　川芎二两

末之，每一钱，热汤、温酒各半盏调下。

失血

产后去血过多，芎归汤加人参、焦姜。腹痛，香桂散。失血过多，虚热太甚，目暗神昏，手足冷，芎、归、姜、桂、人参，汗多加黄芪，或益母丸加童便。自汗，气欲脱，黄芪汤。产后去血多，心虚怔忡错语，茯苓益母丸。

芎归汤方见前胎前条下。

香桂散　治去血过多及下死胎。

麝香五分　桂心三钱

末之，作一服，温酒调下。

益母丸方见前难产条内。

黄芪汤　治产后失血，自汗不止。

黄芪二钱，蜜炙　白术—钱，炒　防风—钱，去芦　熟地黄二钱　牡蛎煅，

一钱半　白茯苓一钱　麦门冬五分　甘草炙，五分

上剉，一剂，加大枣二枚，水二盏，煎至八分，空心服。

茯苓散　产后心虚怔忡不定，言语错乱，神思不清。

人参一钱，去芦　甘草一钱，炙　干山药一钱　当归一钱　生姜五钱
远志一钱，去心　白茯苓八分　桂心五分　麦门冬一钱　大枣二个

剉一剂，水二盏，煎八分服。

恶露

血抢心闷成狂，喘满欲绝者，蒲黄散。恶露不尽，心腹痛，黑神散。恶露不尽，儿枕疼①，当归失笑散。一产后，忽然口噤，语言颠倒，乍见鬼神，此败血冲心，非风寒及邪祟也，妙香散，或用黑龙丹过酒调下。

蒲黄散　产后恶露不快，血上抢心，烦闷喘急等证。

干荷叶炙，二钱五分　甘草二钱五分　牡丹皮二钱五分　玄胡索二钱五分
生地黄二钱五分　生蒲黄六钱

剉作二剂，水煎，入蜜少许，温服。

黑神散　恶露不尽，胎衣不下，血上攻，心腹痛不止。

黑豆炒，半升　熟地黄四两　当归四两　肉桂四两　干姜四两，炒焦
甘草炙，四两　蒲黄生，四两　白芍药四两，炒

上末之，每服二钱，童便、酒各半盏，空心时调下。

当归失笑散　治产后心腹绞痛欲死及儿枕作疼。

蒲黄炒黑，五钱　五灵脂五钱

上末之，每用二钱，醋调熬成膏子，白汤化下。

---

①　儿枕疼：产妇分娩后所出现的小腹疼痛，称为产后腹痛，亦名"儿枕痛"。

妙香散

麝香—钱，研　山药姜汁炒，一两　茯苓—两　茯神—两　远志去心，一
两　黄芪—两　人参五钱　桔梗五钱　甘草五钱　木香煨，二钱半　辰砂二钱

上末之，每二钱，汤下。

黑龙丹方见前胞衣不下条内。

【点评】生儿育女本是人生当中一大幸事，然而临产还是有很
大的风险，古代都会请有经验的"接生婆"，若顺产则皆大欢喜，
往往要吃蛋庆生；一旦临产不顺或出现血晕、失血及包衣不下等
问题时，也就只有用上述这些应对措施进行处置。尽管有各种催
生散、黑神散和夺命金丹，但难产死人的事还是经常发生的。无
论如何，在卫生不发达的年代，中医在临产方面做了很多实实在
在的工作，客观上起到了一定的"保驾护航"作用，这一点是必
须要肯定的。作者也认识到临产的难易程度与家庭背景也有很大
关系："大抵贫贱妇人生育极易者，以其劳役，胎气流动故也；
富贵之家，厚养安逸，身体肥壮，决难生育也。"由此可见，要想
胎气流动而顺产，怀孕期间还是应当做一些力所能及的运动。从
方名分析，当归失笑散应该是失笑散加当归才名副其实，但为何
方中竟然不见了当归呢？笔者怀疑是在传抄、整理过程中脱落
所致。

产后六

[歌]产下婴儿血气空，丝毫触犯便伤荣。倏然致疾如山重，不与
寻常一样同。去血过多因发热，焦姜参术入芎劳。阴虚作热心烦闷，
自汗黄芪可奏功。恶心呕逆伤脾胃，抵圣汤医腹胁膨。归芪止汗除身

热，不愈当归奏效崇。风中愈风汤立验，茯苓散子治怔忡。诸风痿痹筋挛缩，志士明医用血风。乍见鬼神由血耗，调经散服起疲癃。中风口噤牙关闭，搐搦身张似角弓，此是血虚筋痿疯，举轻古拜配归芎。产后经来因适断，感于异证在其中，手牵足搐牙关紧，昏冒柴胡视听聪。阴虚发热憎寒证，昼日清明夜觉凶，加增四物神功大，一服能令病脱躬。胞中误损成淋沥，参术煎膏溲自通。浮肿定须分水道，忧思郁结在宽胸。痢初化滞香连芍，积久须当用胃风。初感寒邪微发表，热邪不解守黄龙。躁烦实热芩连理，渴甚人参白虎从。热泄柴芩除半夏，便难议以大柴攻。汗多表弱宜行桂，里弱虚时制理中。发表内攻须带补，勿行孟浪内伤荣。小便淋沥行时痛，但用茅根可治癃。泄泻君苓汤可用，寒加肉果桂姜同。若因热泄并肠垢，姜炒黄连佐木通。

[论] 产后气血大损，易产力壮者，尚然感疾，为终身之患。产母不可恃健，不行保重，劳碌以损其荣，多食以伤其胃，外感六淫之邪，内受七情之气，为患莫测。古云：产后犯若丝毫，感病重于山岳。信夫！或有恶露未尽而作热作疼，真元不复而为痿为劳，比比皆然也。故产后诸疾，先以大补气血，纵有他疾，以末治之。或欲祛邪，必兼补剂，殊为切当。若以峻剂攻之，再损气血，危可立待。或恶露当去者，亦须以去故生新，温养为主，斯得其正也。

[脉] 产后缓滑，沉细亦宜。实大弦牢，涩疾皆危。《脉经》曰：妇人新生乳子，脉沉小滑者生，实大弦急者死。妇人生产之后，寸口脉焱疾不调者死，沉细附骨不绝者生。妇人生产之后，因中风、伤寒、热病，喘鸣而肩息，脉实而浮缓者生，小急者死。丹溪曰：产前脉细小，产后脉洪数皆死。又曰：产前当洪数，既产而洪数如故，岂得不死？

产后蓐劳

新产后自汗，肢体走痛，虚眩无力者，名曰蓐劳，当归羊肉汤。

产后血气大亏，失于将理①，自汗发热，虚羸，饮食不消，时咳，发渴者，人参鳖甲散。发寒热，石子汤。

当归羊肉汤　治产后发热自汗，肢体疼痛，名曰蓐劳。

当归七钱，酒洗　人参七钱，去芦　黄芪一两，蜜炙　生姜五钱

上，用羊肉一斤，煮清汁五大盏，入药煎四盏，作六服。

人参鳖甲散　治产后蓐劳，其状虚羸，寒热似疟。

人参五钱，去芦　桂心五钱　桑寄生五钱　当归酒洗，五钱　白茯苓五钱
白芍药五钱　熟地黄五钱　桃仁去皮、尖，五钱　麦门冬五钱　甘草炙，五钱
续断二钱五分　川牛膝去芦，一钱五分　鳖甲炙，一两　黄芪炙，一两

上末之，猪肾一对，去脂膜，用水二盏，生姜一片，枣子三枚，煮一盏，入药末二钱，葱白三寸，乌梅半个，荆芥五穗，再煎十数沸，用细绢滤去渣，空心温服。

石子汤　治产后虚羸，往来寒热，自汗乏力，喘促等证。

猪肾一对，去脂膜，用竹刀切作四片　香薷二两　葱白头二两　白芍药二两

分二帖，每用水三升，煮升半，匀三服。

产后不语

产后败血停蓄，上干于心，心气闭塞，故舌强不能言语者，八珍汤。产后内因痰气郁滞，闭目不语，用好白明矾一钱为末，白沸汤调服。

八珍汤方见前经候条下。

产后虚渴

产后血热，心烦口渴者，凉血饮。虚而烦渴者，生脉散。产后虚

---

① 将理：调理。

渴少气，脚弱目昏，头目眩晕，饮食无味者，熟地黄汤，或四物汤加麦门冬、天花粉。

凉血饮　治产后血热心烦，口渴烦躁及经水不调。

黄芩_{二钱，炒}　赤芍药_{二钱}　川芎_{二钱}　甘草_{炙，一钱}　荆芥_{二钱，取穗}　瓜蒌根_{二钱}　生地黄_{二钱}　麦门冬_{去心，二钱}

上剉，二帖，每帖竹叶七片，灯心二十茎，水煎温服。

生脉散　补气复脉，生津液，止烦渴。

人参_{二钱，去芦}　麦冬_{去心，钱半}　五味子_{一钱}

水二盏，煎服。

熟地黄汤　治产后虚渴，口干少气，脚弱，头目昏晕。

人参_{四钱，去芦}　甘草_{炙，一钱}　瓜蒌根_{六钱}　麦门冬_{去心，三钱}　熟地黄_{酒浸，晒干，两半}

分二帖，糯米一撮，姜、枣煎，温服。

四物汤_{方见前经候条下。}

产后失血

产后去血过多，腹痛身热自汗者，当归黄汤。若去血多眩晕者，芎归汤。虚甚者，加焦姜、人参，腹痛加桂。产后失血多，阴虚内热，心烦气短，自汗，当归建中汤。

当归黄芪汤　治产后失血过多，腰疼身热自汗。

当归_{三两，酒洗}　黄芪_{二两，蜜炙}　白芍药_{一两五钱，酒炒}

上剉，每用五钱，生姜三片，水二盏，煎八分，空心服。

当归建中汤　治产后虚损气血，内热心烦，短促之证。

当归_{四两，酒洗}　肉桂_{三两}　甘草_{炙，二两}　白芍药_{炒，六两}

上剉，每用五钱，生姜三片，大枣二枚，水二盏，煎服。

芎归汤 方见胎前条下。

产后下痢

产后下痢腹痛，里急后重，至圊不能便者，香连散加人参、当归、神曲、麦芽、厚朴。病久不已，四君子汤加当归、白芍药、曲蘖、陈皮、木香、黄连。

香连散 治产后痢疾，里急后重，腹中痛不可忍。

黄连炒，一钱半　木香一钱二分　白术炒，二钱　白芍药炒，二钱　滑石一钱，研细　甘草炙，五分

到一剂，水二盏，煎八分服。

四君子汤 方见胎前条下。

产后浮肿

产后败血停蓄五脏，循经流入于四肢，化为水，因成虚浮肿者，调经散。产后血气大虚，肢体浮肿者，不可通利其水，宜大补气血，四君子汤加苍术。

调经散 治产后败血乘虚流入四肢以致浮肿之证。

当归酒浸，一两　赤芍药一两　桂心一两　没药一钱，另研　琥珀一钱，另研　麝香五分　细辛五分　甘草炙，二钱

上为细末，每服五分，入生姜自然汁少许，酒调下。

四君子汤 方见胎前条下。

产后发热

产后血虚发热，头痛自汗，心烦短气者，人参当归散。产后阴虚

不足，发热日轻夜重，憎寒者，四物汤加焦姜，小热加茯苓。产后蒸乳发热者，四物汤加黄芪、人参、白术、天花粉。

人参当归散　治产后血虚发热，自汗心烦，短气。

熟地黄一两　人参去芦，一两　当归酒洗，一两　麦门冬去心，一两　肉桂一两　白芍药炒，二两

每五钱，竹叶、生姜煎服。

四物汤方见经候条下。

产后风痉

产后诸风痉弱，筋挛无力者，血风汤。产后血虚气弱汗多，风搏之而成痉，口噤反张脊强，汗出不止者，难治，大圣散加川乌、黄芪。

血风汤　治产后诸风痉弱，筋挛无力，四肢不举。

秦艽一钱，去芦　羌活一钱，去芦　防风七分，去芦　白芍药一钱半，酒炒　白芷八分　川芎一钱二分　白术炒，一钱　当归身酒洗，钱半　熟地黄二钱　白茯苓一钱　半夏制，八分　黄芪蜜炙，一钱五分

上为一剂，水二盏，煎一盏，温服，或丸或散俱可用。

大圣散方见胎前条下。

产后怔忡

产后血少，怔忡恍惚惊悸，睡不安宁者，益荣汤或养心汤或宁志丸。产后心虚，怔忡恍惚者，茯苓散。

益荣汤方见胎前条下。

养心汤　治产后心虚血少，恍惚怔忡，惊悸不安。

黄芪炙，五钱　白茯苓五钱　白茯神五钱　远志汤泡，去心，炒，五钱

半夏曲五钱　当归酒洗，五钱　川芎莐五钱　酸枣仁炒，二钱五分　辣桂二钱
五分　人参二钱五分　五味子二钱　柏子仁炒，二钱五分　甘草炙，四钱

每服剉三钱，姜三片，枣二枚，水煎服。

宁志丸　治产后心血虚少，恍惚多惊，睡卧不得。

人参二钱五分　当归酒洗三钱　琥珀二钱五分　柏子仁炒，二钱五分　白
茯苓二钱　白茯神二钱　乳香二钱五分　石菖蒲二钱五分

酸枣仁温酒浸半日，去壳，隔纸炒，二钱五分　朱砂二钱五分，另研

上为末，炼蜜丸如梧子大，每服三钱，枣子汤送下。

良方茯苓散　治产后心虚，怔忡不定，恍惚多惊。

人参去芦，一钱　甘草炙，一钱　干山药一钱　当归酒洗，一钱　生姜三
钱　远志二钱，去心　白茯苓一钱　桂心一钱　麦冬去心，一钱　大枣二枚

剉一剂，水二盏，煎一盏服。

产后中风

产后中风口噤，牙关紧急，手足瘈疭者，举轻古拜散。产后血大
损，经络空虚，劳碌太早，风邪乘虚而入者，小续命汤或愈风汤。中
风角弓反张，涎潮，大豆子汤。

举轻古拜散方见胎前条下。

小续命汤　治产后风邪乘虚而入，偏枯不遂。

麻黄去节，一钱　人参去芦，一钱　黄芩炒，一钱　白芍药炒，一钱　川
芎一钱　甘草炙，八分　杏仁十四粒　防己一钱　肉桂七分　附子面裹，煨，
一钱

剉一帖，姜三片，水煎服。

愈风汤即举轻古拜散。方见胎前条下。

大豆子汤　治产后中风，角弓反张，涎潮口噤不开。

黑豆半升，炒令焦黑，候烟起，将无灰酒二升沃之，入瓶内

每用此酒半升，入独活五钱，同煎十数沸，温服。

产后阴虚

产后阴虚血弱，四物汤加炒黑干姜。产后去血过多，阴虚生内热，烦愒，吸吸短气，头痛闷乱，骨节烦疼，人参当归散。阴虚发热者，小柴胡汤去半夏。

四物汤 方见经候条下。

人参当归散 治产后去血过多，阴虚内热烦乱。

人参一两，去芦 当归一两，酒洗 肉桂一两 熟地黄一两，酒洗 麦冬去心，一两 白芍药炒，二两

每五钱，竹叶、生姜煎服。

小柴胡汤 方见胎前条下。

产后乍见鬼神

产后乍见鬼神，由血虚之极。败血攻冲，邪淫于心，胡言乱语，如见鬼祟，非风邪也，调经散少加龙脑，或妙香散加当归、黄连、生地黄。

调经散 方见前产后浮肿条内。

妙香散 治产后乍见鬼神及恶露不尽，如神药也。

麝香一钱，研 白茯苓一两 白茯神一两 干山药一两，姜汁拌炒 黄芪一两，炙 远志一两，去心 人参五钱，去芦 桔梗五钱，去芦 甘草五钱，炒 辰砂三钱，另研 木香二钱五分

末之，每服二钱，临卧或食后温酒送下。

产后伤寒

产后血气大亏，纵有寒邪，不可大发汗，芎归汤加人参、紫苏、干葛微汗之。热不止，黄龙汤加芎、归，大热加知母、黄连。可攻、可温者，临时斟酌，不可妄用峻剂耗损真元也。

芎归汤 方见胎前条下。

黄龙汤 方见胎前条下。

产后寒热

产后寒热，头痛自汗，阴虚短气者，人参当归散。蓐劳发寒热，肢体痛，自汗，当归羊肉汤。产后阴虚，憎寒壮热烦闷，知母汤。

人参当归散 方见前产后阴虚条内。

当归羊肉汤 方见前产后蓐劳条内。

知母汤 治产后乍寒乍热，心胸烦闷，阴虚血少。

知母酒炒，二钱　赤芍药一钱　黄芩炒，一钱　桂心八分　甘草炙，六分

剉一剂，水二盏，煎八分，空心时温服。

产后疟疾

产后疟疾，寒热相半，或热多，草果饮子，或清脾饮去青皮、厚朴。寒多，人参养胃汤或四兽饮、胜金丹。

草果饮 治产后疟疾，寒热往来或热胜于寒之证。

草果一钱，去壳　川芎一钱　紫苏叶一钱　白芷一钱　良姜七分　甘草炙，八分　陈皮去白，八分　青皮一钱

上剉，一剂，用水二大盏，煎至八分，温服，日进三次。

清脾饮

人参养胃汤

四兽饮

胜金丹方俱见胎前条。

产后泄泻

产后泄泻，君苓汤。挟寒，腹痛肠鸣，小水清白不浊，口不渴，加肉豆蔻、煨桂、炒芍药。如热泄肠垢，口渴，痛一阵，泻一阵，加炒黄连、木通，或益元散。湿胜水泄，胃苓汤。

君苓汤　治产后泄泻。

即四君子加后药。四君方见胎前。

白术炒，二钱　白茯苓二钱　猪苓一钱五分　泽泻一钱五分
煎服。

益元散一名六一散，一名天水散。

止泻利水，生津止渴。

滑石水飞，六两　甘草一两，为末

每服二钱，新汲水调下。

胃苓汤　即平胃散合后药，治产后泄泻。平胃散方见胎前条。

白术土炒，二钱　茯苓去皮，二钱　猪苓一钱五分　泽泻一钱五分
煎服。

产后心腹痛

产后败血凝聚，气上冲心作痛，大岩蜜汤。七情相干，血与气

并，心痛，玄胡索汤。败血攻刺心腹痛，失笑散。寒气腹痛，理中汤。失笑散、理中汤方俱见胎前条下。

大岩蜜汤　治产后败血冲心，心腹疼痛不可忍者。

当归酒浸，一钱　独活一钱　干姜炮，一钱　熟地黄酒蒸，一钱　吴茱萸一钱　桂心一钱　远志去心，一钱　白芍药炒，一钱　甘草炙，七分　细辛七分

剉一剂，水二盏，煎一盏服。

玄胡索汤　治产后七情伤感，血与气并，心腹疼痛。

玄胡索一钱　当归酒洗，一钱　白芍酒炒，一钱　厚朴姜炒，一钱　莪术煨，一钱　川楝子一钱　三棱煨，一钱　木香一钱，煨　川芎一钱二分　桔梗一钱二分　黄芩炒，八分　甘草七分，炙　槟榔一钱

剉一剂，水二盏，煎八分，空心时热服。

产后咳嗽

产后恶露上攻，肺经受邪，咳嗽，二母散。血风感寒、热、湿气，咳嗽痰涎，坐卧不安，旋覆花散。时感伤风，咳嗽，有外邪，恶风寒发热，参苏饮。

二母散　治产后恶露上攻，流入肺经，以致咳嗽。

知母酒炒，一两　贝母去心，一两　人参去芦，八钱　白茯苓去皮，八钱　桃仁去皮、尖，四十九粒　杏仁去皮、尖，四十九粒

上剉，每剂七钱，用水二盏，煎八分，食后细细呷下。

旋覆花散　治产后血风，感寒、暑、湿气，喘满咳嗽壅盛。

旋覆花一钱　赤芍药八分　前胡八分，去芦　杏仁去皮、尖，十四粒　半夏曲七分　荆芥去根，六分　白茯苓八分　五味子去梗，十粒　麻黄不去根节，一钱　甘草六分

姜、枣，水煎服。

参苏饮方见胎前条下。

产后霍乱

产后霍乱，渴而饮水者，五苓散。寒多不渴者，人参理中汤，吐利厥冷者，加附子。腹痛甚，手足寒者，高良姜散。转筋者，木瓜散，不止，辣蓼煎汤洗之即止。

五苓散　治产后霍乱吐泻，口渴饮水，此药甚效。

茯苓一钱五分　泽泻去毛，一钱　白术土炒，一钱　猪苓一钱　肉桂七分

剉一剂，水二盏，煎至八分，空心温服。

人参理中汤即理中汤，方见胎前条下。

高良姜汤　治产后霍乱吐利，心腹疼痛，因寒所致。

良姜一两　当归酒洗，二两　草豆蔻仁炒，一两

上为末，每服一钱，米汤调下。

木瓜散　治产后霍乱，吐利转筋，扰闷，如神药也。

木瓜一钱五分　茴香炒，一钱　紫苏叶五分　甘草三分，炙　吴茱萸泡七次，炒，一钱

剉一剂，生姜五片，水二盏，煎服。

产后郁冒

产后郁冒，由胃弱不食多汗故也。血虚必厥，厥必郁冒，白薇汤。产后有三疾：郁冒则多汗，多汗则大便秘结，此皆去血过多，难以药治，苏麻粥主之。

白薇汤　治产后血虚郁冒及胃弱不食，脉微多汗。

白薇三钱　当归三钱　人参一钱五分　甘草炙，七分

煎服。

苏麻粥　治产后郁冒则多汗，多汗则大便难之疾。

苏子、麻仁不拘多少，研烂，水滤取汁，煮粥食之。

产后脚气

产后热闷，气上冲，转为脚气，小续命汤去麻黄、石膏、附子。平素感受风、寒、暑、湿、燥、火之气，因产后血气不足，遂袭于足经，因乘而发者，独活寄生汤。

小续命汤<small>方见前产后中风条内。</small>

独活寄生汤　治产后风、寒、湿气乘虚而入成脚气。

独活<small>八分，去芦</small>　桑寄生<small>八分</small>　杜仲<small>炒，八分</small>　川牛膝<small>去芦，一钱</small>　细辛<small>七分</small>　秦艽<small>去芦，八分</small>　白茯苓<small>八分</small>　白芍药<small>酒炒，一钱</small>　桂心<small>六分</small>　川芎<small>八分</small>　防风<small>去芦，七分</small>　甘草<small>炙，七分</small>　人参<small>去芦，八分</small>　熟地黄<small>一钱</small>　当归<small>酒洗，一钱</small>

水煎，空心热服。

产后遍身疼

因产后走动，气血升降失常，留滞于关节间，筋脉引急或手足拘挛不能屈伸，故遍身肢节走痛者，趁痛散。余血不尽，流于遍身肢节，腰、脚关节处作疼，如神汤。

趁痛散　治产后走动，气血升降失常，留滞疼痛。

当归<small>酒浸，一钱</small>　桂心<small>八分</small>　白术<small>炒，一钱</small>　川牛膝<small>酒浸，去芦，一钱</small>　黄芪<small>蜜炙，一钱</small>　独活<small>去芦，八分</small>　生姜<small>一钱</small>　薤<small>一钱</small>　桑寄生<small>一钱</small>

剉一剂，水二盏，煎一盏，食前热服。

如神汤　治产后余血不尽，流入入腰、脚、腿、膝疼痛。

厚朴_{姜炒，一钱}　半夏_{汤泡，六分}　枳壳_{炒，七分}　白芍药_{酒炒，八分}
木香_{六分}　桂心_{六分}　陈皮_{六分}　白姜_{六分}　桔梗_{八分，去芦}　香附_{醋炒，七}
_分　茴香_{炒，六分}　苍术_{米泔浸，晒干，炒，一钱}　甘草_{炙，五分}　人参_{去芦，六}
_分　白茯苓_{六分}　川芎_{七分}　当归_{酒洗，一钱}　白芷_{八分}　木瓜_{六分}　桃仁
_{去皮、尖，炒，六分}

上剉，一剂，加生姜三片，水二盏，煎八分，食前热服。

产后气喘急

产后气喘，由荣血暴竭，气无所主，触发于肺，故令喘急也，此孤阳绝阴，难以药疗，十死一生之候也。若败血停滞，上朝于肺而作喘者，夺命丹主之。

夺命丹_{方见临产条下。}

产后头疼

产后头疼，有血虚、气弱、痰厥、寒厥者之不同，用四物汤随病加减。产后感于异证，手足牵搐，切牙头痛，昏冒，先服加减四物汤，次服秦艽丸。

加减四物汤_{即四物汤加减，方见经候条下。加减法详见第三卷血证条下。}

秦艽丸　治产后气血大虚，风邪入于头脑作痛者。

川芎_{二两}　当归_{二两，酒洗}　秦艽_{一两，酒洗}　荆芥_{一两，取穗}

末之，酒糊丸如绿豆大，每服三钱，食后白汤送下。

产后淋沥_{附胞损}

产后诸淋，茅根汤。产后败血不止，淋沥不断，乌金散。淋久不

止，四肢乏力沉困，牡蛎散。产时稳婆误损其尿胞，以致日夜淋沥者，参术膏主之。

茅根汤　治产后诸淋，无问冷、热、膏、石、气、肉等淋。

白茅根_{二钱}　瞿麦_{一钱五分}　葵子_{二钱五分}　白茯苓_{一钱五分}　人参_{去芦，一钱}　蒲黄_{生用，一钱}　桃胶_{一钱}　滑石_{一钱五分，研细，水飞}　半夏_{姜制，三分}　紫贝_{一个，烧}　石膏_{一钱，煅过}

姜、灯心，水煎服。

乌金散　治产后败血不止，淋沥不断，腹痛头眩。

麒麟竭_{一两}　百草霜_{一两}　玄胡索_{一两}　男子乱发_{煅，一两}　当归_{酒洗，一两}　肉桂_{一两}　赤芍药_{一两}　鲤鱼鳞_{烧灰，一两}　松墨_{煅，醋淬，一两}

末之，每服二钱，空心温酒调下。

牡蛎散　治产后淋沥不绝，四肢乏力，不思饮食。

牡蛎粉_{二钱}　川芎_{一钱}　白茯苓_{一钱}　熟地黄_{酒浸，一钱}　龙骨_{煅，二钱}　续断_{一钱}　当归_{酒洗，一钱}　艾叶_{酒炒，一钱}　人参_{去芦，一钱}　五味子_{十粒}　地榆_{一钱}　甘草_{炙，五分}

上剉，一剂，姜三片，枣二枚，水二盏，煎一盏，空心服。

参术膏　治产后误损胞中，以致昼夜淋沥不绝。

人参、白术各一斤，煎成膏子，每用三匙，白汤下。

产后腹痛呕吐

产后恶露下少，败血乘虚散入于脾，为胀满，胃受之则呕吐，抵圣汤。产后腹胀而呕逆者，胃气不和故也，桔梗半夏汤主之。

抵圣汤　治产后恶露下少，败血入于脾胃之证。

赤芍药_{一钱}　半夏_{泡，一钱}　泽兰叶_{一钱}　陈皮_{一钱}　人参_{去芦，一钱}　甘草_{炙，七分}　生姜_{焙干，一钱}

剉一剂，水煎服。

桔梗半夏汤　治产后腹胀呕逆，调和阴阳。

桔梗二钱五分　陈皮二钱五分　半夏汤泡，二钱五分

姜、水煎，温服。

产后小便不利

产后小水不通者，木通散。小水不通，腹满，用盐填脐中，葱白一把，缚定，切去两头，留一寸厚，置盐上，以艾灸之，热气入腹，即通利也。

木通散　治产后小便不利，此药主之，其效如神。

木通一钱　麻子仁一钱　葵子一钱　滑石一钱，研细，水飞　槟榔一钱
枳壳一钱　甘草一钱

剉一剂，水煎服。

产后口鼻黑作衄

产后气消血败，荣卫不理，散乱入于诸经，不得还元，故口鼻黑气起，及变鼻衄。此因产后虚热，变成此证，为胃绝肺败，多死，犀角地黄汤主之，十可救一。

犀角地黄汤　治产后口鼻黑作衄。

犀角镑碎，三钱　生地黄三钱　白芍药炒，一钱半　牡丹皮一钱半

上剉，一剂，水二盏，煎一盏，温服。

【点评】古云：产后犯若丝毫，感病重于山岳。自古中国人就有"坐月子"的习俗，民众普遍认为不"坐月子"容易得月子病。此论产后的病症可谓多种多样，大到中风、心腹痛，小到咳嗽、头疼，不仅内伤诸证应有尽有，而且外感时邪也不错过，说明作者确实做了大量的收集和整理工作。譬如在述及产后头疼时就明

确指出："有血虚、气弱、痰厥、寒厥者之不同，用四物汤随病加减。产后感于异证，手足牵搐，切牙头痛，昏冒，先服加减四物汤，次服秦艽丸。"特别是"产后口鼻黑作衄"，因产后虚热而变成此证，为胃绝肺败，预后不佳，作者认为仅十可救一的概率。值得一提的是源自《备急千金要方》的犀角地黄汤也被运用于此，其用药思路值得进一步总结。

小儿科

初生护养一

[歌] 十月婴儿初孕育，肌肤未实阴未足。正当生下未啼时，急以拭去胎液毒。黄连甘草朱蜜佳，免致斑疮夭死速。五六日间脐未干，纵然炎热休频浴。但将故絮遮其身，下体单寒常露足。见些风日有何妨？月里频啼才是福。胎毒胎热得以伸，热气随啼无蕴蓄。勿令过爱不置怀，免与新绵重被覆。昧者重绵尚恐寒，乳哺不离犹恐哭。但见微风便感寒，才闻音响时惊愕。做出疾病不可言，所以富儿多命促。我尝谙此历验之，故此子孙多易鞠。

[论] 夫婴儿在胎，禀阴阳五行之气，以生脏腑、百骸、气血、筋脉，其形虽具，肌体未实，骨骼未成，阳气既足，阴血未全，所以不可太饱暖以销其阴，此丹溪先生之大戒也。然儿在母腹中，必借母气血所养，故母热则子热，母寒则子寒，母惊则子惊，母弱则子弱，所以有胎热、胎寒、胎惊之证。初生未啼时，口中尚有恶汁，急令拭去，更用甘草、黄连、朱砂、蜜频与之，以解三秽液毒。不惟无惊、热之患，抑免痘疹之忧也。月里常令啼哭，则胎中所受热毒从而散之，胎中惊气得而解之，则旬日之间，无重舌、木舌、口噤、胎风、胎热、胎惊之病。断脐后，脐或方褪而尚未干燥，频浴之，则风湿侵入脐中，而有脐风、撮口之证。乳食太多，则有吐乳、泄利、腹痛、

痰涎、惊、疳、风、痫之证。绵衣太暖，则阴内销，使儿娇怯多病，略见些少风寒，便易感冒，皆保重太过之所致也。所以贫儿坚劲无疾，富儿柔脆多夭者，譬之草木方生，以物覆盖紧密，不令见风日雨露，则萎黄柔弱必矣。今之昧者，往往罹此而不能育养其子，后之子益加珍爱，尤悔前子之不饱暖而死，竟不知其过爱而反害之也。呜呼，痛哉！

初生证

小儿初生下，口中尚含胎血，如有手快稳婆，随即以手幹退场门中血与宿汁，此是胎毒，用拭秽法。有儿生下即死者，可看上有泡，急以摘破，绵拭去血，血勿入喉即活。小儿初生气绝，不能啼者，以绵衣包，勿断脐，将胞火上烧，仍将大纸捻蘸油，点灯烧脐带即活。如生下二便不通者，急令人以汤漱口，吸呵儿前后心及手足心、脐下共七处，红赤为度。

拭秽法

预以甘草细切少许，临产时以绵裹沸汤泡盏内覆温。收生之际，以软绵裹指，蘸甘草汁拭其口。次用黄连细切，沸汤泡良久，滤净，拭儿口中，吐去恶汁。更与朱砂一大豆许，细研，以蜜一蚬壳调匀，抹儿口，服之非独镇心定魄，安神解毒，更能益肝胆，除烦热，辟邪气也。

【点评】初生护养介绍了拭秽法三步曲，依次是甘草－黄连－朱砂，尤其是第三步服朱砂后来少有用者，因为它有汞毒成分而令人忌惮，不过古人却对其情有独钟："非独镇心定魄，安神解毒，更能益肝胆，除烦热，辟邪气也。"除朱砂日渐式微外，此法直至近代民间一直都还在广为流传。

月里众疾二

[歌] 寄语人家初诞儿，勿令频浴水侵脐。或缘客气相冲忤，撮口脐风病患危：木舌噤风诚可畏，十朝内染却难医；生黄生赤兼生呕，胎热胎寒胎瘦肥；更有胎惊并内钓，脏寒不乳夜间啼。皆因禀受胎中毒，致使初生病染躯。五日以来便溺闭，要将良法急通之。若还妊母遵胎教，宁得婴儿此证罹？

[论] 夫初生婴儿，如草之萌芽，花之嫩蕊，血气未充，肌肤未实，稍有伤触，为患匪轻，故古人以"芽儿"名之。凡儿初断脐之后，不可频浴，不惟风湿侵脐，抑且风寒感冒，为病莫当。若脐嫩入水，便有脐风之患。不禁生人，或异物触忤，便有口噤、客忤、惊啼、厥逆之变。乳食重复，不能消克，便有生痰、气逆之病。过于温暖，则阴消内热，便有生赤、生黄、疮疡、丹疹、赤目、重舌、木舌之病。过凉则脏冷，便有夜啼、腹痛、泄利、盘肠内钓之疾。然调理之法，在乎适中可也。

有受胎气成病，如噤风、木舌风者，由胎中感受热气，流毒于心脾，故形见于喉舌。生下复为风邪搏击，名曰犯风噤也。撮口脐风者，亦由胎气挟热，兼风热入脐，流毒心脾故也。若母恣食热毒辛辣，则生子成胎热病。嗜食生冷，则生子成胎寒证。母受湿而传于胎，则子生下发黄如金，名曰胎黄。母受热而传于胎，则子生下肌肤赤如丹涂，及为胎肥、胎瘦之候。若怀孕受惊者，则月里有胎惊、痫、之疾。若妊母恣食肥、甘、酒、面、野味、腥膻一应寒热之物，及动止无忌，故令儿不寒则热，不虚则怯。热则壅，寒则作泄，虚则作惊，怯则作结。善为治者，寒则温之，热则凉之，虚者壮营，怯者益卫，惊则安神，结则微利，壅则清解，泄则固脾，风则祛逐，湿则分消，痰则开豁。

胎黄

儿生下遍体黄如金，此胎中受湿热也。其证壮热，大便不通，小便如栀汁，乳母可服生地黄汤加茵陈，忌食热毒之物。

生地黄汤

乳母服，亦与儿服。

生地　赤芍　川芎　当归　花粉等分

水煎服。

胎赤

小儿月里遍身生赤，肌如丹涂者，此胎中受热毒也，母服清凉饮子，外以蓝叶散涂之。

清凉饮子　治一切里热、血热。

当归　赤芍　甘草　大黄

上，水煎服。

蓝叶散　治一切丹毒赤肿，身热，风热毒盛，赤如丹涂。

蓝叶、浮萍、水苔同研烂绞汁，调朴硝、土朱涂之。

发呕

儿初生下便呕者，此由拭口中秽血不尽，咽下，故令儿吐也，木瓜丸主之。大哭后食乳而呕者，必乳停膈中，气不宣通，故呕也，消乳丸主之。即消食丸，见变蒸门。

木瓜丸

木瓜末　木香末　槟榔末　麝香_{各一字}

蜜丸，粟米大，每服三丸，甘草水下。

脐风、撮口、口噤

初生儿有三病，一口噤、一撮口、一脐风，皆是急病，噤口尤甚，过一腊方免此证。初生七日内外，忽口噤不乳，与撮口相似，但口噤面赤多啼，口不吐白沫，与撮口面青啼不出，口吐白沫者异，将天南星去皮、脐，研为细末，龙脑少许合和，用指蘸生姜汁，同药末于大牙根上擦之，立开。脐风者，壮热痰盛，眼翻口噤是也，天麻防风丸。撮口者，唇撮聚不能开，蝎梢散。

钱孔纯云：脐风、撮口，若两眉青色，脸赤腹胀，不可用药。《圣惠方》云：先撮口而生惊，若脐边青黑，撮口不开，是为内搐，不治，爪甲青黑即死。

天麻防风丸_{方见惊风。}

蝎梢散　治百日内撮口、脐风及胎风。

蝎梢_{四十九个}　僵蚕_{四十九个}　片脑_{少许，另研}　麝香_{少许，另研}

先将薄荷包扎蝎梢、僵蚕在内，炒薄荷叶干为度，共研细，入脑、麝末研匀，用紫雄鸡肝煎汤调下。

胎惊

胎惊者，生下至月里就惊惕抽掣，握拳发热者，抱龙丸、至圣保命丹。

按：前证是五内感受，发为真搐，难治，发不过两三次必死。

抱龙丸　治惊风痰喘咳嗽，保肝使心火不炽也。

天竺黄_一两_　雄黄　朱砂_各五钱_　胆星_四两_

上研极细末，蜜丸龙眼大，每服一丸，薄荷汤调下。

至圣保命丹　治胎惊撧搦、痰盛及一切急慢惊风。

天南星_炮_　僵蚕_炒，去丝、嘴_　防风_各五钱_　全蝎_三十个，去蛊泥，焙干_

白附子_炮_　天麻_炒_　蝉蜕_各四钱_　雄黄_一钱_　麝香_少许_

上末，蜜丸一钱重，朱砂、金箔为衣，薄荷、灯心汤下。

胎热

胎热者，胎中受热也，大小便不利、丹毒、疮疡、赤疹、赤目、重舌、木舌、口疮是也，大连翘饮、五福化毒丹。

大连翘饮

柴胡　防风　荆芥　连翘　黄芩　山栀　木通　滑石　车前　瞿麦　蝉蜕　赤芍　甘草

便秘热盛者，加大黄。

五福化毒丹

玄参_三两_　桔梗_三两_　甘草_七钱_　牙硝_五钱_　青黛_一两_　人参_七钱_　茯苓_一两半_　一方加黄连_一两，炒_

末之，炼蜜丸一钱，朱砂衣，薄荷汤下。疮疹后余毒上攻，口齿臭气，生地黄汁化下。

胎寒

胎寒腹痛，泄而不乳，用白姜散、当归散。

白姜散　治胎中受寒，腹痛不乳。

木香　槟榔　陈皮　甘草_炙_　肉桂　白姜_等分_

每服一钱，水一合，煎，以绵蘸呃之。

呕，加木瓜、丁香。

当归散　治胎中受寒，厥逆便青，心腹疼，内钓。

当归二钱　木香　肉桂　人参　甘草减半

姜、枣煎。

胎肥、胎瘦

胎肥，生下肌肉厚，遍身色红，盈月后渐渐羸瘦，眼粉红，五心热，大便难，时时生涎。胎弱，生下面无神气，肌肉薄，大便白水，时时哽气，多哕，目无精光。肥、瘦并用浴体法。

浴体法

天麻二钱　蝎梢去毒　朱砂五分　麝香一字　白矾三钱　青黛三钱　乌蛇肉三钱，酒浸，焙干，为末

上，同研匀，每用三钱，水三碗，桃枝一握，叶四五叶，同煎十沸，温浴，勿浴背。

　　【点评】过去由于卫生条件与接生技术的限制，新生儿往往都会面临这样的风险："初生儿有三病，一口噤、一撮口、一脐风，皆是急病，噤口尤甚。"此外，月里众疾还有发呕、胎黄、胎赤、胎惊、胎热、胎寒、胎肥胎瘦，虽各有其因，但也各有其治。其中胎肥胎瘦的"肥瘦并用浴体法"是值得挖掘的一种方法，对现代新生儿喂养与保健也有一定的借鉴和启迪意义。

变蒸三

[歌] 婴儿脏腑未全成，长养之时必变蒸。变则气升蒸则热，八

蒸十变始成人。

[论] 夫小儿初生，形体虽具，其气、血、精、神、志、意、魂、魄，俱未能全，故三十二日一变，六十四日一蒸。凡遇一变，即觉性情自有异于前，所以长养志意故也。初生至三十二日一变，生癸水，属足少阴肾，主精志。六十四日一蒸二变，生壬水，属足太阳膀胱，其发耳与尻冷。至九十六日三变，生丁火，属手少阴心，主藏神，其性为喜。至一百二十八日四变二蒸，生丙火，属手太阳小肠，其发汗出而微惊。至一百六十日五变，生乙木，属足厥阴肝，主藏魂，喜哭。至一百九十二日六变三蒸，生甲木，属足少阳胆，其发目不闭而赤。至二百二十四日七变，生辛金，属手太阴肺，主藏魄，生声。至二百五十六日八变四蒸，生庚金，属手阳明大肠，其发肤热而汗，或不汗。至二百八十八日九变，生己土，属足太阴脾，主藏意与智。至三百二十日十变五蒸，生戊土，属足阳明胃，其发不食，肠痛而吐乳。又，手厥阴心包络与手少阳三焦二经，俱无形状，故不变而不蒸。十变五蒸者，天地之数以生成之，然后生志意，能言语，知喜忽，故云始全也。十变后，六十四日为一大蒸，计三百八十四日也，长其经脉、手、足，故手受血而能持物，足受血而能行立。又六十四日为二大蒸，计四百四十八日，则言语、意志大异于前。又六十四日为三大蒸，计五百一十二日，变蒸既足，儿乃成人。盖变者，变生五脏志意；蒸者，蒸养六腑气血，故变则上气，蒸则体热。每一变蒸，轻则发热微汗如惊，五日乃解；重则壮热脉乱而数，或吐或汗，或烦啼燥渴，七日始解。亦有变蒸之余，续感寒邪，随证调之可也。具有不热不惊而暗变者，胎气实故耳。

柴胡汤 治变蒸骨热心烦，啼叫不已，或寒热往来。

人参 甘草 麦冬去心 防风 柴胡 龙胆草

惺惺散 治变蒸发热，咳嗽痰诞，鼻塞声重，或挟疮疹发热者。

川芎 桔梗 人参 白术 茯苓 甘草 细辛 花粉 生姜

薄荷

水煎温服。

紫阳黑散　治变蒸热不解及挟时瘟病。

麻黄_{去根节，三分}　大黄_{一分}　杏仁_{一分，一半去皮，一半连皮}

上三味，烧存性，研末，每服半钱，水半盏，煎服，抱儿于暖处，取微汗，身凉即愈。

调气散　治变蒸吐泻，不乳多啼。

木香　香附　人参　厚朴　藿香　陈皮　甘草_{等分}

姜、枣煎服。

消食丸　治变蒸时乳食过多，胃气不能消化。

砂仁　陈皮　三棱　蓬术　神曲　麦芽_{等分}　香附_{加倍}

末之，曲糊丸，白汤下，量儿加减。

【点评】"婴儿脏腑未全成，长养之时必变蒸。变则气升蒸则热，八蒸十变始成人。"变蒸一词由来已久，现在少有提及。中医认为小儿生理特点是形体未充、俱而未全，稚阴纯阳、易寒易热，至于何谓变蒸？作者已有明确阐述："盖变者，变生五脏志意；蒸者，蒸养六腑气血，故变则上气，蒸则体热。""小儿初生，形体虽具，其气、血、精、神、志、意、魂、魄，俱未能全，故三十二日一变，六十四日一蒸。"由此可见，每一变蒸，轻则发热微汗如惊，五日乃解；重则壮热脉乱而数，或吐或汗，或烦啼燥渴，七日始解。正所谓"变蒸既足，儿乃成人"。这些看似玄奥的医学资料值得进一步挖掘和整理。

辨虎口纹四_{新增}

[歌] 积黄青色是惊风，热赤伤寒紫淡红。黑痛白为虚冷嗽，更

参随部用神工。

[论] 看小儿左右叉手处，名曰虎口。自虎口而上，第一节名曰风关，第二节名曰气关，第三节名曰命关。有纹见于风关，易治；通过气关，渐难；过三关，多死。候左手之纹，病应心、肝；右手之纹，病应脾、肺。纹有五色：紫者，风邪在表；惊则纹青；淡红则寒热在表；深红必发伤寒、痘疹；青红者，惊热。纹乱则病久；纹细则腹痛多啼，乳食不消；纹粗直射指甲，必主惊风恶候；纹黑如墨，大抵困重难治。

【点评】小儿指诊法出自唐·王超《水镜图诀》，又名虎口纹、虎口三关脉纹。三岁以下小儿诊脉困难，常代以诊指纹，即观察小儿食指掌面靠拇指一侧的浅表静脉，以第一节为风关，第二节为气关，第三节为命关。纹在风关是邪浅病轻，纹达气关是感邪较重，纹透命关则病尤重。正常指纹红黄相兼，隐现于风关之内。纹紫为热，淡红为虚，青色为风、主痛，青兼紫黑为血络瘀闭。据《幼幼集成》载述：浮沉分表里，红紫辨寒热，淡滞定虚实，三关测轻重。指纹的变化虽可反映病变的轻重、深浅，但只能作为辨证的参考。

诊三关脉五 _{新增}

[歌] 小儿有病须凭脉，一指三关定其息。浮洪风热数为惊，虚冷沉迟实有积。

[论] 浮脉为风，秋得之曰平，余时主伤风寒，头疼壮热，或夜热昼凉，咳嗽喷嚏，鼻塞清涕，呕逆不食。洪脉为热，夏得之曰平，余时主风热壅盛，身体温壮，发惊，疮疡，血泄。数脉为惊，春得之曰平，余时主惊风抽掣。脉数小者，多睡惕跳，直视恐怖，盗汗，梦中咬牙，吐舌，喘吐。脉数大者，一二日间必发搐搦。沉迟为虚冷，

四时得之，主脾胃虚弱，滑泄脱肛，吐痢不止，日渐尪赢，以成脾困，或作疳劳。实脉为积滞，冬得之曰平，余时主食伤、积聚、腹胀或痛。发竖吐利，缓治即成疳劳、丁奚、哺露候，当取积后补。

【点评】"小儿有病须凭脉，一指三关定其息"，小儿因其寸口过短，不能容纳成人三指，所以改用一指定三关的方法，根据其搏动息律来诊断惊、积之病，虽已较少人用，但还是有一定参考意义。

吐泻六

[歌] 吐泻须知热与寒，泻黄吐乳热邪干；泻青吐逆为寒候，更把夭时月日参。

[论] 经云：脾虚则泻，胃虚则吐，脾胃不和，阴阳不顺，清浊相干，则吐泻兼作。钱孔纯云：小儿吐泻，有湿、有热、有寒、有惊，宜详察而分治之。如夏月中暑发渴引饮，霍乱吐泻，脸赤唇红，去后黄沫色，小便赤涩者，为热，可用香薷、五苓等药治之。冬时中寒，腹痛厥逆，吐泻白色，不渴，面微青色，唇紫，大便如冻汁，或米谷不化，先战栗而小便去者，为寒，可用香附、砂仁、煨姜、木香等药治之。面微黑黄，眼亦黄，手、足及肾囊稍肿，腹胀脐凸，小便短少，善呕而无食，痰多，唇白气促，爱坐畏眠者，为湿，可用苍术、厚朴、薏苡、木瓜等药治之。面赤身热，睡卧不宁，目睛斜定，颈仰身摇，不时悸动，舌碎唇疮，乳便青者，为惊，可用天麻、川芎、茯苓、肉果等药治之。吐泻乳食不化，因伤黏腻难消之物，滞于中脘，不上不下，但食即吐，面色青白，发热，四肢逆冷，不可便投止吐泻药，当先取积消导，宽利胸膈，次用调脾和胃之剂，此皆合而言之也。愚谓有吐无泻者，胃必热，然亦有寒而吐者；有泻无吐者，胃必寒，然亦有热而泻者。何以辨之？盖吐清凉，顺而易出者为寒；吐苦酸，逆而

难出者为热；泻青白，小便利者为寒；泻黄赤，肛门如烧者为热。又，泻利发哕者为虚，只吐不泻者为逆，各随其所属治之可也。

和中清热饮 治热吐。

黄连_{姜炒，一钱} 半夏_{姜制，一钱} 茯苓_{一钱五分} 陈皮 藿香 砂仁_{各七分}

水煎，徐徐服。

温中止吐汤 治寒吐。

白豆蔻 茯苓_{各一钱} 半夏_{五分} 生姜_{五片}
水煎，磨沉香四分，热服。

清热止泻汤 治热泻。

白茯苓 滑石_{各一钱} 白术_{六钱} 泽泻_{七分} 川黄连_{姜炒，四分}
加生姜，煎服。

温脾止泻汤 治寒泻。

白术_{土炒} 白茯苓_{各一钱} 桂_{三分} 肉果_{五分} 甘草_{二分}
加生姜，煎服。

安胃醒脾汤 治吐泻兼作，脾胃俱受病者。

白术 白茯苓_{各一钱} 滑石_{水飞} 砂仁_{炒，各七分} 木香_{煨，五分}
姜、枣，煎服。

停食加枳实、山楂、曲糵；挟惊加胆星、天麻；风加防风、干葛；暑加香薷、扁豆；虚加人参；内有热加黄连；口渴加乌梅肉；吐不止加藿香；泻不止加升麻。

【**点评**】吐泻是婴幼儿常见的病症，尤其是在古时候那种卫生条件下，稍有不慎就会罹患，所以人们经常挂在嘴边的"脾胃不和"几乎就成为吐泻的代名词了。本篇五首治疗吐泻的药方（和中清热饮、温中止吐汤、清热止泻汤、温脾止泻汤及安胃醒脾汤）方名立意明确，用药匠心独具。仅仅四五味药物的小处方，被作者娴熟运用得出神入化，可令吐泻无以遁形。尤其是安胃醒脾汤后面的加减法，虽然字句不多，但朴实有验，针对性强，也折射出中医辨证论治的耀眼光芒。临证可参。

惊风七

[歌] 小儿惊病有多端，或食因惊或有痰。故使卒然成搐搦，咬牙眼窜足筋挛。食须消导痰须豁，惊可清心痰自安。或若惊风心积热，风痰潮作起于肝。一时搐急如风火，惊热风痰四证参。吐利致虚脾胃损，露睛昏睡遍身寒。慢惊自是传阴证，急救稍迟又恐难。虚极归脾危急甚，脾风死在片时间。忽因客忤惊啼证，天钓惊抽眼目翻。内钓盘肠寒内盛，婴儿还有痉和痫。此为惊候分深浅，勿得模糊作等闲。

[论] 夫小儿元气未充，心神未定，辄有惊悸，致病匪一。或多食而壅热；或食后而遇惊；或舍空而痰聚；或内积热而生风。故有惊搐、风搐、食搐、痰搐四证，审其因而疗之可也。或有实热，外挟风邪，心受热而即惊，肝风生而发搐，痰涎壅盛，风火并作，百脉阻滞，关窍不通，风热蕃盛而无所泄，乃暴烈而作急惊。其状牙关紧急，热涎潮作，窜视反张，搐搦摇头，口眼眨引，口中热气，唇红，大便闭，小便赤，脉浮数洪紧是也。或因吐利、伤寒、痢疾、吐血、泻血之后，元气不足而生风动惊者，名曰慢惊风。其状遍身冷，口鼻气亦冷，或身微热不冷，手足螈，昏睡露睛，此无阳也，急宜温补，随证调之，尚可治疗。其或面青额汗，舌短头低，眼合困睡，摇头频呕，口噤咬牙，手足微搐而不收，身冷肢厥，脉微沉，此慢脾之候。由吐利损脾，病传已极，总归处，惟脾所受，若逐风，则无风可逐；若疗惊，则无惊可疗，但脾间痰涎，虚热往来，此危甚也，大剂姜、附，十可救一二。其天者，阳也，壮热惊搐，眼目翻腾，手抽筋搐，

或啼或笑，喜怒不常，甚者爪甲青如祟状。盖由乳母酒食过度，毒气入乳，遂令心、肺生热，痰郁气滞，加之以外挟风邪故也，治宜解风热而已。内者，阴也，其状腹疼多啼，唇黑囊肿，伛偻反张，眼内有红筋斑血。盖风气壅结，兼惊而得之，或胎中有惊、有风而得。先是五内抽掣，极痛狂叫，或吐泻缩脚忍疼，钓证一过，外证抽掣又来，内外交攻，极难调理，须分两项下药可也。夜啼者，脏冷也，盖阴盛于夜则冷动，冷动则为阴极发躁，寒盛作疼，故夜啼；亦有心热烦啼者，必有脸红舌白，小便赤涩之证也，当分寒热治之。客忤者，由小儿神气嫩弱，外来客气，兽类异物，触而忤之。其状惊啼，口出黄白沫，面色变易，喘息腹痛，发则瘛疭如痫，但眼不上窜，脉来弦数，视口中有悬痈左右有小肿核，以竹针刺之。治宜辟邪正气，散惊定心为上，延久则难为力也。痫有五，小儿之恶证也。幼小血气不敛，筋骨不聚，为风邪所伤，惊怪所触，乳哺失节，停痰结癖而得之。其状神气佛郁，瞪眼直视，面目牵引，口噤流涎，肚腹膨胀，手足抽掣，或言或嘿，似死似生，或背项反张，或腰脊强直，但四肢柔软，发而时醒，为痫。其五脏形证列于后。痓者，痉也。痓有阴阳二证，刚柔之名，一身强硬，发而终日不醒是也。痫有风、惊、食三证，各究其因而治之，详其状而辨之，则用药无瘥。苟不知其名而妄治，如涉海问津也。

急惊风

急惊之论，前代书所不载，惟曰阳痫。大概失所爱护，或抱当风，或近热地，昼则多食辛辣，夜则衾盖太厚，郁蒸邪热积于心，传于肝，再受人物惊触，或跌仆叫呼，雷声鼓乐，鸡鸣犬吠，一切所惊。未发之时，夜卧不稳，困中或哭，啮齿咬乳，鼻额有汗，气促痰喘，忽尔闷绝，目直正视，牙关紧急，口噤不开，手足搐掣，此热甚而然，况兼面红，脉数可辨。盖心有热而肝有风，二脏乃阳中之阳。

心，火也。肝，风也。风、火，阳物也。风主乎动，火得风则烟焰起，此五行之造化。二阳相鼓，风火相搏，肝藏魂，心藏神，因热则神魂易动，故发惊也。心主乎神，独不受触，遇有惊则发热，热极生风，故能成搐，名曰急惊，以泻青丸泻肝，导赤散泻心，珠珀丸、牛黄丸皆要药也。惊风关窍不利，人不省，通顶散。惊风热涎潮作，牙关紧急者，礞石滚痰丸。惊热者，凉惊丸。风盛发搐者，天麻防风丸。小儿只有痰热，未有惊风者，只可退热化痰，不宜妄投惊风药。盖经络本无病，而以寒凉攻击之，反使痰热透入，却成风痫证。急惊风恶叫三两声者，是心绝，难治。急惊风四肢俱软者，不治。急惊风鼻中出血者，其热将散，故易治。口中出血者，是血妄行，故难治。惊风大、小便秘者，易治；尿屎遗者，难治。急惊风关黑纹条直者死。

泻青丸又名镇肝丸。　治肝热惊风，目窜或暴赤抽搐。

当归　川芎　山栀　大黄　羌活　防风　胆草　生地　竹叶　琥珀　天竺黄各等分

上为末，蜜丸芡实大，砂糖汤下。

加朱砂名驱风膏。

导赤散　治心经实热，从小便利之。

生地　木通　甘草　淡竹叶各等分

水煎服。

一方加防风、黄芩、黄连，导去心经邪热，搐自止。

珠珀丸　治惊风痰涎，热嗽不出声，上下不能升降。

牛黄一钱　天竺黄　琥珀各五钱　雄黄四钱　冰片一分半　胆星二两　青礞石硝如金色者，一两　细珠子一钱五分

一方有枳壳微炒一两，生黄芩二两。

上，各研极细末，蜜丸，重一钱二分，朱砂、金箔为衣，薄荷、灯心汤下。

牛黄丸 治一切惊风，肺胀喘急，痰涎灌膈，手足搐溺，目窜口㖞，角弓反张，闷乱癫痫，呵欠昏愦。

全蝎 僵蚕 天麻 羌活 防风_{等分} 胆星_{一倍} 天竺黄_{次之} 雄黄_{加倍} 牛黄 冰片 麝香_{一字}

上，各为细末，研匀，蜜丸重一钱二分，朱砂、金箔为衣，薄荷、灯心、姜汤调下。大人中风亦可服。

礞石滚痰丸 治惊痫痰涎壅盛，喘促不宁。

大黄_{酒拌，蒸} 黄芩_{各四两} 礞石_{硝金色，五钱} 沉香_{二钱}

上为末，蜜丸如芡实大，量儿加减，大人亦可服。

凉惊丸 治惊热。

防风_{三钱} 青黛_{三钱} 龙胆草_{三钱} 钩藤_{二钱} 牛黄_{五分} 麝香_{一分} 龙脑_{少许} 黄连_{二钱}

上为末，蜜丸，芡实大，每服一丸，薄荷汤下，不拘时。

通顶散 又名搐鼻散。方见中风。

慢惊风、慢脾风

慢惊受病不一，或急惊用凉药，取下太过，以致脾胃虚损，风邪乘之；又有吐泻不止而成者；有气虚暴吐泻而成者；有伤寒传变日久而成者；有久嗽而成者；有下积峻取而成者。惟吐泻、积、痢成虚，则变证甚速。凡才吐泻便是慢惊，须用温中快里。或搐来紧急，乃慢惊初传，尚有阳证，不可误作急惊用凉药。世言搐慢为慢惊，非也，若泥此，往往指慢脾风为慢惊矣。凡慢惊，男子以泻得之为重；女子以吐得之为重。古人有云：病家怕惊不怕泻，医家怕泻不怕惊。如泻久不止，且先治泻；若更治风，则惊风愈甚，只可养脾安胃生津，大养脾丸、参苓白术散、大醒脾散、乌蝎四君子汤不拘时服。如因他证，例当循根源施治。慢惊，口、眼、手、足一边牵引者，难治。慢惊风要唇红，若囟肿者死。仲景云：阴不得有汗。盖阴证无汗，有汗亡阳，故凡慢惊有汗多死。慢惊传入慢脾，其变甚速，虚又甚也。治必循次平和，无令速愈之理，治法大要生胃回阳，不可过剂。仲阳有黄土汤，以土胜水，木得其平，则风自止，以脾土为本也。若眼半开半合，手足不冷，证候尚在慢惊，则勿用回阳。或已入慢脾而阳气犹未脱者，亦未可即用硫黄、附子等剂。手足渐暖，仍以醒脾散等调之。慢脾风用药，乃非得已，危如灯无油，渐见昏灭。慢脾风若见有一脏绝，即不可用药。

天麻防风丸 治一切惊风。

天麻　防风　人参_{各一两}　胆星_{二两}　雄黄_{二钱，另研}　甘草_炙　全蝎_{薄荷汤煮数沸，焙干}　僵蚕_{炒去丝、嘴，各五钱}

上为末，蜜丸弹子大，朱砂、金箔为衣，每服一丸，薄荷、灯心、姜汤下。

如惊重，每丸加牛黄半分更效。

至圣保命丹_{方见前胎惊条。}　一切急慢惊风皆治。

参苓白术散_{方见四卷泄泻条。}　治脾虚泄泻之要药。

大醒脾散 治慢脾风。

白术　茯苓　陈皮　甘草　人参　石莲肉　木香　丁香　南星　白附　砂仁　全蝎

上，陈仓米一撮，生姜一片，大枣一枚，煎服。

乌蝎四君子汤 治慢惊、慢脾风，吐泻不止者。

即四君子加川乌、全蝎。姜、枣，煎。

夜啼

夜啼有寒，腹痛面青，口中冷，厥逆，便泄不乳，钩藤散去当归，加干姜、肉桂。夜啼有热证者，钩藤散去当归、木香，加辰砂、木通，或乳头散。啼而不哭是痛，故直声来往无泪。哭而不啼是惊，故连声多泪。若眼白青色，唇紫，不治。

钩藤散

钩藤　茯神　茯苓　川芎　当归　木香等分　甘草减半

姜、枣，煎服。

加减如前。

乳头散又名火花膏

灯花七个　朱砂少许

蜜调涂乳头，与儿吮。

客忤

客忤者，取其触忤之意也。小儿气血怯弱，精神恍惚，忽遇生人及牛、马之类，感触则生惊，状貌如痫，眼不戴上，其脉弦急数者，是其候也。若中恶客忤，急作醋炭，或降香、皂角熏之。以苏合香丸姜汤调灌，用豆豉捣丸弹子大，擦五心五六次。

苏合香丸方见第二卷中风条。

天钓

小儿天钓者，取其眼上视而名之也。其证心神不安，浑身壮热，手足抽掣，惊悸，眼目翻腾，痰热壅滞。此候皆因乳母饮食无常，酒肉过度，毒气入乳，即便乳儿，遂使宿滞不消，心肺生热，热盛郁滞，加以外挟风邪，致有此证。况小儿发搐，未有不眼上者，实以阳搐之候也。治宜去痰，解风热，用钩藤饮。如见鱼口、鸦声、目无光、指甲黑者死。

钩藤饮　治天潮热。

钩藤　茯苓各五钱　大黄煨，二钱半　防风　朱砂　蝉蜕　羌活　独

活　青皮　甘草_{各二钱}

上为末，每服二钱，姜、枣，煎。

内钓

惊风内钓，盘肠气钓，大同小异。内钓兼惊风而得之，服乳香丸效。气钓，惟小肠为寒所搏，宜钩藤膏治之。歌云：盘肠气发先腰曲，无泪叫啼眼干哭。口开脚冷上唇乌，额上汗流珠碌碌。

乳香丸　治惊风内钓，痛不可忍。

乳香　沉香　槟榔_{各一钱半}　蝎梢_{二七个}　没药_{半钱}

上为末，炼蜜丸如豆大，婴儿每服三丸，一岁五丸，三岁七丸，以意加减，煎乳香汤下。

钩藤膏　治盘肠气钓。

乳香_研　没药_研　姜黄　木香

共为末，炼蜜为膏，每服如皂子大，煎钩藤汤下，一日三服。

痉证

痉候，由先伤于风，又感寒湿致之，此虚极生热，热极生风之甚者也。伤风发热，头疼，汗出，呕吐。医者不明，又汗之，必发痉。寒湿发汗稍多，亦发痉。此证项背强直，腰身反张，摇头瘛疭，口噤发热，腹痛不醒，其状可畏，病足太阳经。刚痉无汗，柔痉有汗，其面红眼赤，牙紧手张，痰涎壅盛，昏愦烦渴，小便赤涩。先谵语而发者，刚痉也，其大便滑泄，不语不渴；先手足冷而发者，柔痉也。并以小续命汤加减，刚痉去附子，用麻黄；柔痉用附子，去麻黄。大便利，厥逆者，则以熟附子佐之。痉最难痊，十救其一，过三日则难治也。

小续命汤 方见第二卷中风条。

痫证

大抵痫证多端，不出五者：若面赤目瞪，舌吐心烦者，为心痫；若面青唇青，目上窜，手足挛掣反折，为肝痫；若面黄，腹满自利，四肢不收，为脾痫；若面白如枯骨，目白反视，惊跳，口吐涎沫，为肺痫；若面黑而晦，振目视人，吐清沫，不动如尸，为肾痫。五脏之痫虽各有主，然不过风、惊、食三者，又不外阴阳二证。阳痫发热脉浮，溲赤便秘，口中气热，其病在腑，易治。阴痫身冷脉沉，口中气冷，其病在脏，难治。治风痫，则先散风。治惊痫，则先利惊。治食痫，则先消导，续以定痫等剂主之。

化风丹 凉风化痰，退热定搐，治风痫先宜此药。

胆星　羌活　独活　防风　天麻　人参　川芎　荆芥　粉草各一钱　全蝎一个

上为末，炼蜜为丸，皂角子大，每服一钱，薄荷汤下。

比金丸 治惊痫先用此药。

人参　琥珀　茯苓　朱砂　远志姜制，取肉炒　天麻　南星　川芎　菖蒲　青黛各一钱　麝香一钱

上为末，蜜丸桐子大，每服一二丸，金银、薄荷汤下。

虎睛丸 治惊痫邪气入心。

虎睛细研　远志姜制　犀角剉　大黄煨　菖蒲　麦冬等分　蜣螂去足、翅，炒，三枚

上为末，米糊丸桐子大，每服一二丸，金银汤下。

【点评】惊风是小儿常见的一种急重病症，以临床出现抽搐、昏迷为主要特征。又称"惊厥"，俗名"抽风"。一般以1~5岁的

小儿为多见，年龄越小，发病率越高。其症情往往比较凶险，变化迅速，威胁小儿生命。所以，惊风为古代儿科四大症之一，历来被视作一种恶候。如《东医宝鉴·小儿》云："小儿疾之最危者，无越惊风之证。"《幼科释谜·惊风》也说："小儿之病，最重惟惊。"惊风的症状，临床上可归纳为八候。所谓八候，即搐、搦、颤、掣、反、引、窜、视。八候的出现，表示惊风已在发作。但惊风发作时，不一定八候全部出现。由于惊风的发病有急有缓，证候表现有虚有实，有寒有热，故临证常将惊风分为急惊风和慢惊风。凡起病急骤，属阳属实者，为急惊风；凡病势缓慢，属阴属虚者，称慢惊风。急惊风的病因多由外感时邪或暴受惊恐所致，如新生儿肌肤薄弱，腠理不密，寒暖不能自调，极易感受外邪，由表入里，由卫转气，郁而化热化火，火盛生痰，热极生风。主要病机为热、痰、惊、风互相影响，互为因果。病位主要在心、肝二经。慢惊风的病因多由喂养不当，或吐泻之后，脾胃损伤，致脾虚肝旺，肝风内动，而引起虚风；亦可由于急惊风邪恋不解，迁延不愈，正气已虚，肾阴亏损，水不涵木，致虚风内动。病在肝经，但与脾、肾有关。

关于慢惊风的起因及预后，作者认为："男子以泻得之为重，女子以吐得之为重。如泻久不止，且先治泻；若更治风，则惊风愈甚，只可养脾安胃生津，大养脾丸、参苓白术散、大醒脾散、乌蝎四君子汤不拘时服。如因他证，例当循根源施治。"古时甚至还有这样的说法：病家怕惊不怕泻，医家怕泻不怕惊。客观地反映了医患双方对慢惊风的认识完全不在同一水平上。作者进一步指出："慢惊传入慢脾，其变甚速，虚又甚也。"慢脾风与慢惊风是两个不同的概念，前者是从后者发展而来，而且比后者更危重，故"治必循次平和，无令速愈之理，治法大要生胃回阳，不可过剂。"强调慢脾风不到万不得已，不可轻易用硫黄、附子等剂，并告诫医者必须小心谨慎："苟不知其名而妄治，如涉海问津也。"

疳病八

[歌] 心肺肝脾肾五疳，形容羸瘦发毛干。四肢枯细尿如乳，肚大青筋饮食贪。心证口干时壮热，虚惊面赤更心烦。摇头揉目睛生膜，发直筋青疾在肝。咳嗽气粗多喘急，肺家沥淅热仍寒。遍身疮疥形如鬼，足冷龈宣把肾参。腹满气粗频泄利，脾虚偏爱土泥餐。潮热骨蒸多盗汗，劳疳羸瘦面黄颜。脊疳脊骨如刀锯，指背生疮可验看。脑热囟高疳在脑，干疳干渴大便难。热疳便涩身如火，泄利频频认作寒。齿痒多啼唇口紫，蛔虫盘结胃肠间。丁奚项小并囟陷，肉削尻高脐又翻。哺露往来虚热甚，头开呕吐胃中关。无辜脑项因生核，不破须知治疗难。

[论] 夫小儿脏腑嫩娇，肠胃脆弱，易伤饮食，一或失调，不为疳者鲜矣。盖饮食恣情，甘肥无度，致伤脾胃，脾胃一虚，则饮食不能运化，食不能化，则腹满泄利，生热、生积、生痰。所以肌肉日削，气血日消，元气日损，骨热烦蒸；或幼小缺乳，粥饮太早，耗伤形气。此二者，疳之所肇端也，延及岁月，多致不救。

疳之状不一，古有五疳之名，盖传入五脏也。如心疳者，面黄颊赤，烦满壮热，心烦虚惊，口疮。肝疳者，摇头揉目，白膜遮睛，合面而睡，汗流，面色青黄，发立青筋，脑热羸瘦。脾疳者，肚腹胀，气粗，利下酸臭，爱吃泥土。肺疳者，咳嗽气逆多喘，揉鼻切牙，寒热往来。肾疳者，肌体极瘦，遍身疮疥，齿肿龈宣，甚则牙龈溃脱，俗云走马疳，寒热，头热脚冷，此五疳也。五疳之外，又有热疳者，潮热如火，大便涩滞。冷疳者，时时泄利腹痛，虚汗不止。疳劳者，骨蒸潮热，盗汗，腹急，面黄肌瘦，饮食不为肌肤。脊疳者，虫蚀脊膂，身热黄瘦，烦热下痢，脊骨如锯，十指皆疮，频啮爪甲。脑疳者，头闷脑热，满头生疮，身汗囟肿。干疳者，瘦瘁少血，舌干，目晴不转，干啼身热，手足清冷，皮燥便秘，搭口痴眼。疳渴者，脏中有风热疳气，加之乳母恣食五辛、酒、面、炙煿，使儿心肺壅热，日则消渴饮水，乳食不进，夜则渴止。疳泻者，毛焦唇白，额上青纹，肚大肠鸣泄利。疳痢者，挟外邪，或停宿滞，频下恶痢。疳肿胀者，虚中有积，毒与气并，故腹肚、头面、四肢浮肿。蛔疳者，多啼，呕清水，腹痛胀满，唇口紫黑，肠头及齿痒。丁奚疳者，手足极细，项小，尻高，肉削体瘦，脐突，号哭，胸陷，或生谷症，爱吃生米。哺露疳者，虚热往来，头骨分开，翻食吐虫，烦渴呕哕。无辜疳者，脑后项边有核如弹，按之转动，软而不疼，其间有虫如米粉。不速破之，则虫随热气流散，淫蚀脏腑，以致肢体痈疮，便利脓血，壮热羸瘦，头露骨高。初起可用针破，膏药贴之。得之浣衣时投儿衣露于檐下，为无辜鸟落羽所污，儿着此衣，虫入皮肤故也。若衣用火烘着，则无此患。凡此之类，皆疳证也。

茯苓丸　治心疳、惊疳。

茯神　琥珀　黄连　芦荟　赤茯苓_{各三钱}　远志_{姜制}　菖蒲_{各一钱}　麝香_{少许}　蛤蟆_炙　钩藤皮_{各二钱}

上为末，米糊丸，如麻子大，每服十丸，薄荷汤下。

大芦荟丸　治肝疳，杀虫，和胃，止泻，兼治脊疳。

芦荟_研　胡连　川连　芜荑_{去扇}　青皮　木香　鹤虱_{微炒}　雷丸_{破开，白者佳，赤色者杀人，不用。等分}　麝香_{少许}　砂仁_{减半}

上为末，米糊丸，绿豆大，每服一二十丸，米饮下。

清肺饮　治肺疳，热穿鼻孔，汁臭或生肉。

紫苏　前胡　黄芩　当归　连翘　防风　赤茯　生地　天冬_{去心}　甘草_炙　桔梗_{各一两}　桑皮_{炒，半两}

细剉，每服二钱，水煎，食后服。

肥儿丸　治脾疳、食疳。若治一切疳，后备加减法。

麦芽　神曲　使君　胡连　木香　槟榔　肉果

有虫加鹤虱、雷丸、胡粉、苦楝根之类。积多加三棱、蓬术、枳实、厚朴之类。眼痛加木贼、龙胆、车前之类。腹膨胀加萝卜子、蛤蟆干之类。浮肿加赤茯苓、滑石、桑皮之类。脾虚泄泻，饮食不为肌肤，加四君子之类。肺热咳嗽，潮热骨蒸，衄血盗汗，加白芍、生地、黄芩、知母、银柴胡、地骨、门冬之类。渴加天花粉、乌梅之类。血虚脉弱神衰，加当归、熟地、人参、紫河车。

上为末，丸如龙眼大，每服一丸，空心陈米汤化下。

九味地黄丸　治肾疳。

熟地四两　赤茯　山茱萸肉　川楝子　当归　川芎　丹皮　使君子肉　干山药各二两

上为末，蜜丸梧子大，每服七八十丸，空心温酒下。

走马牙疳方滕氏真传

五倍子焙　人中白煅　枯矾　绯丹焙紫色　轻粉少许　片脑少许

上，共研匀，敷患处。

魃病附

小儿未断乳，母复有胎儿，饮其乳，羸瘦骨立，发黄壮热，大便不调，名曰魃病。或有妊而抱他儿，亦能致之。先令儿断乳，后服消乳丸方见变蒸、异功散。

异功散

即四君子加陈皮。

【点评】随着社会文明的进步和医疗卫生的发展，疳病现在已很少见了。然而，疳病过去被视作古代儿科四大症之一，另外三症分别是天花、麻疹和惊风。那时候儿童夭折的原因绝大多数要归咎于这令人生畏的四大症。虽然古有五疳之名，但实际上还是以脾疳、食疳较为常见，所以肥儿丸几乎可通治一切疳病，只需要按照其"后备加减法"辨证用药即可。

疟疾九

[歌] 儿疟多从痰积成，风伤惊触不同论。头疼体痛为风疟，发搐由来必是惊。咳喘便知痰所得，若还食疟腹中疼。疟久胁旁因有块，此名疟母为根深。

[论] 小儿之疟，多是食积、痰饮，留于胁下，故作寒热。盖人之一身，腰以上，阳主之；腰以下，阴主之。胁下者，当其中，为阴阳升降之枢，故胁下有痰、食，塞其道路，阳欲与阴交，而为所阻，热斯作焉，阳得过其处，热斯解矣；阴欲与阳交，而为所间，寒斯作焉，阴得过其处，寒斯息矣。又有寒热往来，兼以头疼骨节痛，明是风邪，得汗即解。又有寒热往来，兼以腹膨作痛，明是食积，得下即愈。又有热而不寒者，病在里，调其中而已。寒而不热者，病在表，解其肌而已。一日一发者，荣卫行速故也，得病为近。间日一发者，荣卫行迟故也，得病为远。凡治小儿之疟，以食积、痰饮为主，而风邪次之，惊又次之，乃得治疟之要焉。详载第四卷第二论中。

疟疾例方

槟榔　草果　半夏　贝母　柴胡　黄芩等分　甘草少许
煎服。
食疟腹膨食少，或时作痛。
麦芽　神曲　槟榔　草果　柴胡　苏叶　苏梗各一钱
煎服。
痰疟咳嗽喘急。
川芎　柴胡　贝母　知母　橘红　黄芩　苏子各一钱

煎服。

风疟头痛，骨节疼，或鼻寒气粗。

羌活　防风　苏叶　川芎　柴胡　白芷等分　甘草减半

煎服。

惊疟寒热发搐。

茯神　远志去心　麦冬去心　柴胡　半夏姜制，各一钱　甘草二分

煎服。

疟久不愈，胁下有块，俗名疟母，服鳖甲丸。方见四卷。

阴疟至晚即发，累月不已。

人参　芍药炒　川芎　柴胡各一钱　炙甘草　红花各三分

煎服。

【点评】小儿科的疟疾毕竟与成人还是有区别的，故此论述比较简略，不似卷四疟疾那样详尽。若以当时的眼光来看，疟疾例方还是切中了病机，可谓中规中矩。而食疟、痰疟、风疟、惊疟、阴疟的进一步区分，既反映了小儿生理病理上的特点，又体现了中医辨证论治的精神。

痢疾十新增

[歌] 小儿食积因成痢，初起必当先导滞。赤属热而白属寒，红而散者从伤治。下如五色定难医，久病脱肛宜补气。若还身热不加餐，从来患此终须毙。

[论] 小儿痢疾，不问新、久，皆以食积治。新者必用消导，久者必兼调补，挟热治热，挟寒治寒，挟伤治伤。白者为寒，赤者为热，深黄者亦热，红而散者为伤。治痢以伤，痢或寻愈，治伤以痢，未有愈者。详载第四卷，宜参看。

初痢宜消导

槟榔　枳实　蓬术　大黄　牵牛等分

为细末，白滚汤送下，每服三钱。逐去积滞，徐徐调补。

赤痢宜消化兼凉

当归　黄连　滑石　赤曲　芍药　神曲　陈皮各一钱　甘草四分

煎服。

白痢宜消化兼温

白术　茯苓　神曲　麦芽各一钱　肉桂　木香　甘草各三分

煎服。

纯血痢兼伤治

当归　红花　赤曲　滑石　山楂　麦芽各一钱　甘草三分

煎服。

【点评】有鉴于"卷四痢疾"已有详细的专门论述，故此论痢疾相对比较简单，正如作者所说的"小儿痢疾，不问新久，皆以食积治"。当然，在此基础上他也进一步提出了"初痢宜消导、赤痢宜消化兼凉、白痢宜消化兼温、纯血痢兼伤治"的治疗原则，并有列举了相对应的处方。

积病十一

[歌] 积病原因乳哺成，审其虚实察其形。更看惊积与气积，面黄肚热得其情。

[论] 小儿有乳积、食积、气积、惊积、虚积、实积、积块之不同。惟夜间有热，肚热面黄者，伤积之明验也。乳积者，因儿啼叫未住，即便乳儿，致伤胃脘，吐、下酸臭是也。食积者，乳食过饱，饱即困睡，肚胀吐泻是也。气积者，因母怒气不散，即便乳儿，儿食气乳，停滞不化，腹痛多啼，痢如蟹渤是也。惊积者，受惊而后有积，时泄青菜汁是也，虚积者，或曾伤食吐泻，或曾取转致虚，其积尚伏，故曰虚积，面与手足俱肿是也。实积者，壮热屎硬，口渴引饮，善食是也，和脾化积汤加减治之。积块者，丹溪云：气不能成块，乃痰与食积死血也。凡治积块，不可专用下药，徒损真气，病亦不去。当消导行血开痰为主，块去，须大补。钱孔纯云：癖块游走不定，攻则痛闷，日渐枯瘦，急用化癖法贴之，内服消积化聚丸，以除痼疾。若脸黑颊青，不治。详载第四卷，宜参看。

和脾化积汤　治小儿一切诸积，后备加减法。

山楂　枳实　蓬术　厚朴　白芍　甘草　陈皮

乳积加砂仁、香附，气积加木香、苏梗，惊积加茯神、远志，虚积加白术、茯苓，实积加槟榔、牵牛，表有热加柴胡、黄芩，里有热加黄连、木通，小便不利加滑石、泽泻，大便不通加大黄、枳壳，寒月加益智、草豆蔻。

消积化聚丸　治五积六聚、痞癖攻痛。

三棱　白术炒　茯苓　黄连　干漆炒去烟　木香　硇砂　益智炒　归尾酒洗　麦芽微炒，各三两　红花砂仁炒　门冬　枳壳炒　穿山甲烧灰

青皮　柴胡　神曲_{炒，各二两}　蓬术_煨　槟榔_炙　桃仁　香附_{姜汁拌，炒}
鳖甲_{醋炙，各四两}

上末，蜜丸，重三钱，空心陈米汤化下。

琥珀膏

大黄　朴硝_{各一两}

为末，以大蒜捣膏贴之。

【点评】作者指出积病有乳积、食积、气积、惊积、虚积、实积、积块之不同，但只有和脾化积汤和消积化聚丸两首内服药方，其中前者"治小儿一切诸积"，所针对的病情相对较轻；后者则"治五积六聚、痞癖攻痛"，其症状比较严重。至于不同积病究竟如何治疗，只需真正领会和脾化积汤"后备加减法"的精旨，就能做一名善治积病的儿科医生。

伤寒十二_{新增}

[歌]婴儿气怯病伤寒，挟食挟惊分两般。要解六经传变候，参详仲景活人方。

[论]《活人书》云：伤寒，大人、小儿治一般，但小小分剂，药性差凉耳。要之，其传变，其形证，与大人不殊也。其所异治者，挟惊、挟食而已。钱仲阳云：小儿正伤寒者，谓感冒寒邪，壮热头痛，鼻塞流涕，畏寒拘急是也，须解表微汗。挟惊者，因惊而又感寒邪；或因伤寒热极生风，是热乘于心，心神易动，故发搐也。当先发表，后利惊。挟食者，或先伤于风寒，后复停滞饮食；或先停滞饮食，而后伤于风寒。以致发热气粗，嗳气，壮热头疼，腹胀作痛，大便酸臭，先用解散，次与消导，不解者，大柴胡汤下之。其六经传变证治，当遵仲景法，自有专方，不复赘论，挟惊、挟食者，各从本证

治之。

疏邪定惊汤 治挟惊伤寒，乃太阳经之药。

麻黄　羌活　白芷　防风　胆星　天麻　薄荷　黄芩　前胡
桔梗

冬月无汗去黄芩、薄荷，加生姜、葱白。三时①去麻黄。阳明经
目痛鼻干，不眠，脉洪而长，加葛根。少阳经耳聋胁痛，脉弦数而
呕，加柴胡、半夏、橘皮、生姜。少阳、阳明合病，加柴胡、葛根、
芍药，去羌活、麻黄，盖少阳有三禁，不可汗、下、利小便也。传入
阳明为里，脉沉实，谵妄恶热，六七日不大便，口燥咽干而渴，用大
柴胡汤。

解肌调中饮 治挟食伤寒，乃三阳经之药。

羌活　防风　柴胡　干葛　苏叶　黄芩　枳实　厚朴　神曲　山
楂　陈皮　半夏

加砂仁五分，生姜三片，煎服。

如冬月去黄芩，加麻黄。夏月加石膏。渴加天花粉，去半夏。
有汗去苏叶，加芍药。胸中满闷加枳壳、桔梗。喘加杏仁。嗽加金
沸草、前胡。表邪退而便秘者，去羌活、防风、苏叶、干葛，加
大黄。

大柴胡汤 治内热，大便难，身热，不恶寒，反恶热。

柴胡　黄芩　芍药　半夏　枳实　大黄

上，姜、枣，煎服。

【点评】作者论婴儿伤寒"其传变，其形证，与大人不殊也"，
所不同之处就在挟惊、挟食而已。尽管婴儿的生理特性是形而未
充、纯阳稚阴，病理上易寒易热，变化较快，但是，"其六经传
变证治，当遵仲景法，自有专方，不复赘论，挟惊、挟食者，各

---

① 三时：指春、夏、秋三季而言。

从本证治之"，读者宜详审之。

痘疮十三

[歌] 热彻标形必定稀，根红色泽满而肥。清便自可身无恙，饮食如常不用医。出不快时尤可发，密宜解毒勿教迟。鲜红恐后翻成紫，泄痢须知里气虚。五六日来生痒塌，咬牙寒噤异功宜。疮稠力薄难肥满，大剂参归及桂芪，紫草川芎香白芷，更加糯米复何疑。青干黑陷溲便涩，可用宣风急下之。身热烦渴微腹满，喘而便秘面红㶥，心烦闷乱溲黄赤，利水还须导赤除。七八日来犹发热，内因热盛外蒸皮，故使斑疮痂不著，宣风散子入生犀。耳尻反热知归肾，黑陷分明有死期。百祥丸泻膀胱火，下后身温饮水奇，急用温脾为上策，十中一二可扶持。

[论] 夫痘疮皆由子在母胎中受其三秽液毒，停蓄脏腑，皆太阴湿土壅滞，君、相二火之所作。因小儿真气既盛，正气初旺，邪无所容，或风寒伤于表，食饮伤于里，其毒由是发焉。故因外者治外，因内者治内，内外皆和，其痘自出。至于恶寒者发之，表太热者夺之，里渴者清之，秘者通之，惊者安之，泄者分之，虚者补之，寒者温之，热者和之，不可执一，大抵如伤寒随经用药，最为高论。若轻者，发热四五日；热彻始出，其疮必稀，故前后心无，头面稀少，明润光泽，作三四次出，无内外邪证，便溺如常，饮食如故，此受之最轻也，不用服药自已。其一热便涌出，密如针头，不分根脚，尚有表邪，时忽泄利呕逆，饮食不进，或烦闷不安，或狂躁不宁，大小便秘涩不通，疮色鲜红，或灰白而不泽，或隐隐在于皮肤中，或咳嗽鼻喷不止，或腰痛不能立起，耳尻反热，身体反冷，恶寒振栗，咬牙，痒塌，燥渴不止，黑陷青紫倒靥，此皆沉重之候也。必审其寒、热、虚、实而调之，则无不效矣。大抵寒为虚，热为实。气虚寒则宜温

补，气实热则宜清凉，血虚则宜补血，血热则宜解毒，必取其气血中和，无过不及可也。凡痘灰白不红，绽不起，发出不快，昏暗陷顶，皆表寒而虚。二便清，饮食不化，身凉，手、足、口气俱冷，不渴，少食，唇白涕清，皆里寒而虚。此表、里虚寒之证，急宜温脾胃，补气血，当用参、芪、四物、木香、肉桂等药，以助贯脓收靥。夫表虚者，以补气为主而补血次之。里虚者，于补血之中而兼补气。苟能补气，而脾胃自壮，胃气随畅，在后必无陷伏之忧；既能补血，则气血周流，送毒出尽，不致凝滞，在后必无痒塌之患。凡红紫干滞，黑陷焦枯者，皆表热而实。大便秘结，小便赤涩，身热鼻干，气热唇燥，烦渴者，皆里热而实。此表、里实热之证，急宜凉血解毒，当用化毒汤、红花、紫草、黄芩、牡丹皮、蝉蜕、鼠粘①、荆芥之类。如表热者，宜清凉解表，而分利次之。里热者，则重于解毒而兼清凉，或在二三日之前，热毒盛者，微下之亦可。盖凉血不至红紫，解毒则免黑陷。故表虚不补，则成外剥；里虚不补，则成内攻；表实过补，则不结靥；里实过补，则发痈毒。所以痘证变迁无常，若色一转，又当变通，不可拘于一定也。

气虚

凡气虚之证，初发身热，手足厥冷，乍凉乍热，精神倦怠，肌肉白，饮食减少，四肢倦而睡卧安静，便清自调，虚证无疑。未见点前，用参芪饮加轻剂发散，如紫苏、防风、白芷。见点之后，用参芪饮加轻剂开提，如川芎、桔梗。见点四日之后，重用参芪饮，随病加减处治。七八日浆足之后，保婴百补汤调养气血而已。此证末梢，塌陷黑靥者，多用木香、异功散收功。

---

① 鼠粘：又名恶实，即牛蒡子。

血热

凡血热之证，初发身热壮盛，腮红脸赤，毛焦色枯，烦躁，渴欲饮水，日夜啼哭，睡卧不宁，好睡冷处，小便赤涩，热证无疑。未出之前，治从升麻葛根汤或升麻流气饮，虽皆可服，纵不若十神解毒汤为稳。既出至见点三四日后，热证悉平，势将行浆，从太乙保和汤加减。八九日浆足之后，则有保婴百补汤调养之。

毒盛

凡热毒壅遏之证，初发身热壮盛，腮红脸赤，毛焦皮燥，气粗喘满，腹胀烦躁，狂言谵语，睡卧不宁，大便秘结，小便赤涩，面浮眼胀，多啼多怒，的系热毒壅遏。未见点时，先须升麻葛根汤一服，随服羌活散郁汤。至见点三日之内，诸证悉平，势将行浆，则服益元透肌散加减。浆足之后，即服保婴百补汤调养而已。六七日外，有紫黑干枯及青灰干白陷者，则有夺命、大造、百祥、牛李、猪尾、宣风、独圣等方，皆可审用。惟曾经泄泻，有木香异功证，则从木香异功散治之。

人参保元汤　治气虚痘证。

人参一钱　黄芪二钱　甘草五分，初热生用，出定炙用　官桂三分

上剉，加生姜三片，糯米一撮，水煎，入人乳温服。

按：参、芪、甘草性味甘温，专补中气之虚，而又加官桂以制其血。血在内，引而出之；血在外，引而入之。参、芪非桂之逐血引导，则不能独树其功也。又加生姜、糯米，以助参、芪之力。

十神解毒汤　治血热痘证，古人用黄连解毒汤，恐骤用寒凉，不惟冰伏，热毒反出不快，抑且热毒为其所抑，则郁于脏腑，或肚痛腹胀，内溃而死者有之，岂若此方内外分消，用之为当？

生地　丹皮　赤芍　归尾　红花　川芎　桔梗　木通　连翘　大腹皮

身热壮盛，加葛根、前胡；毒盛绵密咽痛，加甘草、荆芥、鼠粘子；口渴烦躁，加麦冬、天花粉；大便秘，加枳壳、前胡、酒蒸大黄；小便短涩，睡卧不宁，谵语，加山栀、竹叶、灯心；发斑，加玄参、犀角、紫草。

羌活散郁汤　治毒盛壅遏喘胀，或为风寒外搏者。

羌活　防风　白芷　荆芥　桔梗　地骨皮　川芎　紫草　甘草　连翘　恶实　大腹皮

上为粗散，水一盏，灯心十四茎，煎六分，温服。

太乙保和汤 又名紫草透肌汤　专治血热痘证。服十神解毒汤后，热证悉去，内外和平。见点三日之后，不易长大，用之则能保和元气，活血解毒，助痘成浆。

紫草　川芎　山楂　桔梗　人参　甘草　生地　红花　木通　糯米　生姜　灯心

升麻葛根汤　治痘初发热疑似之间。

葛根　升麻　甘草　芍药

生姜煎服。

益元透肌散　专治壅热痘证。服羌活散郁汤后，壅证悉开，气血和平。见点三四日后不肥大，不成浆者，用之则能匀气解毒，透肌达表，领出元阳，助痘成浆而易结脓窠也。

鼠粘　蝉蜕　陈皮　桔梗　木通　山楂　川芎　紫草　人参　甘草

大枣、灯心，煎服。

橘异功散　治表虚痒塌，内虚泄泻，寒战咬牙，头温足冷。

木香　官桂　人参　附子　当归　白术　茯苓　陈皮　厚朴　丁香　肉果　半夏

木香散　治痘灰白表虚，内虚泄泻腹胀。

木香　丁香　人参　甘草　茯苓　腹皮　桂心　青皮　前胡　诃子　煨姜　大枣

保婴百补汤　治痘疮八九日，浆足之后别无他证，以此方调养气血，资补脾胃。若有别证，随虚实加减。

当归　芍药　熟地　山药　人参　白术　茯苓　甘草　黄芪　大枣

水煎，温服。

【点评】痘疮就是今天所说的水痘，过去中医认为是由于"子在母胎中受其三秽液毒，停蓄脏腑，皆太阴湿土壅滞，君、相二火之所作"，复因风寒伤于表，食饮伤于里而引发其毒，所以出水痘就是在出胎毒。作者将痘疮分为气虚、血热、毒盛三种类型，每一型都有相应的方药及其加减法，并系统总结了痘疮的一些特点："盖凉血不至红紫，解毒则免黑陷。故表虚不补，则成外剥；里虚不补，则成内攻；表实过补，则不结靥；里实过补，则发痈毒。"但是，他也意识到这样分型比较呆板，临床运用时还是需要变通，所以他最后指出："痘证变迁无常，若色一转，又当变通，不可拘于一定也。"总之，作者此论痘疮可谓精彩纷呈，颇多经验之谈。其中的"领出元阳，助痘成浆"一句，就是治疗痘疮的一个基本原则。临证可参。

方名索引